·名老中医临床教学实录丛书·

黄振翘教授临床教学实录

周韶虹 主编

黄振翘 主审

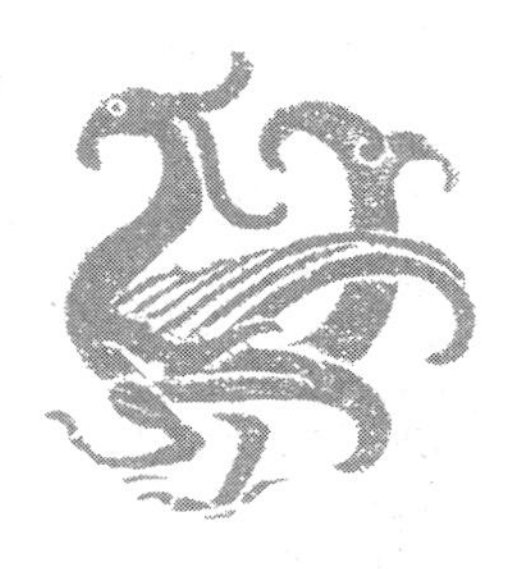

上海科学技术出版社

图书在版编目(CIP)数据

黄振翘教授临床教学实录/周韶虹主编. —上海：上海科学技术出版社，2015.8
(名老中医临床教学实录丛书)
ISBN 978-7-5478-2694-2

Ⅰ.①黄… Ⅱ.①周… Ⅲ.①中医学—临床医学—经验—中国—现代 Ⅳ.①R249.7

中国版本图书馆 CIP 数据核字(2015)第 140987 号

责任编辑 侯 屹 赵婷婷
装帧设计 戚永昌

黄振翘教授临床教学实录 周韶虹主编 黄振翘主审

上海世纪出版股份有限公司
上 海 科 学 技 术 出 版 社 出版
(上海钦州南路 71 号 邮政编码 200235)
上海世纪出版股份有限公司发行中心发行
200001 上海福建中路 193 号 www.ewen.co
常熟市兴达印刷有限公司印刷
开本 787×1092 1/32 印张 9.5
字数 180 千字
2015 年 8 月第 1 版 2015 年 8 月第 1 次印刷
ISBN 978-7-5478-2694-2/R·934
定价：28.00 元

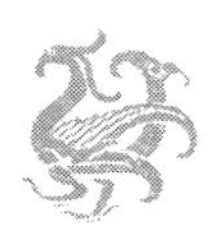

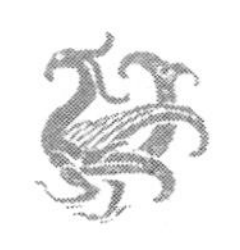

《黄振翘教授临床教学实录》

编委会名单

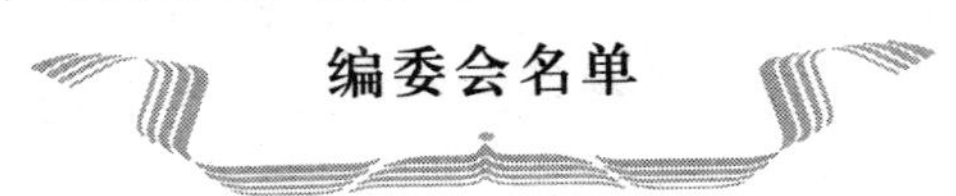

主　编　周韶虹

副主编　胡明辉　李　艳　许　毅　朱文伟

编　委　(以姓氏笔画为序)

王　婕　孙伟玲　陈英坤　陈海琳

周　婷　胡令彦　曾　庆　鲍计章

主　审　黄振翘

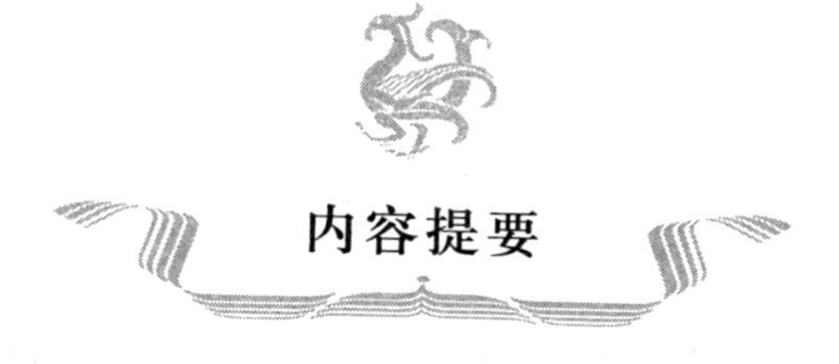

内容提要

本书为《名老中医临床教学实录丛书》中的一册，从黄振翘教授数年来教学查房内容中，选取54个病例，包括再生障碍性贫血、骨髓增生异常综合征、急慢性白血病、免疫性血小板减少症、多发性骨髓瘤、恶性淋巴瘤等血液病，每个病例均有病例概要、病例分析、按（方义分析）、经典发微、师生讨论等模块，详尽地阐述黄振翘教授从临床表现、病因病机、辨证论治等角度对多种难治血液病进行的分析，为读者展示黄教授临床教学查房全过程。

本书可为中医临床及教学提供经典理论与临床相结合的参考，亦可供从事中医内科、中医血液病临床工作的医师参阅。

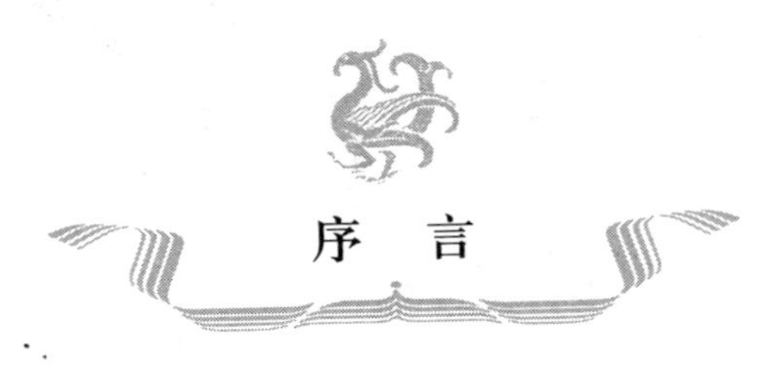

序 言

历史证明，中医理论教学和临床实践教育是中医药事业发展的基础，中医药院校学生的临床实践能力预示了中医事业的未来。2011 年 12 月国家中医药发展论坛第五届学术研讨会以"名老中医传承战略方向与模式选择"为主题，直接明确了中医药人才培养的重要性及名老中医传承工作的必要性。

名老中医作为中医学术水平的主要体现者、传播者和发扬者，他们的学术思想和临证经验是中医学宝库中的重要财富。为使新时代中医学生既能传承老一辈中医学者的临证经验，又能结合新时期中医理论的创新发展，上海中医药大学在各大临床医学院相继开展了名老中医教学查房活动。

名老中医在教学查房过程中，通过真实的案例分析、经典溯源、疑难解答、辨证思路、理法方药、师生讨论等各个环节，给予学生充分的理论与实践知识，使学生们领悟到名老中医的中医思辨过程及用药技巧，达到融会贯通、举一反三的教学目的。此种教学方式提高了学生的学习积极性和求知欲望，有利于拓展学生的中医临床知识，强化中医思辨能力，提高理法方药的运用能力，弥补了普通教学查房的不足，巩固了学生的中医专业理论，补充了学生见习、实习阶段的教学环节。

"名老中医临床教学实录丛书"集结了沪上多位全国名老中医的教学查房过程，体现了名老中医的学术思想及对中医教育的热爱。名老中医授业解惑、倾囊相授的精神令人钦佩，我们希望这一教学模式在更大范围内推广，使中医莘莘学子和临床工作者在今后的医学生涯中不断获益。

2013 年 11 月

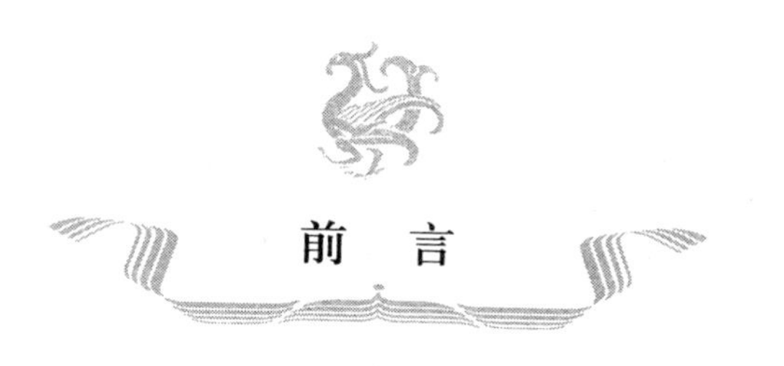

前言

名老中医代表着当前中医学术和临床发展的最高水平，是当代中医药学术发展的杰出代表，他们的学术思想和临证经验是中医药学术特点、理论特质的集中体现，开展名老中医学术思想、经验传承研究具有十分重要的意义。

黄振翘教授是上海市名中医，全国老中医药专家学术经验继承工作指导老师，自2001年起成立黄振翘名中医工作室，开展学术传承、人才培养、科学研究工作。其中，最主要的传承方法是跟师临床实践，黄振翘教授将中医药学基本理论、历代经典论述、前人经验、个人学术思想与当今实践相结合，解决临床疑难问题，通过临床查房形式、师生讨论方式，使学术继承人从中获益匪浅。

为了让更多年轻医师能够亲身感受名中医临床查房内容，我们编撰《黄振翘教授临床教学实录》。本书是在黄振翘教授数年来教学查房的基础上，根据病案情况结合黄教授的临床体会，从临床表现、病因病机、辨证论治等角度对多种难治血液病进行详细介绍，力求真实地还原黄振翘教授查房全过程。该书每一病例均有病例概要、病例分析、按（方义分析）、师生讨论等模块，充分体现了黄教授在临床诊疗过程中的辨证思路、思辨特点和用药技巧。

本书的撰写者是全国名中医黄振翘传承工作室成员，是对名医的学术思想和临床经验有较深体悟和研究的名老中医学术继承人。

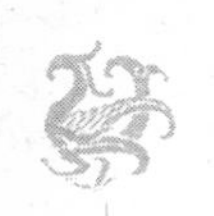

本书具有鲜明特点，国内未见同类书籍出版，能让更多从事中医内科、中医血液病临床工作的医师以及中医院校的医学生在临床实践中学习和传承名老中医的临床治验。

周韶虹

2015 年 2 月

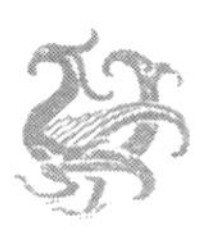

黄振翘简历

黄振翘，上海市名中医，上海中医药大学教授、主任医师、博士生导师，任全国名老中医传承工作室导师，全国老中医药专家学术经验继承工作指导老师，上海市名中医工作室导师，全国优秀中医临床人才研修项目指导老师，上海市高层次中医临床人才指导老师，上海近代中医流派临床传承中心临床带教导师。历任中华中医药学会内科血液病专业委员会第一届、第二届主任委员，第三届名誉主任委员，中华中医药学会血液病分会第一届名誉主任委员，中华中医药学会内科学会常委，上海市中医药学会理事，国家中医药管理局中西医结合临床重点学科学术带头人，卫生部国家重点学科、国家中医药管理局"十五""十一五""十二五"血液重点专科学术顾问。

从事中医内科、中医血液病的医疗、教学和科研工作至今已50余载，精于医理，勤于临床，学术造诣深厚，具有独到的学术思想和丰富的临床经验。曾跟师著名血液病专家吴翰香，吸取老师温补脾肾治疗再生障碍性贫血、雄黄"以毒攻毒"治疗白血病的经验与特长。在临证中读医经之精华及有关血液病的诸家论述，领悟《内经》《景岳全书》之经旨，归纳"脾肾精气内虚，必有邪毒伏火"的中医血液病发病特点，确立了"调治脾肾、清泻伏火、化瘀解毒是血液病辨证论治核心"的观点，在中医血液界获得广泛认同，学术影响力重大。

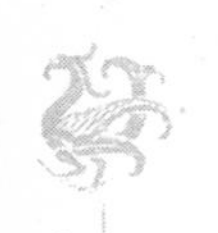

擅长中医、中西医结合治疗血液病，尤其在再生障碍性贫血、特发性血小板减少性紫癜、白血病等领域有深入的研究，并研制出了补肾生血合剂、生血灵冲剂、造血再生片、定清片等10余种纯中药制剂。发表学术论文50余篇，主编和参编《黄振翘血液病临证撷英》《临床中医内科学》《实用中医血液病学》《现代中医药应用与研究大系·第十四卷肿瘤科》《中药新药研制开发技术与方法》《中药药理实验方法学》《中医内科临床手册》《实用中医肿瘤手册》《建国40年中医药科技成就》《中国医学百科全书·中医学》等著作11部，先后主持和参加多项国家级科研课题，获省部级科技进步奖6项，专利1项。曾获全国卫生系统先进工作者称号、上海市卫生系统首届高尚医德奖，1999年获国务院颁发的突出贡献证书并享受国务院政府特殊津贴。

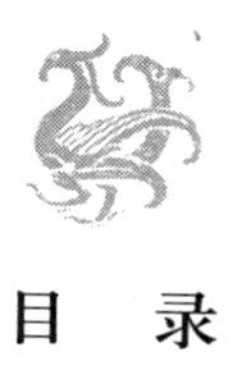

目 录

髓　劳

髓劳等同于虚劳、虚损，是以出现一系列气血津液不足的症状为特征，五脏气血阴阳亏虚为主要病机，可伴有低热，病程较长，病势缠绵为特点的病证。西医学再生障碍性贫血属“髓劳”范畴。再生障碍性贫血是由多种原因引起的骨髓造血功能衰竭，主要以造血干细胞损伤，造血微环境缺陷，免疫功能异常及造血调控因子紊乱而导致外周血全血细胞减少为特征的疾病，临床主要表现为贫血、出血及感染。中医学认为，往往因禀赋不足，肾气虚弱，肾不藏精，精不化血；或后天失养，饮食不节，房劳过度，积劳内伤，精血虚少，气血生化不足；或因有毒药物及理化因素损伤正气，导致邪毒瘀阻，新血不生而致本病。由于病位主要在肾及骨髓，故称为“髓劳”。

再生障碍性贫血包括急性再生障碍性贫血、慢性再生障碍性贫血、重型再生障碍性贫血、肝炎相关性再生障碍性贫血。

案一

【病例概要】

马某，男，40岁。入院时间：2012年8月25日，查房时间：2012年9月13日。

主诉：反复乏力10个月。

现病史：2011年10月因持续低热1个月余，伴胸闷乏力至急诊就诊，当时查血常规示：白细胞1.82×10^9/L，血红

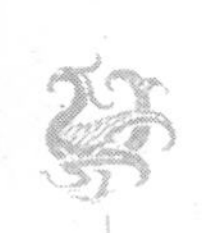

蛋白 56 g/L，血小板 12×10^9/L，收治住院治疗。并于 10 月 24 日行骨髓穿刺（简称骨穿），骨髓活体组织检查（简称活检）示：7～8 个髓腔，仅见极少量散在造血细胞，巨核细胞偶见，提示骨髓再生功能障碍。细胞学检查示：骨髓象增生欠活跃，以粒系、巨核系为著，部分粒细胞伴退行性变，红系比例相对增多。片上淋巴细胞、浆细胞、造骨细胞较易见，还可见破骨细胞。所见骨髓小粒中部分为造血细胞，部分为非造血细胞。诊断考虑“再生障碍性贫血”，予患者十一酸睾酮（每次40 mg，每日 2 次），环孢素（每次 175 mg，每 12 小时 1 次），好转后出院。当时血常规：白细胞 2.44×10^9/L，血红蛋白72 g/L，血小板 92×10^9/L（输血后）。此后患者血象有所下降，多次输血治疗，血象较稳定，平均每月输血 1 次。2012 年 7 月行骨穿，骨髓活检示：5～6 个髓腔，造血细胞几乎无，均为脂肪组织替代，巨核细胞偶见，残留少量造血细胞形态未见明显异常，提示骨髓再生功能障碍。细胞学示骨髓象增生欠活跃，以粒系、巨核系为著，而未找到骨髓小粒，故有制片因素影响。粒系部分伴退性变，片上成熟淋巴细胞比例相对增多，并可见少量异性淋巴细胞。患者出院后头晕乏力未明显好转，全身散发出血点，8 月 2 日输去白红细胞 2 U 后，出血点未明显减退，于 8 月 21 日再次输去白红细胞 2 U。此次入院前一日无明显诱因下出现发热，最高温度达 38.2℃，伴牙龈、口腔肿痛，至我院查血常规示：白细胞 1.2×10^9/L，血红蛋白 50 g/L，血小板 4×10^9/L，中性粒细胞 0.4×10^9/L。为进一步诊治，门诊拟“再生障碍性贫血”收治入院。

既往史：否认高血压、糖尿病等内科病史，否认肝炎、结核等传染病病史，否认外伤手术史。

刻下：乏力，头晕，齿衄，牙龈增生，大便通畅，小便色黄，夜寐安。

体格检查：神清，精神可，贫血貌，未见瘀点瘀斑。HR：83 次/min，律齐，两肺呼吸音清，未及明显干湿啰音。腹软，肝脾肋下未及，双下肢无浮肿。舌质淡，有齿痕，苔薄黄腻，脉弦细。

辅助检查：血红蛋白 55 g/L，血小板 16×10^{9}/L，白细胞 2.4×10^{9}/L；生化异常指标：转铁蛋白 247 mg/dl，谷丙转氨酶 66 u/L，乳酸脱氢酶 261 u/L，三酰甘油 4.13 mmol/L。心电图：T 波改变。

西医诊断：再生障碍性贫血。

中医诊断：髓劳(脾肾阴虚证)。

【病例分析】

教授查房补充询问患者起病有无恶寒发热，有无浮肿，有无黄疸病史，已给患者行胸部增强 CT，报告未见，要求排除肺部感染。西医诊断当属“重型再生障碍性贫血”。

患者齿衄，周身瘀点，牙龈增生，与血小板低下及抑制免疫药物等因素有关。该患者的出血与血小板数量异常有密切相关性，为巨核细胞受损或减少导致血小板生成减少，治疗过程中以治疗原发病，使血小板数量上升为止血要法。该类患者西医治疗中血小板输注可以短期提升血小板数，预防和控制出血。

辨证分析患者中年男性，先天不足，后天失调，加之外感风寒等邪，以致正气本亏之体，邪毒内犯，日久积聚骨髓，髓

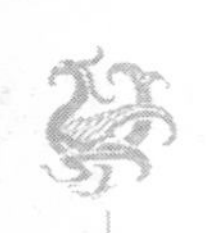

生血，骨髓聚邪，不得生血，故气血亏虚，气虚不能摄血，而导致反复出血，气随血脱，故始终存在乏力症状；血不上荣，故见头晕、面色㿠白。肾精亏虚，虚火上炎，灼伤脉络，凝聚成痰，导致牙龈增生、肿痛。病机总属脾肾亏虚，阳气不足，鼓动无力，阴液耗伤，灼经伤络。患者阴阳不调，不能化生气血，反之戕害经络，造成发热、出血等反复出现的临床表现。舌质淡，有齿痕，苔薄黄腻，脉弦细，亦属脾肾阳虚，邪热内蕴之象。

证属：脾肾阳虚，伤及肾阴，邪毒内蕴。

治则：补益脾肾，清解邪毒，调治阴阳。

方药：大补元煎合玉女煎加减。

人参 15 g	熟地 30 g	当归 15 g	山药 15 g
山茱萸 15 g	杜仲 15 g	牛膝 20 g	蒲公英 30 g
墨旱莲 30 g	女贞子 15 g	黄连 3 g	炒黄柏 9 g
石膏[先] 15 g	麦冬 30 g	知母 15 g	

煎服法：加水 400 ml 煎煮至 200 ml，分次温服，每日 2 次。

【按】

方义分析：大补元煎出自《景岳全书》，为培本救元第一方，选用人参补气健脾，熟地、山药、山茱萸、当归滋肾补阴。人参与熟地配伍为两仪膏，补益精气，益气养血；杜仲、牛膝温补肾阳强腰，玉女煎用牛膝有引药下行，化瘀通络作用；墨旱莲、女贞子补益肝肾，滋阴止血。加黄连、黄柏、蒲公英清热解毒，石膏辛甘大寒，与熟地、麦冬、知母配伍，清火壮水，补虚泻实。该组方补肾阴，温肾阳，益髓，与玉女煎清热剂合用，虚实兼治，补虚为主，治实为辅，降上炎之火，止上溢之血。

【经典发微】

髓劳之病因有先天不足、后天失调、起居不调、劳倦损伤、饮食不节等原因，病位在肾，《医学集成》曰“火亏于下，则阳衰于上”，故存在乏力头晕，牙龈增生肿痛，面色㿠白，舌淡胖，脉弦细等症状。所谓“常者易以知，变者应难识”，此患者“五脏相移，精气相错”，脾肾阳虚之象存在，但邪毒化热内伤表现仍较明显。张景岳言“阴阳二气，最不能偏，不偏则气和而生物，偏则气乖而杀物”。患者阴阳不调，不能化生气血，反之戕害经络，造成再生障碍性贫血的反复发热、出血等临床表现，故知其治疗过程中调和阴阳的重要性。此时若单用凉血止血，而扶正不足则仍可导致血不能归经，火热不能下行。

【师生讨论】

学生：对于血小板极度低下，短期内无法提升的类型如何治疗？

教授：重型再生障碍性贫血患者骨髓衰竭，无法短期内提升指标。血小板低下时易反复出血，血不循经，不能归于经络，久可成瘀。瘀邪留滞，导致化热，此类出血必须加以祛瘀治疗，但活血治疗后有出血之忧，故用药时须谨慎小心，缓慢加量。不可使用破血攻逐之味，如可用花蕊石、蒲黄化瘀止血，可酌加丹参、鸡血藤、牛膝补血化瘀。

学生：使用环孢素等药物后对中医证型是否有改变的

可能？

教授：使用西药对于中医的证型是有影响的，比如使用环孢素后，患者可能出现胃脘不适、多毛、齿龈增生，亦有患者出现泛酸、烦热、夜寐不安等表现。使用雄激素，可能出现痤疮、肝脏损伤，使用糖皮质激素可有口腔溃疡、激素面容、嗳气泛酸、骨痛等，多见肺脾郁热的表现，亦有肝胆失于疏泄，胃失和降的症状。临床用药时除了健脾补肾，温补气血或益气养血等治疗，须兼顾这些药物使用后的表现，辨证施治，防止郁热在内，加重原发病的症状，反而使患者不能耐受药物的联合治疗。合并牙龈增生，可加用清解脾经郁热的药物如泻脾散；胃脘不适、嗳气吞酸，可加用左金丸、半夏泻心汤、龙骨牡蛎汤等药物。

学生：此处方对于症情较复杂的患者治疗的重点在哪里？

教授：缓则治本，急则治标，目前患者以齿衄、牙龈增生、齿龈肿痛、发热为主要症状，舌淡红胖，苔薄腻，脉细，提示须在补肾补血的基础上加用玉女煎加减清降胃火。阳明有余，胃火上攻，故牙痛；热迫血行，故出血，久病血瘀，故加用牛膝活血散瘀，引血下行。

【随访情况】

患者用药 1 周后，体温渐下降，出血渐止，皮肤仍有陈旧瘀斑瘀点，齿龈疼痛略有减轻，仍有浮肿。加用清胃散：生地 15 g、丹皮 15 g、升麻 9 g、焦山栀 6 g。2 周后齿龈疼痛好转，浮肿消。出院门诊治疗。

（胡令彦整理）

案二

【病例概要】

俞某，女，49岁。入院时间：2013年7月17日，查房时间：2013年7月27日。

主诉： 反复乏力18年，加重1个月。

现病史： 患者1995年因乏力明显、月经量多、纳差、进食量少、周身疼痛入院检查，当地医院查血常规发现三系减少：白细胞 3.0×10^9/L，血红蛋白 80 g/L，血小板 60×10^9/L 左右(具体报告未见)。未予重视。2005年因劳累后再次乏力加重，伴有咽痛、口苦、发热至医院进行诊治，2005年10月骨髓涂片示：增生明显活跃，粒、红比例倒置，红系巨幼样变，粒、巨二系增生。结合染色体等报告，考虑“骨髓增生异常综合征”。2005年12月来我院特需门诊予十一酸睾酮、宁血络片及中药汤剂等中西医结合治疗，血红蛋白及白细胞曾一度升至正常，血小板最高升至 40×10^9/L，乏力等症状明显好转，于2010年6月自行停药。2010年8月18日复查血常规：白细胞 2.4×10^9/L，血红蛋白 70 g/L，血小板 11×10^9/L。乏力明显，曾于我院入院治疗一段时间，当时查骨穿，骨髓涂片示骨髓有核细胞增生明显减低，粒、红、巨三系均增生减低。出院后血常规维持在白细胞 $(2\sim3)\times10^9$/L，血红蛋白 80 g/L，血小板 $(10\sim20)\times10^9$/L。2011年8月患者再次因三系减少伴乏力明显于我院住院治疗，期间查骨穿示：骨髓有核细胞增生减低，粒、红、巨三系均增生减低(未见明显病态造血情况)，余无特殊改变。流式细胞学示：样本中未见异常免疫表型细胞。淋巴细胞占白细胞总数的60%，CD4∶CD8＝0.81，粒系细胞占白细胞总数的36%，成熟正常。骨髓活检示再生障碍性贫

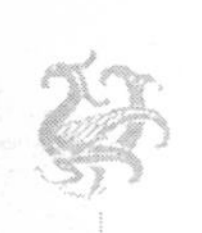

血。予十一酸睾酮、司坦唑醇、促红细胞生成素(简称 EPO)等治疗血象平稳后出院。后长期门诊随访并服用中药治疗,期间因患者服用司坦唑醇胃部不适、肝功能异常,十一酸睾酮购药困难等原因,遂停药至今约 10 个月。停药期间不定期输去白红细胞及服用中药治疗,血常规维持在白细胞$(2\sim3)\times10^9/L$,血红蛋白 50 g/L,血小板$20\times10^9/L$。

1 个月前延误输血,患者着凉后出现发热恶寒,无明显咳嗽咳痰,自服感冒药后热退,但乏力症状加重,重度贫血,血小板有进行性下降趋势。1 周前患者至我院门诊就诊,查血常规:白细胞$2.3\times10^9/L$,血红蛋白 43 g/L,血小板$6\times10^9/L$,予茜蓟生血片及中药治疗后症状略好转,现为求进一步治疗,由门诊收入。

既往史:否认高血压、糖尿病等内科病史,否认肝炎、结核等传染病病史,否认外伤手术史。

刻下:乏力明显,伴头痛、耳鸣,胸闷心慌,动则气促,盗汗,略有咽痛,少量咳嗽。纳可,二便调,夜寐欠安。

体格检查:神清,精神可,贫血貌,皮肤可见瘀点瘀斑。HR:93 次/min,律齐,两肺呼吸音粗,未及明显干湿啰音。腹软,肝脾肋下未及,双下肢无浮肿。舌质淡红,苔薄黄腻,脉细数。

辅助检查:血常规:白细胞$2.2\times10^9/L$,红细胞$1.22\times10^{12}/L$,血红蛋白 43 g/L,血小板$9\times10^9/L$,淋巴细胞$0.8\times10^9/L$,中性粒细胞$1.2\times10^9/L$。超声:肝内回声改变,肝多发性囊肿,肾、输尿管未见明显异常,二尖瓣、三尖瓣轻度反流,双侧颈动脉血流通畅,双侧颈部淋巴结显示。

西医诊断:再生障碍性贫血。

中医诊断： 髓劳(脾肾阴虚证)。

【病例分析】

教授查房补充询问患者病情加重时有无接触有毒物质等诱因。血小板较低，查体除贫血体征外，有无内脏出血倾向。反复发热，有无除呼吸道外的其他感染灶。并建议复查骨穿，排除血液系统其他疾病。同意目前诊断，补充上呼吸道感染。

辨证分析主要病机为先天不足，后天失养，或饮食失调、劳倦内伤、药毒等因素。部分患者可由外感六淫之邪，侵入机体，损伤正气而发病。患者气血不荣于上，故乏力；虚则气血运行无力，阻于经络，经脉瘀滞，导致头痛；外邪犯肺，上犯咽喉，肺失宣疏，故咽痛、咳嗽反复；血热则妄行，不循脉道而溢。肝喜条达，主疏泄，肝木得疏则脾能升清运化；肾藏精，肝藏血，精血互生；故气血不畅，亦可让肝气不疏，最终导致肾精亏虚。

该患者发病迁延日久，进行性加重，久病及肾，气虚及阳，脾阳亦虚。正虚不能抗邪，故易于感染外邪，风邪化热犯肺。患者目前乏力渐加重，有心悸、耳鸣、发热，皮肤新发出血点较多，考虑气血亏虚，阴精亏损，气虚无力鼓动血行，四肢不得濡养，故乏力。血为气母，故气虚不生；壮火食气，少火生气，其气虚亦与壮火有关。火热内动，内耗精血，热伏血分，故血热妄行。治疗须补益肝肾，滋养精血，单用温补易于助火，故须顾其血分，凉血止血。

证属： 脾肾阳虚，气虚血热，风热犯肺。

治则： 调补脾肾，凉血止血，祛风宣肺。

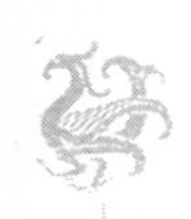

方药：归脾汤、二至丸、犀角地黄汤合荆芥饮加减。

党参 15 g	黄芪 15 g	山药 20 g	枣仁 15 g
水牛角先 30 g	生地 15 g	丹皮 10 g	赤芍 10 g
墨旱莲 30 g	熟女贞 15 g	茜草根 15 g	生槐花 30 g
荆芥炭 10 g	黄芩 10 g	炒枳壳 5 g	陈皮 5 g
竹茹 5 g	金银花 15 g	大青叶 15 g	紫草 15 g

煎服法：加水 400 ml 煎煮至 200 ml，分次温服，每日 2 次。生晒参 5 g 隔水蒸后，每日 2 次。

【按】

方义分析：药用党参性禀甘平，功滋脾肺，气纯味厚，补真元而益血生津，助卫充营，安五脏而宁神益智。黄芪固卫气，实皮毛，敛汗托疮，补中滋脾肺，治疗阳虚血脱。山药甘平入脾，养阴益气，治风气虚劳。党参根含皂苷，微量生物碱，在试验中表明对红细胞增生有作用。《得配本草》：党参得黄芪实卫，君当归活血，佐枣仁补心。故在贫血治疗中党参不可少。犀角地黄汤为治疗血热妄行之代表方，以水牛角代犀角清热凉血，解毒化瘀，生地甘苦寒，滋阴凉血生津，丹皮、赤芍清热凉血，活血散瘀，茜草、槐花、紫草解毒凉血，止血消斑，二至丸滋肾养肝，滋阴止血，荆芥、银花、大青叶疏风解表，清热利咽。

【经典发微】

慢性再生障碍性贫血可归属于中医"髓劳""血证"范畴。《内经》云："精气内夺则积虚成损，积损成劳。"再生障碍性贫血是以精气内夺为病理基础，病机以虚损为本。血证之患，肝脏首当其冲。《三因极一病证方论》曰："血犹水也，水由地中行，百川皆理，则无壅决之虑。"肝喜条达，主疏泄，肝木得疏则脾能升清运化，既能助脾化生气血，又能藏血和统血。

【师生讨论】

学生：若现血小板进行性下降，但无明显出血倾向，当如何治疗？

教授：患者血小板低下，目前出血倾向不明显，然而仍有较大出血风险，用药时须以祛邪为主，防止瘀阻留络，或热邪动血，热迫血行。此患者咳嗽咯痰反复，邪不去，则血络不宁，故辨证加入清肺解毒药物同时可加用提升血小板药物，防止新发出血。可调整处方为归脾汤合清胃散加减。治则：补益脾肾，清肺解毒，祛瘀生新。处方：黄芪 20 g、党参 15 g、白术 10 g、肉苁蓉 15 g、生熟地 15 g、白芍 15 g、枸杞子 10 g、当归 15 g、丹皮 18 g、黄连 6 g、拳参 30 g、补骨脂 15 g、黄柏10 g、金银花 10 g、败酱草 30 g、龙胆草 3 g、杜仲 15 g、地骨皮30 g、桑白皮 15 g、黄芩 15 g、佛手 10 g。其中败酱草、拳参都有提升血小板的作用。

学生：现患者反复乏力、心悸，时有下肢浮肿，考虑存在贫血性心脏病，此并发症当如何治疗？

教授：若心悸、浮肿，合并舌淡胖，齿痕，脉沉细，考虑阳虚水泛，水气凌心。真武汤加车前子 15 g、牛膝 20 g、益母草 15 g。另须注意，血虚患者肺部感染发热时不可用药使之大汗，而导致汗出气血两脱，须时时顾护津液。

学生：此类血小板低下与免疫性血小板减少性紫癜的治疗有何区别？

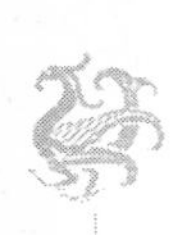

教授：此类疾病血小板低下，常见单采血小板输注有效，但旋即下降，再次发生出血，提示血小板抗体较免疫性血小板减少性紫癜相比非主要矛盾。治疗过程中糖皮质激素疗效往往不佳，病程中常见口鼻出血、皮肤瘀斑，治疗过程中侧重健脾补肾生髓，以补为主。免疫性血小板减少性紫癜多数患者对糖皮质激素敏感，输注单采血小板疗效差，感受风寒后常可加重出血。治疗过程中注重凉血止血，散瘀生新，祛风解毒，以清为主。

【随访情况】

出院时乏力、头晕、心悸明显好转，食欲增加，舌淡胖，苔薄黄腻，脉弦。咳嗽好转，风热已去，治疗改为补肾强骨，益髓生血，原方加重补肾治疗，如桑寄生、巴戟天、锁阳、阿胶、炙鳖甲等。

经治疗，患者血象明显稳定，输血次数减少为 3～4 周一次，血小板稳定在(10～20)×10^9/L，无出血。

（胡令彦整理）

案三

【病例概要】

唐某，女，37 岁。入院时间：2006 年 6 月 15 日，查房时间：2006 年 6 月 30 日。

主诉：反复乏力、月经量多，伴牙龈出血半年余。

现病史：患者 2005 年 12 月无明显诱因下出现乏力，伴有月经量多，在当地医院就诊，查血常规提示：白细胞 3.0×10^9/L，中性粒细胞 0.2×10^9/L，血红蛋白 78 g/L，血小板

$20\times10^9/L$。予止血、输注血小板等治疗效果不明显，血象三系持续下降，至2006年1月3日就诊查骨穿示：骨髓有核细胞增生减低，粒、红、巨三系均增生减低，巨核细胞全片未见。2006年1月10日入院复查骨穿及活检，仍诊为“再生障碍性贫血”，给予环孢素抑制免疫，十一酸睾酮刺激骨髓造血，复方皂矾丸健脾补肾生血，因粒细胞缺乏合并感染，予集落刺激因子升高白细胞，并予抗感染、输注红细胞及血小板支持治疗，血象一度好转，后因血小板极度低下，予甲泼尼龙40 mg静脉点滴治疗，预防重要脏器出血。目前三系仍呈持续下降趋势，为求进一步中西医结合治疗来我院，门诊拟“再生障碍性贫血”收治入院。

既往史：否认高血压、糖尿病等内科病史，否认肝炎、结核等传染病病史。

刻下：入院时月经基本干净，牙龈仍时有出血，手足心热，夜间盗汗明显，胃纳尚可，二便调，夜寐欠安。

体格检查：神清，精神可，满月脸，水牛肩，贫血貌，四肢、胸腹可见散在瘀点瘀斑，新鲜陈旧混杂。HR：103次/min，律齐，两肺呼吸音粗，未及明显干湿啰音。腹软，脾肋下两指，肝肋下未及，双下肢无浮肿。舌质淡，有齿痕，苔薄黄腻，脉左弦细数，寸实关弦大，尺弱，右弦大滑数，寸迟，尺弱。

辅助检查：2006年6月15日血常规提示白细胞$2.1\times10^9/L$，中性粒细胞$0.8\times10^9/L$，血红蛋白60 g/L，血小板$6\times10^9/L$。6月18日复查骨髓细胞学提示：有核细胞增生活跃，可见幼红双核，粒系见有丝分裂，部分中晚幼粒可见巨幼样变，提示粒、红二系病态造血。骨髓活检提示：骨髓增生低下，网状纤维(—)。

西医诊断：再生障碍性贫血。

中医诊断：髓劳(阴虚血热证)。

诊治经过：入院后仍予环孢素联合十一酸睾酮为主要方案治疗，并联合输血支持。

【病例分析】

目前仍考虑再生障碍性贫血，诊断依据有三系下降，且两次不同部位穿刺提示增生减低，活检同样提示增生低下。但有两点与再生障碍性贫血诊断不符，其一是脾脏肿大，再生障碍性贫血通常不伴有脾脏肿大；其二是第三次骨穿提示有粒、红二系病态造血。故综上所述骨髓增生异常综合征不能排除，如果骨髓增生异常综合征能够成立，则需进一步观察转化为急性白血病的风险。

该患者中医诊断“髓劳”，依据是病程长，贫血、出血症状表现突出，其症状不易控制。病因为肝血失控，肾水亏损，所以表现为内伤出血，损及阴络，月经量多如冲。脉弦主肝，滑数主肝热，热伤阴液，左寸关属心肝火旺，舌淡胖为气不化阴，阴损及阳，脾气虚弱，水湿凝聚则脉滑，气不摄血则瘀斑；阴火不消，伏邪不去则瘀血难化，肾阴亏损，水不涵木，故心肝火旺，脾气虚弱则升清无力，胃中积热。

证属：气阴亏虚，心肝火旺，热入血络。

治则：补益肝肾，益气坚阴，平肝凉血，清胃泻火。

方药：脾肾双助丸合犀角地黄汤加减。

党参 30 g	黄芪 30 g	炒白术 15 g	炒白芍 15 g
生地 15 g	熟地 15 g	山茱萸 12 g	山药 15 g
墨旱莲 30 g	女贞子 30 g	炒丹皮 15 g	赤芍 15 g

水牛角先 15 g　仙鹤草 30 g　蛇舌草 30 g　血见愁 30 g
牡蛎先 30 g　石膏先 15 g　黄连 3 g　茯苓 15 g
陈皮 10 g　淮小麦 30 g　三七粉吞 2 g
生、炙甘草各 5 g

煎服法：加水 400 ml 煎煮至 200 ml，分次温服，每日 2 次。

【按】

方义分析：选用党参、黄芪、白术健脾补气，生地、熟地、山茱萸、山药滋肾水补肾阴，合用二至丸滋肾凉血止血，犀角地黄汤解毒凉血止血，再入仙鹤草补虚止血，蛇舌草、血见愁利湿解毒止血，石膏、黄连苦寒解毒，能止牙龈出血，加用三七粉吞服活血止血，加牡蛎微寒，入肝经，潜阳补阴，重镇安神，能治盗汗和失眠，淮小麦入心经，养心安神，止汗。

患者病久，下一步治疗要固护肾阳。肾阳虚则温煦肾阳，肾气丸加减；温煦无力则继而虚寒性血虚，治在温中摄血，黄土汤加减；虚火熄灭后合并阴虚，则阳中求阴，右归丸加减；阴损及阳，则阴阳并补，龟鹿二仙胶加减。

【经典发微】

中医学认为再生障碍性贫血归属于“血虚”“虚劳”“血证”等范畴，《医宗金鉴·虚劳总括》云：“虚者，阴阳、气血、营卫、精神、骨髓、津液不足是也；损者，外而皮脉肉筋骨，内而肺、心、脾、肝、肾消损是也；成劳者，谓虚损日久，留连不愈而成五劳七伤六极也。”现代医家概括为“髓劳”。《灵枢·百病始生》分述：“阳络伤则血外溢，血外溢则衄血。”衄血泛指皮

肤及毛细血管损伤所致的浅表部位出血,“阴络伤则血内溢,血内溢则后血”。所谓后血即便血,溲血也归属阴络伤。

【师生讨论】

学生:急性再生障碍性贫血和慢性再生障碍性贫血在治疗原则上有何异同?

教授:急性再生障碍性贫血初起以邪实为主,因感受温热毒邪,邪毒入里,邪正所盛,以卫气营血、三焦辨证为立法依据,采用清热解毒、凉血止血治法,若出现真阴真阳耗竭,阳浮于上,阴竭于下的五脏败绝之象,则治拟益气回阳,救阴固脱。邪气日久,真阴耗伤,邪毒不甚,则滋阴凉血解毒并用。慢性再生障碍性贫血起病缓慢,早期一般表现为肾阴亏虚,气血不足,治以扶正固本,滋阴补肾,兼以健脾补养气血,以达阴平阳秘。气血生化得源,治疗得当,逐步向肾阴阳两虚,肾阳虚,脾肾阳虚转化,为顺证,若病程中虚实夹杂,则治疗时应区分虚实缓急,多方兼顾,合理调治,尽早促进骨髓造血功能恢复。

学生:若患者随访中病情出现变化,转化为骨髓增生异常综合征或急性髓细胞白血病时,应该如何调整施治?

教授:再生障碍性贫血与骨髓增生异常综合征低危型有时难以鉴别,骨髓增生异常综合征,从疾病发生属性而言,具有与其他骨髓恶性增殖性疾病共同特征,正虚邪实,治疗中则随证加入清热解毒药物,如蒲公英、半枝莲等;或清热利湿药物,如白头翁、凤尾草、薏苡仁等。若向白血病转化,则热毒内盛,邪毒瘀血互结,治拟凉血解毒,化瘀祛邪药物为主,若表现为脾脏肿大、腹痛明显,则考虑风痰瘀结,治疗中加用祛风化痰之品。

【随访情况】

患者服药后月经量减少，乏力稍减。在病程中感受外邪，发为咽痛，随证加减，加用蒲公英 15 g、连翘 15 g 等清热解毒利咽之品，之后病情暂稳，后转至外院行骨髓移植。

（王婕整理）

案四

【病例概要】

孙某，男，46 岁。入院时间：2009 年 1 月 8 日，查房时间：2009 年 1 月 31 日。

主诉：反复头晕乏力，伴皮肤黏膜瘀点瘀斑 1 个月余，加重 4 日。

现病史：患者 2008 年 11 月中旬因臀部行痤疮术后，伤口愈合较差，自觉乏力，出现双下肢散在瘀点瘀斑，牙龈有少量出血，于当地医院查白细胞 3.5×10^9/L，血红蛋白50 g/L，血小板 4×10^9/L。骨穿示：骨髓小粒少，呈空架状，脂肪滴大量可见。有核细胞增生减低。粒系增生减低，以成熟期细胞为主，细胞形态无殊。红系增生严重减低，晚幼红细胞偶见。淋巴细胞、浆细胞、网状细胞比例增高，单核细胞较多见，偶见异型淋巴细胞，巨核细胞未见。涂片未见特殊异常细胞和寄生虫。骨髓活检示：骨髓增生极度低下，偶见造血细胞，巨核系不见。明确诊断为“再生障碍性贫血”，外院予以地塞米松、大剂量静注人免疫球蛋白冲击，十一酸睾酮、环孢素等治疗效果不佳。4 日前患者头晕乏力明显，伴高热咳

嗽，咯痰，色黄，四肢出现散在瘀点瘀斑，查血常规示：白细胞 2.1×10^9/L，血红蛋白 82 g/L，血小板 12×10^9/L，我院急诊予以止血合剂止血及输血治疗后好转。现为求进一步中西医结合诊治收入。

既往史： 否认高血压、糖尿病等内科病史，否认肝炎、结核等传染病病史。

刻下： 自觉头晕乏力明显，上肢可见散在陈旧出血点，发热，体温 38℃，咳嗽咳痰，痰色黄，无胸闷心悸等其他不适，胃纳可，二便调，夜寐差。

体格检查： 神清，精神萎软，中度贫血貌，皮肤巩膜无黄染，全身皮肤散在瘀斑瘀点，上肢明显，浅表淋巴结未及肿大，口唇无发绀，牙龈无出血，胸骨无压痛。颈软，甲状腺无肿大结节，两肺呼吸音稍粗，未及明显干湿啰音，HR：98 次/min，律齐。腹软，肝脾肋下未及，神经系统检查(—)，双下肢轻度浮肿。舌红，苔黄腻，脉细数。

辅助检查： 白细胞 1.81×10^9/L，血红蛋白 78 g/L，血小板 12×10^9/L，中性粒细胞 0.1×10^9/L。

西医诊断： (1) 再生障碍性贫血；
(2) 肺部感染。

中医诊断： 髓劳(髓枯血热证)。

诊治经过： 入院后完善相关检查，予以止血合剂止血，肌苷注射液、银耳孢糖肠溶胶囊提高机体免疫力，十一酸睾酮刺激骨髓造血，护肝宁保肝。四诊合参，辨证属“髓劳，髓枯血热证”，治以健脾益肾，凉血解毒，予以生脉益气养阴，宁血络片凉血止血，复方皂矾丸健脾益肾生血。先后予以重组人粒细胞集落刺激因子(简称 G-CSF)升高白细胞，效果不佳，中性粒细胞仍为 0，而且患者感染较重，持续高热，体温最高达 40.3°C，先后予以头孢他啶、异帕米星、头孢吡肟、依替米星等抗感染治疗体温仍不能控制，反复行病原学检查均为阴性。目前患者高热、畏寒、咳嗽咳痰，痰多色白质黏，呈丝状，纳差，恶心呕吐，呕吐物为胃内容物，全身皮肤黏膜未见明显出血，有少量牙龈渗血，舌红，苔黄腻，脉细数。

【病例分析】

目前患者高热，主要考虑感染。感染主要因素有二：一是考虑臀部术后感染，查体手术伤口处已愈合，表面无红肿，触之无波动感，建议请外科会诊，排除包裹性感染病灶可能，及脓肿引起血行感染可能，发热时注意行血培养检查。二是考虑肺部感染，并引起的败血症。患者原发病所致，粒细胞缺乏时间较长，入院时间较久，抗生素治疗效果不佳，革兰阴性菌感染不能排除。患者长期发热，痰呈丝状物，考虑霉菌感染可能性较大。目前抗生素已调整为亚胺培南西司他丁钠、去甲万古霉素、氟康唑联合控制感染。

患者中年男性，长期生活失于调摄，外邪入里，化湿化热，湿邪犯脾，湿邪侵淫入血分，血不循经而引起出血。湿热之邪侵犯三焦，致上焦痰热蕴肺，出现咳嗽咳痰，涉及肝肾，肝肾亏虚，出现全身乏力、头晕。中医辨证属“髓劳，髓枯血热证”，外邪侵犯脏腑涉及肝、肾、肺、脾，属正虚邪实，肝肾亏虚为本，痰、热、湿邪兼具。

证属：正虚邪实，肝肾亏虚，痰热湿阻。

治则：补益气血，托邪外出，同时清热化湿祛痰。

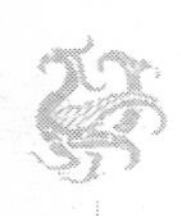

方药：清瘟败毒饮、黄连温胆汤合四逆散加减。

炒黄芩 10 g	黄连 3 g	黄柏炭 5 g	杏仁 9 g
竹茹 5 g	茯苓 15 g	薏苡仁 15 g	陈皮 5 g
水牛角[先] 30 g	石膏[先] 30 g	苍术 10 g	知母 10 g
黄芪 30 g	炒枳壳 5 g	豆蔻[后] 6 g	红藤 30 g
苏败酱 30 g	柴胡 10 g	白芍 12 g	太子参 30 g
麦冬 12 g	生地 12 g	炙甘草 5 g	

煎服法：加水 400 ml 煎煮至 200 ml，分次温服，每日2次。

【按】

方义分析：此方用清瘟败毒饮是针对热毒充斥内外，气血两燔，由白虎汤、黄连解毒汤合犀角地黄汤组成，用石膏、知母、黄连、黄芩清泻三焦火毒，水牛角、生地、赤芍、丹皮解毒凉血散瘀，合用黄连温胆汤之竹茹、茯苓、陈皮理气化痰，和胃利胆，防止苦寒败胃，加苍术、豆蔻芳香燥湿，红藤、败酱草清热解毒，具抗感染作用。再加四逆散之柴胡、芍药、枳实透泻解郁，疏肝利脾，扶正选用黄芪、太子参、麦冬益气养阴，助托邪外出。

【经典发微】

清代余师愚《疫疹一得》，治热之疫，创清瘟败毒饮，方药由生石膏、小生地、乌犀角、真川连、生栀子、桔梗、黄芩、知母、赤芍、玄参、连翘、竹叶、甘草、丹皮组成，“治一切火热，表里俱盛，狂躁烦心，口干咽痛，大热干呕，错语不眠，吐血衄血，热盛发斑，不论始终，以此为主”。故用于再生障碍性贫血粒细胞缺乏症并发严重感染及出血紫斑，为温热属性的血液疾患提供良效的方药，也为温病的气血证治提供方法。体会到此方用于急性再生障碍性贫血初期感染发热，宜配伍益气养阴生津之品。

【师生讨论】

学生：如何抓住髓劳髓枯血热证辨证要点？

教授：根据急性再生障碍性贫血所表现的发病急骤，显著贫血，严重出血及高热等临床表现，中医将其归于“急劳”“热劳”“血证”等范畴，辨证时应抓住本病早期以温热毒邪或夹有气血阴精亏虚以实为主、实中夹虚的证候特点，同时结合病位以及邪实病性进行辨治。急性再生障碍性贫血辨为急劳髓枯血热者，应用卫气营血辨证，从邪正盛衰去探求疾病发生与发展，或温热之邪袭人，从表而入，或热毒内伏，均为阳邪，阳邪易于伤阴动血，阴津受热毒熏蒸，痰浊内生；热迫血行，血液溢于脉外，离经之血为瘀血；热毒耗血，加之热毒熏蒸骨髓，髓不化血，血虚日甚，导致火、痰、瘀交互为邪，邪盛而正虚，导致特有的病理变化。临床上发热、出血（紫癜、鼻衄、齿衄、尿血、便血）、贫血同时或夹杂出现，此阶段以邪实为主。病程日久，邪气渐衰，正虚日甚，则以虚证为主，此时证情总归于肾虚，因阴阳不同，可表现为肾阴虚、肝肾阴虚、肾阴阳两虚、肾阳虚、脾肾阳虚。总之，在本病辨证之时，应抓住疾病病性，应用卫气营血辨证结合脏腑辨证，分清标本虚实，准确辨证，指导临床治疗。

学生：该患者如何配伍“益气养阴生津”的治疗？

教授：根据历代医家有关虚劳从火的论治，我们认为该

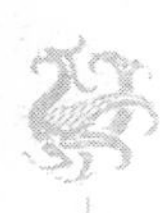

患者劳损耗血的虚劳血虚证，乃温热之邪侵袭，或热毒内伏，均为阳邪，阴津受热毒熏蒸，痰浊内生；热毒耗血，加之热毒熏蒸骨髓，髓不化血，导致火、痰、瘀交互为患，邪盛而正虚，导致特有的病理变化。火邪最易损伤阴精，故宜合用养阴生津之品，可以选用参芪地黄汤、知柏地黄汤、生脉饮等，如加太子参、西洋参、生地、麦冬等。

【随访情况】

1周后，发热咳嗽好转，牙龈出血已止，胃纳转佳，白细胞2.5×10^9/L，血红蛋白78 g/L，血小板17×10^9/L，中性粒细胞0.7×10^9/L，出院后，门诊继续治疗。

（王婕整理）

案五

【病例概要】

沈某，女，72岁。入院时间：2007年4月26日，查房时间：2007年5月18日。

主诉：反复头晕乏力，伴皮肤瘀点2个月。

现病史：患者2007年2月初因劳累后出现头晕乏力，未予重视。后因四肢散在瘀斑瘀点，于2月12日至医院就诊，查血常规：白细胞4.5×10^9/L，血红蛋白41 g/L，血小板10×10^9/L。经骨穿及活检，明确诊断为“急性重型再生障碍性贫血”（具体报告未见）。给予环孢素300 mg/日、复方造矾丸、叶酸、甲钴胺、卡巴克络水杨酸钠及输血、单采血小板等治疗1个月，症状及血象无明显改善。为求中西医综合诊治，收入病区。

既往史：40年前有肝炎病史，现已愈。高血压5个月，目前服用美托洛尔控制血压。1个月前因头晕明显，跌倒时头部碰墙，行颅脑CT示腔梗，老年脑。既往有美尼尔氏综合征病史，近年未发作。

刻下：乏力明显，端坐呼吸，双下颌进行性肿大，腹胀，下肢浮肿。

体格检查：血压120/60 mmHg，重度贫血貌。四肢散在陈旧瘀斑。两肺呼吸音粗，两侧可闻及散在湿啰音。HR：80次/min，律齐，未及异常心音及病理性杂音。Murphy's征阳性，腹软无压痛，双下肢无浮肿。舌淡胖，苔偏黄而干，舌苔灰黄腻，舌面有溃疡，脉沉细。

西医诊断：重型再生障碍性贫血。

中医诊断：髓劳(髓枯血热证)。

诊治经过：入院后完善相关检查，于环孢菌素抑制免疫，十一酸睾酮刺激骨髓造血，宁血络片、茜蓟生血片凉血止血，法莫替丁保护胃黏膜，卡巴克络水杨酸钠、酚磺乙胺辅助止血，曲安西龙保护血管，改善出血，输血小板支持。先后于G-CSF升高白细胞，谷维素营养神经，治疗失眠，美托洛尔、珍菊降压片降血压，改善心肌供血。并予反复输去白红细胞、单采血小板。自5月5日起患者发热，给予头孢他啶联合依替米星抗感染，体温下降3日后复起，考虑"重型再生障碍性贫血持续粒细胞缺乏"，给予抗感染加强以头孢吡肟联合依替米星、氟康唑联合应用。患者体温平5日，再次发热38℃以上，同时胸部CT提示两肺肺部感染，故再次调整抗生素以亚胺培南西司他丁钠联合克林霉素、氟康唑继续抗感染。5月17日患者右上腹疼痛，考虑胆囊炎，故在抗生素

应用基础上加强升高白细胞治疗以提高抗感染能力。

【病例分析】

患者目前主要矛盾为感染发热,出血、口腔内血疱、皮肤瘀斑瘀点,重度贫血。诊断上符合重型再生障碍性贫血,如病情稳定可复查骨穿,以防有变。治疗上主要为抗感染、输血及输血小板等对症支持,因多部位感染与粒细胞缺乏有关,故要积极升高白细胞治疗,目前西医方面治疗积极准确,考虑周全。重型再生障碍性贫血,粒细胞缺乏继发感染治疗难度较高,病死率极高。治疗上中西医结合以积极控制感染。

中医方面病位突出在气血,气分郁热,瘀结肝胆,侵袭肺脏。热毒内郁气分,邪热侵及肺卫,导致肝胆失泄,湿热内蕴,舌苔灰黄腻。目前气分症状已入血分,表现为出血动血,舌面血疱及瘀斑瘀点。邪热侵及肝胆,毒入骨髓,耗伤津血,出现气虚血亏,精血无以化生,表现三系减少。邪不去则阴精更损,出现正气亏虚,正不能胜邪则邪毒明显存在,主要邪盛正虚,故治疗上先考虑祛其邪,顾其正则主要补其阴精。祛其邪主要从疏泄肝胆,清利湿毒,凉血散瘀,邪祛则正复,邪不去则正伤。方药以疏达清利为主选用四逆散疏泄肝木,黄连解毒汤清利上焦气分之热,犀角地黄汤凉血散瘀,同时扶正顾其津液。

证属: 气分郁热,瘀结肝胆,湿热内蕴。

治则: 疏泄肝胆,清利湿毒,凉血散瘀。

方药: 四逆散、黄连解毒汤合犀角地黄汤加减。

柴胡 10 g　　炒枳壳 10 g　炒白芍 12 g　炙甘草 5 g

黄连 5 g	炒黄芩 15 g	炒黄柏 10 g	生地 15 g
水牛角先 30 g	炒赤芍 15 g	炒丹皮 10 g	茯苓 15 g
苍术 5 g	知母 10 g	石膏先 30 g	藿香 12 g
太子参 15 g	陈皮 5 g	茜草 15 g	

煎服法： 加水 400 ml 煎煮至 200 ml，分次温服，每日 2 次。

【按】

方义分析： 柴胡为君药，入肝胆经，升发阳气，透邪外出，枳壳理气解郁，泄热破结，为一升一降配伍，舒畅气机，黄连解毒汤清利上焦气分之热，再加知母、石膏滋肾阴，清胃热，犀角地黄汤凉血散瘀，同时用太子参扶正生津。方中暂不用黄芪，温而升阳，玉竹及石斛滋养易留湿热之邪。待调治气血，清解热毒后邪祛正安，再予补益气阴为主。

【经典发微】

叶香岩在《外感温热论》中首倡卫、气、营、血之说，提出“温邪上受，首先犯肺，逆传心包”，“肺主气属卫，心主血属营”，“卫之后方言气，营之后方言血”，并在辨治方面指出“在卫汗之可也，到气才可清气，入营犹可透热转气”，“入血就恐耗血动血，直须凉血散血”。叶氏对温热病的受邪途径、发病机制、传变规律及辨治法则阐述精辟，血液病如急性白血病及再生障碍性贫血等疾患合并感染性发热或伴出血，其证候变化大体上多按卫气营血的辨证传变，运用温热病的基本治则及选方用药，但必须结合血液病病因病机特点，灵活应用，方可获良效。

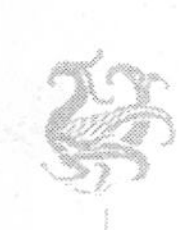

《温疫论》在治疗方面重视祛除疫气，疏利透达，推崇攻下逐邪，并注意养阴护正。《温疫论》在血液病如白血病、再生障碍性贫血及其温疫初起湿热为甚的辨治中用达原饮加减可获良效。在温疫病中还注意到与虚损证的关系，在《温疫论·四损不可正治》中指出"凡人大劳、大欲及大病、久病后，气血两虚、阴阳并竭，名为四损，当此之际，忽又加疫，邪气虽轻，并为难治"，告诫真气不足或严重失血者，感邪虽重，"误用承气速死，以营血愈消，邪气益加沉匿也"，说明温疫病夹有虚损证的治疗对血液病患伴有贫血出血与感邪时，确切掌握虚实辨证的重要意义。

【师生讨论】

学生：重型再生障碍性贫血和非重型再生障碍性贫血在中医治疗上有哪些异同？

教授：重型再生障碍性贫血和非重型再生障碍性贫血在病机上都存在肾虚精亏，故补肾填精是基本治疗原则，辨证论治仍是核心。但重型再生障碍性贫血，尤其疾病初期以邪实为主，兼有正虚，常为标本虚实夹杂。因感受温热毒邪，邪毒入里，充斥内外，弥漫三焦，卫气营血同病，表现为高热、出血等急症，多采用清热解毒，凉血止血的治疗法则；如邪气日久，灼伤阴液，出现阴虚表现，毒邪不甚时，治以扶正祛邪，采用滋阴凉血解毒法；病程迁延以肾阳虚、脾肾两虚为主时，则以扶正为主，采用温补脾肾，填精益髓法。对于非重型再生障碍性贫血以本虚为主，肾阴虚衰，气血不足，治以扶正固本，侧重于滋阴补肾，兼以补养气血，病程中可见虚实夹杂，治疗时应区分虚实，急则治其标，缓则治其本，须多方兼顾，进行调治。本患者为重型再生障碍性贫血，粒细胞缺乏继发感染，高热伴随出血症状突出，故其治疗以清热解毒，凉血散瘀为主，兼以扶正顾护阴津。

学生： 重型再生障碍性贫血死亡率较高，中医方面如何进行日常调护？

教授： 重型再生障碍性贫血患者表现为高热、多部位出血症状、贫血症状，临床上除药物积极治疗外还应该注意日常调护。患者粒细胞缺乏常继发感染，表现为高热不退，在发病之初应注意避免受寒，减少外出，防止感染或感染加重，饮食宜清淡，多饮水，饮食或药后注意漱口，注意口腔清洁，保持大小便通畅，防止泌尿系统及肛周感染；如有出血症状较明显，应多食用清凉性食物，比如藕节、莲子等食物，不可食用坚硬的食物以防口腔溃破出血不止。七情皆可致病，情志不舒也可导致病情加重，故应帮助患者保持心情舒畅，使其积极向上乐观，树立战胜疾病的信心。

【随访情况】

患者 2 周后因重症肺部感染，心肺功能不全，死亡。

（胡明辉整理）

案六

【病例概要】

屠某，女，13 岁。入院时间：2005 年 9 月 13 日，查房时间：2005 年 10 月 14 日。

主诉： 反复乏力头晕 2 年余，高热 1 日。

现病史： 患儿于 2003 年初出现面色苍白，头晕乏力，未予

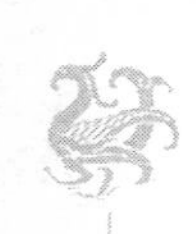

重视,2003 年 3 月 16 日感冒过程中出现呕血,急诊查血常规示:白细胞 2.1×10^9/L,血红蛋白 61 g/L,血小板 10×10^9/L。遂以"三系减少待查,急性上消化道出血"收入他院,骨穿涂片示:髓象增生减低,巨核细胞增生受抑,红系相对增生活跃。造血祖细胞培养各系均减低而诊断为"再生障碍性贫血"。"上血"控制后于 3 月 21 日予美雄酮(每次 5 mg,每日 2 次),3 月 26 日起加用环孢素 200 mg/日,期间白细胞升至 3.0×10^9/L 左右,血红蛋白 65 g/L 左右,血小板 20×10^9/L 左右,1 个月后自行停用。2003 年 9 月起至我院门诊行中西医结合治疗,间断输血支持。期间曾多次因出血、贫血明显住院治疗,2003 年 7 月环孢素加量(每次 100 mg,每日 2 次)口服,联合十一酸睾酮、甲泼尼龙片及输血等治疗,血红蛋白稳步上升,病情好转出院。2005 年 4 月 15 日骨髓涂片示粒系、巨核系低增生,红系增生伴病态骨髓象。4 月 19 日骨髓活检提示:再生障碍性贫血。4 月 20 日染色体核型正常。2005 年 9 月 13 日夜因洗头受凉后发热,最高达 39℃,经急诊收入病区。

既往史: 否认肝炎、结核等传染病病史,否认外伤手术史。

刻下: 入院时面色苍白,头晕乏力,活动后心悸,肌肤瘀斑,时有齿衄,口干,咽痒,无明显咳嗽咳痰,发热,无胸痛,胃纳一般,大便色黑无光亮,痔疮少量出血,纳眠尚可。

体格检查: 神清,精神萎软,重度贫血貌,四肢散在瘀斑瘀点。肺部呼吸音清,未闻及明显干湿啰音,HR: 130 次/min,律齐,各瓣膜听诊区未及病理性杂音。肝脾肋下未触及。舌质红,偏干,脉沉迟。

辅助检查：近期三系重度减少，粒细胞长期 $1.0\times10^9/L$ 以下，血红蛋白 50 g/L 以下，血小板 $10\times10^9/L$ 以下。

西医诊断：(1) 重型再生障碍性贫血Ⅱ型；

(2) 粒细胞缺乏继发感染。

中医诊断：髓劳(脾肾亏虚证)。

诊治经过：入院后反复发热、乏力、胸闷、鼻衄、舌衄、皮肤瘀斑，给予环孢素加量，联合雄激素、糖皮质激素抑制免疫、促进造血；并予抗感染、升高白细胞、输血、输血小板、止血等积极对症处理，发热、出血减轻；出现反复头痛、腰背肌肉关节疼痛明显，查颅脑 CT 未见明显异常。考虑可能由于长期使用激素的副作用引发，故 10 月 3 日激素减量，停甲泼尼龙注射剂改口服甲泼尼龙片抑制免疫；加量骨化三醇胶丸促进钙吸收，葡萄糖酸钙针剂补充钙质。

【病例分析】

查房补充询问发热的规律，有无使用解热镇痛药物及其他理化毒物接触史，有无反复口腔溃疡、面部红斑、关节疼痛史；并行全身检查，询问既往骨髓活检结果，建议进一步检查 ANA、ENA、ds-DNA、CRP、ESR、腰椎摄片、胸部 CT。

(1) 发热原因：首先考虑感染-混合感染。患儿长期粒细胞缺乏，近来反复使用多种升高白细胞药后仍粒细胞减少，发热无明显感染灶，使用头孢吡肟、亚胺培南西司他丁钠、氟康唑后热度有所下降均为佐证。其次要考虑系统性红斑狼疮等免疫系统疾病。患者不明原因发热，激素治疗敏感均为佐证。早期系统性红斑狼疮等可表现为三系减少，鉴别可进一步检查 ANA、ENA、ds-DNA、CRP、ESR。

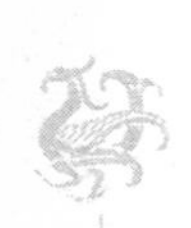

(2) 骨痛原因：首先考虑再生障碍性贫血药物引起。但腰椎3、4椎体局部压痛明显，不排除局部椎体病变可能，鉴别可查腰椎摄片。用药方面皮质激素可继续使用。环孢素浓度已达治疗血药浓度，建议定期检查血药浓度，调整剂量。

患者目前主要矛盾为反复发热、出血、头痛、肌肉关节疼痛，舌质红，偏干，脉沉迟。再生障碍性贫血中医诊断归属于“髓劳”，患儿先天禀赋不足，肾精亏虚；加之凡贫血患者必有脾虚不能生血；发热，关节、肌肉疼痛，乃因正气亏虚，湿热之邪乘虚侵袭而致高热、出血、疼痛；肾虚髓空，加之瘀热内结，故骨痛反复，疼痛难忍。瘀血内结，更伤阴精，故血细胞低下；舌质红，偏干，脉沉迟均为阴津内虚佐证。病程发展过程中要注意阴损及阳。

证属： 急劳髓枯，脾肾阴虚，邪热内结。

治则： 调摄脾肾，补气护阴，泻火凉血祛瘀。

方药： 黄芪异功散、四逆散、大补阴煎合犀角地黄汤加减。

黄芪 30 g	太子参 30 g	炒白术 10 g	生地 20 g
龟板 18 g	炒黄柏 10 g	柴胡 12 g	炒枳壳 10 g
水牛角先 30 g	白芍 15 g	黄芩 15 g	黄连 3 g
羚羊角粉 2 支	炒丹皮 10 g	蒲公英 30 g	熟地 12 g
墨旱莲 15 g	络石藤 15 g	甘草 5 g	炙甘草 5 g

煎服法： 加水 400 ml 煎煮至 200 ml，分次温服，每日2次。

【按】

方义分析： 方选黄芪异功散用黄芪、太子参各 30 g，补益中焦。四逆散药用柴胡、芍药、枳壳，解除少阴阳郁，与黄芪异功散同用，一补一散，治疗本病阳郁气虚发热。熟地、龟板、墨旱莲补肝肾阴血，与凉血止血之犀角地黄汤同用，亦为一补一泻，攻补兼顾，再加羚羊角粉，味咸，寒，入心、肝经，清肝明目，清热解毒，能退热，祛瘀消斑，《外科正宗》谓："葡萄疫，其患多生小儿，感受四时不正之气，郁于皮肤不散，结成大小青紫斑点，色若葡萄，发在遍体头面，乃为腑证；自无表里，邪毒传胃，牙根出血，久则虚人，斑渐方退。初起宜服羚羊散清热凉血，久则胃脾汤滋益其内。"络石藤利湿通络止痛。本方共凑调治肝脾肾，泻火凉血祛瘀之功。随后辨证施治过程中，应注意培固脾肾，注意邪正盛衰的演变，气血、阴阳、虚实之间的转化。

【经典发微】

髓劳治疗上补虚为本，《素问・三部九候论》提出"虚则补之"。《素问・阴阳应象大论》提出"形不足者温之以气，精不足者补之以味"。《圣济总录・虚劳统论》继《内经》补虚治则，谓："凡五劳六极七伤之外，变证不一，治法皆以补养为宜，形不足者温之以气，精不足者补之以味，气味相得，合而服之，补精益气，此其安也。"提出非独单一补精或补气，而以精气相得，"合而服之"为补虚治疗总则，并于《圣济总录・治法・补益》篇中指出补虚过用燥热之弊端，论曰："凡补虚多以燥热，是不知肾恶燥，女子阴虚血不足也，凡补虚多以阳剂，是不知阳胜而阴愈亏也。"

元代罗天益《卫生宝鉴》继承李东垣脾胃立论，对虚劳发热选用人参黄芪散、三才封髓丹、秦艽鳖甲散等不同方剂，不

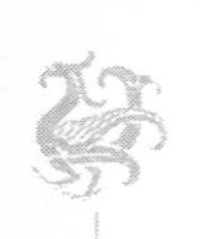

仅重视调理脾胃，而且采用补气泻火，顾及益阴制阳的治疗。

【师生讨论】

学生：根据本病的轻重缓急，常归属于“虚劳”“髓劳”及“急劳髓枯”，有何不同？

教授：虚劳是以脏腑虚衰，气血阴阳不足为主要病机的多种慢性衰弱证候的总称。再生障碍性贫血常见贫血、乏力、头晕、纳差等证候，且迁延日久，归于“虚劳”，《医宗金鉴·虚劳总括》指出“虚者，阴阳、气血、营卫、精神、骨髓、津液不足是也……成劳者，谓虚损日久，留连不愈而成五劳七伤六极也。”肾虚精血不化，或脾虚运化失司，藩篱不固，外邪易于入里，深入骨髓，髓不化血，而成“髓劳”。因久虚成劳，留连不愈渐至髓枯精竭，骤感邪毒，短期内血虚之象进行性加剧者，归属于“急劳髓枯”，临床上常以髓枯精竭血少加之外感温热，内陷营血为特点。

学生：患者正虚邪盛，请教授谈谈辨证施治经验。

教授：本病根本在于脾肾亏虚，髓海枯竭。脾虚运化失司，不能统血；肾虚不能化精，气血失之温煦鼓动，血溢脉外，留滞为瘀；或外感温热、毒邪，充斥内外，深入营血、骨髓，耗气伤血、动血，元阴元阳俱损，髓海空虚，虚、瘀、热、毒互为因果发为本病。常为标本虚实夹杂。方选黄芪异功散并重用黄芪、太子参，补益中焦。四逆散是《伤寒论》中方，原治少阴热化之四逆证，此处用四逆散去少阴阳郁，与黄芪异功散同用，一补一散，治疗本病阳郁气虚发热。大补阴煎为血液病“气阴两虚”常用方，与凉血止血之犀角地黄汤同用，亦为一补一泻，纵观上四方，攻补兼顾，适合于类似本病的正虚邪实证。随后辨证施治过程中,应注意培固脾肾,注意邪正盛衰的演变,气血阴阳虚实之间的转化。

【随访情况】

经过环孢素、激素缓慢递减药量,联合升高白细胞、抗感染、输血等中西医治疗,患者发热减退,乏力减轻,骨痛改善,夜间潮热,口干,寐差,舌淡红,苔薄黄,偏干,脉沉细略弦数。热邪渐去,正虚未复,前方基础上加鳖甲 15 g、山茱萸 30 g、山药 20 g、景天三七 15 g,加强健脾补肾,填精益髓扶正之力。

(李艳整理)

案七

【病例概要】

胡某,女,32 岁。入院时间:2006 年 7 月 15 日,查房时间:2006 年 7 月 29 日。

主诉:乏力、月经量多半年。

现病史:患者 2005 年 12 月因乏力、月经量多查血常规示三系减少,经骨穿及活检,确诊为“再生障碍性贫血”。予十一酸睾酮、环孢素、泼尼松等治疗,效不佳,间断输血及血小板。

既往史:否认肝炎及毒物接触史。

刻下:头晕乏力,心悸短气,月经淋漓半月余,颧红,手足心热,盗汗,胃纳可,二便调。

体格检查:满月脸,重度贫血貌,周身皮肤散在瘀斑瘀点,肝脾肋下未及。舌质淡,苔薄腻,脉细数。

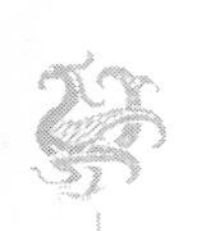

辅助检查：2006年7月28日血常规示：白细胞 $2.3\times10^9/L$，血红蛋白55 g/L，血小板 $5\times10^9/L$。

西医诊断：再生障碍性贫血。

中医诊断：髓劳(阴虚火旺证)。

诊治经过：入院后继续予十一酸睾酮刺激骨髓造血，环孢素抑制免疫及支持对症处理。

【病例分析】

患者目前头晕乏力，短气，动则心悸，月经淋漓，皮肤新鲜瘀斑瘀点，手足心热，盗汗，胃纳可，二便调。舌质淡，边有齿痕，苔薄黄腻。左脉弦细数，寸实、关弦大、尺弱；右脉滑细数，寸迟、关滑、尺弱。脉弦主肝，弦大主肝热，弦细数提示热伤阴液，左寸实关弦大属心肝火旺；右脉滑细数提示脾气虚弱，水湿凝聚；两尺脉弱提示肾脏亏虚。舌淡胖为气不化阴，阴损及阳；苔黄腻乃由脾虚运化失司所致。脾主肌肉，脾气虚弱则胃中积热，阴火不消，伏邪不去则动伤血络，而致肌衄；肾藏精，肝藏血，肾阴亏损则心肝火旺，损及阴络，则月经过多；脾肾亏虚，精血乏源，故乏力；阴虚内热，故烦热、盗汗。该病属中医“虚劳血虚”范畴。

证属：气阴亏虚，心肝火旺，热入血络。

治则：健脾益气，补益肾阴，平肝凉血，清胃泻火。

方药：脾肾双助丸合犀角地黄汤加减。

黄芪 30 g	党参 30 g	炒白术 15 g	茯苓 15 g
山药 15 g	陈皮 10 g	熟地 15 g	山茱萸 12 g
墨旱莲 30 g	女贞子 30 g	水牛角先 30 g	生地 15 g
丹皮 15 g	赤芍 15 g	仙鹤草 30 g	蛇舌草 30 g

血见愁 30 g　生石膏 15 g　黄连 3 g　三七粉吞 2 g　炙甘草 5 g

煎服法：加水 400 ml 煎煮至 200 ml，分次温服，每日 2 次。

【按】

方义分析：本方以脾肾双助丸合犀角地黄汤加减。黄芪、党参、炒白术、茯苓益脾气；熟地、山茱萸、山药、生地、二至丸补益肝肾，益气坚阴；丹皮、赤芍、水牛角、仙鹤草、蛇舌草、血见愁平肝凉血；石膏、黄连清胃泻火；三七粉活血消瘀。以上以静药为主，故加陈皮、炙甘草调和诸药，使补而不滞。

【经典发微】

张景岳《景岳全书·传忠录》指出"欲驱外邪非从精血不能利而达"，精血乃属有形之物，关连造血功能与血细胞的生成，谓"使之降升，脾为五脏之根本，肾为五脏之化源"，进一步说五脏血气的化生与运行，以肾主气为本，故谓"夫人身之用止此血气，虽五脏皆有气血，而其纲领则肺出气也，肾纳气也，故肺为气之主，肾为气之本也，血者水谷之精也，源源而来而实化于脾，总统于心，藏受于肝，宣布于肺，施泄于肾而灌溉一身，所谓气主嘘之，血主濡之"。肝血与心火之间的关系，《血证论·阴阳水火气血论》谓："如或血虚，则肝失所藏，木旺而愈动火，心失所养，火旺而益伤。"

【师生讨论】

学生：再生障碍性贫血的中医关键病机是什么，是否有一个总的治疗原则？

教授：再生障碍性贫血以肾虚为主，由肾虚所导致的血虚为本病的关键所在。肾主骨生髓，肾精亏虚则骨髓失养，功能低下，造血减少。由于本病以正虚为本，因此治疗时补虚为第一治疗大法；正虚中以肾虚最为重要，因此补虚时应以补肾为主。具体而言，再生障碍性贫血初期肾阴虚衰，气血不足，治当扶正固本，侧重于滋阴补肾，兼以补养气血，以达到阴平阳秘，肾脏阴阳平和，血液可以生化有源。随着病程的发展，可以见到肾阳虚或肾阴阳两虚之表现，治疗宜温肾助阳、补气养血或阴阳双补、滋阴健脾温肾，以促气血生化。病程中常见虚实夹杂，此时治疗当区分虚实缓急，急则治其标，缓则治其本，邪实为主应先以祛邪为主，而后扶正；正虚明显，先以扶正，而后祛邪，或祛邪扶正兼施。总之，在治疗过程中，在补肾益气养血的同时，要注意到脏腑、阴阳、气血、虚实的变化，多方兼顾，进行调治。

学生：请教授解释一下再生障碍性贫血的祛邪治疗。

教授：再生障碍性贫血的基本病变是肝、脾、肾诸脏亏损，气血生化无源，髓虚精血不复。健脾补肾柔肝、扶正固本益精是治疗再生障碍性贫血的重要方法。但其发病系由正气亏虚，不能抵御外邪，邪毒乘虚入侵，进一步耗伤正气，影响气血的化生；或由邪毒内陷，灼伤营血，交阻髓道或下及肝肾，耗精伤髓，以致生血乏源；或再生障碍性贫血气血亏损，血虚脉络不充，气虚血行不畅，或气虚统血无权，血溢脉外，日久髓海瘀阻，瘀血不去，新血不生。因此，再生障碍性贫血多是正虚邪实或本虚标实并现的复合证候，本虚表现为肝脾肾亏虚，邪实多表现为热毒炽盛和瘀血内停两种。祛邪也是再生障碍性贫血治疗过程中不可缺少的治疗方法。在临证施治时须注意扶正固本而勿忘祛邪。祛邪当明其所因，审其标本缓急，常用方法有清热解毒、凉血止血和活血化瘀、祛瘀生新。急性再生障碍性贫血或慢性再生障碍性贫血复感外邪，以感染发热出血为主者，常用金银花、连翘、大青叶、蒲公英、水牛角、生地、牡丹皮、羚羊角、甘草等清热解毒凉血药物；对久治不愈或面色晦暗有瘀血表现者，加用丹参、当归、虎杖根、赤芍、三七粉等活血化瘀之品。

【随访情况】

经上方加减及联合环孢素治疗2年，患者白细胞计数、血红蛋白浓度恢复正常，血小板计数维持在 $80 \times 10^9/L$ 以上。

（朱文伟整理）

案八

【病例概要】

苏某，男，15岁。入院时间：2006年2月21日，查房时间：2006年2月24日。

主诉：头晕乏力近2年，加重伴腹泻14日。

现病史：患者2004年4月前后无明显原因出现头晕乏力，至医院查外周血三系减少，骨穿及活检后确诊为“再生障碍性贫血”。曾用环孢素、泼尼松片、左归丸等治疗，血象一度恢复正常，后又下降。5月头晕乏力加重，面色苍白，予泼尼松片、维生素E等治疗，病情未见好转。8月5日骨髓涂片示：粒系、红系增生低下，淋巴细胞相对多见，为成熟淋

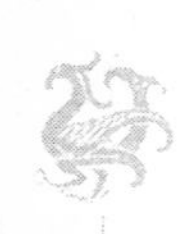

巴，未见巨核细胞，血小板分布少。印象：再生功能明显低下，病变符合重度再生障碍性贫血。转我院予十一酸睾酮刺激骨髓造血，环孢素、曲安西龙抑制免疫，减少造血干细胞破坏，中药健脾补肾，调养精血，多次住院，反复输血支持。半月前患儿头晕乏力明显加重，时有头痛，周身皮肤出现新鲜出血点，纳少，当地医院查血常规示：白细胞 2.7×10^9/L，中性粒细胞 0.5×10^9/L，血红蛋白 78 g/L，血小板 6×10^9/L，予对症处理后今日转我院，由急诊收入。

既往史：否认传染病史，预防接种史不详，否认手术外伤史，有输血史。

刻下：头晕乏力，动则尤甚，时有头痛，咽痛，背部、双下肢疼痛不适，腹泻 14 日，色黑质稀，伴胃胀，无发热，无恶心呕吐等不适主诉，纳少，大便日行 5 次，小便可，夜寐欠安。

体格检查：神清，中度贫血貌，全身皮肤黏膜无黄染及出血点，浅表淋巴结未及肿大。左耳听力减退，左侧扁桃体Ⅰ度肿大，咽后壁滤泡增生。胸骨无压痛，心界无扩大，HR：80 次/min，律齐，各瓣膜听诊区未闻及明显病理性杂音。两肺呼吸音粗，未闻及干湿啰音。肝脾肋下未触及，双下肢无浮肿。舌质淡，苔薄腻，脉细。

辅助检查：血常规：白细胞 3.9×10^9/L，红细胞 2.44×10^{12}/L，血红蛋白 84 g/L，血小板 14×10^9/L。心电图：窦性心动过缓伴心律不齐，左心室高电压。胸片：心肺未见明显异常。双侧足正位示：双侧足未见明显骨结构异常征象。

西医诊断：(1) 再生障碍性贫血；

(2) 急性胃肠炎。

中医诊断：髓劳(脾肾阳虚证)。

诊治经过：入院后完善相关检查，以十一酸睾酮刺激骨髓造血，环孢素抑制免疫、减少造血干细胞破坏，复方皂矾丸健脾补肾生血，宁血络片凉血止血，胸腺五肽调节免疫及积极支持对症处理。

【病例分析】

补充询问患者起病有无不洁饮食史，大便性状，频次，有无胃痛、腹痛，有无发热，并行全身查体，建议行粪培养。同意目前诊断，补充肠道感染。

在中医学中，慢性再生障碍性贫血属于“髓劳”“血虚”“血证”范畴。其病因不外先天不足，烦劳过度，脾胃虚弱，肾精亏虚及外感邪毒等伤及气血、脏腑，尤其影响到肾、脾、肝及骨髓。肾为先天之本，主藏精生髓，且精血同源；脾为后天之本，气血生化之源；肝主藏血，三脏受损而致虚劳血虚诸证。三脏生理上相互关联，病理上相互影响。肾为人体阴阳之根，水火之宅，五脏之本，虚损伤及肾，必涉及肝脾阴血、阳气，而致肝肾阴虚或脾肾阳虚。

患者青少年男性，主症为头晕乏力，腹泻，辨证证属中医学“髓劳，脾肾亏虚证”范畴。患者先天禀赋不足，肾精亏虚，后天脾胃失调，脾虚气血生化乏源，气血不荣于头面，见面色苍白，气血不足以濡养四肢清窍，故神疲乏力头晕。脾肾亏虚，脾失健运，肾虚不纳，清阳不升，故见腹泻。脾虚血亏，肾阴亏损，阴虚阳旺，阳扰于上，则见头顶胀痛。正虚肺卫感邪，故咽痛。舌质淡，苔薄腻，脉细数均为佐证。本病病位在脾、肾，病属本虚标实。

证属：脾肾亏虚，阴虚火旺。

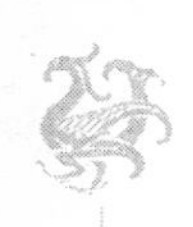

治则：滋补肾阴，益气活血。

方药：大补元煎加减。

党参 15 g　黄芪 15 g　炒白术 15 g　熟地 15 g
山茱萸 15 g　当归炭 10 g　川连 5 g　炒黄芩 10 g
仙灵脾 10 g　菟丝子 15 g　枸杞子 12 g　川牛膝 5 g
炒白芍 10 g　茯苓 15 g　炙甘草 5 g

煎服法：加水 400 ml 煎煮至 200 ml，分次温服，每日 2 次。

【按】

方义分析：选用党参、白术健脾，黄芪补气益阳，熟地、山茱萸、当归、枸杞子、牛膝滋肾养阴，仙灵脾、菟丝子温肾助阳，化生气血，加黄连、黄芩清热坚阴，芍药柔肝养血，茯苓健脾利湿。因大便溏薄，故改当归为当归炭，防止大便稀溏。如伴大便溏，加金银花 15 g；便调后，加炒丹皮 10 g；患者苔黄腻，属内热之象，以甘温为主，不用辛温药。待内热减轻后，酌加补骨脂 10 g、巴戟天 10 g。

【经典发微】

明代李中梓《医宗必读》"肾为先天之本，脾为后天之本论"之说强调气血归属于脾肾的学术观点，并在"虚劳"篇中指出"人之虚不属于气，即属于血，五脏六腑莫能外焉，而独举脾肾者，水为万物之元，土为万物之母，二脏安和一身皆治，百疾不生"，脾安则肾愈安，肾安则脾愈安，二脏有相资的功能，因此，对虚劳气血虚的治疗提出"补肾理脾法当兼行，然欲以甘寒补肾其人减食，又恐不利于脾，方欲以辛温扶脾，其人阴又恐愈耗其水，两者并衡"。

【师生讨论】

学生：何言"肾虚"为再生障碍性贫血发生之本？

教授：《素问·五运行大论》曰："肾生骨髓。"《素问·生气通天论》曰："骨髓坚固，气血皆从。"说明肾主骨生髓，骨髓有化生气血之功能。由于肾气先伤，肾水不足，先有先天之化源亏乏，再有后天脾胃失调，导致卫外不固，邪毒从口鼻或肌肤乘虚侵入骨髓，损伤脾肾，气血俱虚，发为本病。

学生："肾为先天之本，脾为后天之本论"在虚劳血虚证治疗中如何运用？

教授："肾为先天之本，脾为后天之本论"之说强调气血归属于脾肾的学术观点，并在"虚劳"篇中指出"人之虚不属于气，即属于血，五脏六腑莫能外焉，而独举脾肾者，水为万物之元，土为万物之母，二脏安和一身皆治，百疾不生"，脾安则肾愈安，肾安则脾愈安，二脏有相赞的功能，因此，我们治疗再生障碍性贫血重视调治脾肾，强调补肾兼顾理脾法，使用甘寒补肾药，联合健脾助运药；脾阳亏虚表现，用辛温扶脾药，配伍清热坚阴，柔肝养血药必两者并行。

【随访情况】

患者无头晕乏力，无咽痛，无双下肢疼痛不适，纳可，寐安，二便调。查体：神清，精神可，贫血貌，全身皮肤黏膜无黄染，全身无出血点，浅表淋巴结未及肿大。结膜苍白，巩膜无黄染，肝脾肋下未触及，四肢关节无畸形，活动可，双足背无压痛，未见出血点。

（孙伟玲整理）

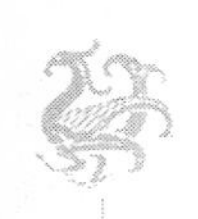

案九

【病例概要】

王某，男，44岁。入院时间：2011年10月18日，查房时间：2011年10月28日。

主诉： 反复头晕耳鸣、四肢乏力、纳差3个月余，加重2周。

现病史： 患者2011年7月起病，自觉极度头晕耳鸣，四肢乏力，偶作胸闷心悸，纳差，夜寐不安，早醒，查血常规示白细胞、红细胞减少。后三系减少，白细胞 2.8×10^9/L，血红蛋白46 g/L，血小板 12×10^9/L，铁蛋白升高。7月查骨髓涂片示：增生极度低下，脂肪组织明显增多，巨核细胞全片未见，染色体检查正常，诊断为“再生障碍性贫血”。予环孢素、泼尼松片治疗。近2周乏力加剧，活动后加重，面色萎黄，齿龈肿痛，夜寐不安，10月16日血常规示白细胞 3.5×10^9/L，血红蛋白59 g/L，血小板 25×10^9/L。为寻求中西医治疗，收入我科。

既往史： 既往有痛风病史3年，痛风饮食控制。

刻下： 头晕耳鸣，四肢无力，面色苍白，咽干，纳差，夜寐不安，二便尚调，无发热，无明显出血点，下肢轻度浮肿。

体格检查： 神清，贫血貌，体温36.7℃。两肺呼吸音粗，未闻及啰音，HR：89次/min，律齐。肝脾不大，双下肢轻压迹。舌质淡红而胖，边有齿印，苔薄黄腻，脉弦滑数。

西医诊断： 再生障碍性贫血。

中医诊断： 髓劳(脾肾亏虚证)。

诊治经过： 入院后完善相关检查，根据相关病原学检查结果、症状、体征，先后予环孢素、泼尼松片、去铁剂等治疗，并予输注红细胞纠正贫血。

【病例分析】

补充询问患者起病有无理化毒物的接触史、饮食习惯,因患者时易感冒,有无采用解热镇痛药治疗,有无皮下出血点,有无黄疸病史,并行全身查体,建议做生化检查、B超、癌胚抗原检查、抗酸杆菌涂片,复查骨穿。同意目前诊断。

再生障碍性贫血须与下列疾病鉴别:① 阵发性睡眠性血红蛋白尿症(PNH),患者三系均减少,建议复查骨穿,完善尿常规、肝功能等检查。② 低增生性急性白血病:可呈慢性过程,其临床表现有发热、出血和贫血,血象为全血细胞减少,这种患者骨髓常增生低下,且原始细胞比例增多不明显,酷似再生障碍性贫血,可根据骨髓活检以及浸润髓外器官的表现予以诊断,本患者不符。③ 恶性组织细胞病:主要临床表现是全血细胞减少,高热,肝脏、脾脏、淋巴结肿大以及进行性衰竭。BM找到恶性网状细胞,本患者不符合。④ 脾功能亢进症:本患者体检时未及肿大,须完善B超或CT等检查。⑤ 骨髓纤维化症:多见于中老年人,巨脾是它的特征,X线检查有骨质硬化征象,诊断目前不考虑。⑥ 缺铁性贫血:本病严重时可全血细胞减少,但区别于再生障碍性贫血的是贫血为小细胞低色素性,血清铁及铁蛋白均减低,骨髓显示为增生性贫血骨髓象,骨髓内外铁减少,建议查血清铁。

患者目前主要矛盾为头晕、耳鸣、乏力,贫血严重,舌质淡红而胖,边有齿印,苔薄黄腻,脉弦细滑数,重按无力。本患者确定中医诊断属于虚劳,确切来讲以贫血为主的,归于

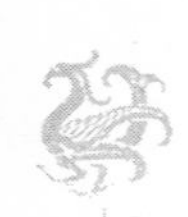

"髓劳血虚证";由于患者伴齿龈肿痛,咽干,纳差,夜寐不安,故证型属于"脾肾阳虚,热毒内伏,肝火夹痰"。脾肾阳虚,肾精不能化生血液出现的头晕乏力、面色苍白、眩晕耳鸣等为主症,脾气亏虚,失于运化,水谷精微难以化生气血,五脏失养,阴阳失和,则诸症丛生,可见患者纳差、肢体浮肿。外感邪毒,损伤肝木,肝火损精,加上肾精本虚,致肝火毒热夹痰,引动伏火,则阴精益损,以致全血细胞减少,病情日益加重。舌质淡红而胖,苔薄黄腻,脉弦细滑数,重按无力,皆为气血亏虚,脾肾阳虚兼肝内有火的佐证。

治疗时,历代医家有关于虚劳指出:从肾论治,肾主骨生髓,肾精亏虚则血液生化乏源,治疗当益气温肾,补肾益髓;因气血乏源,重视治脾,先天之肾精亦赖脾胃充养,且脾统血,脾气健旺则血循常道,不溢于脉外,故脾胃实则有利治五脏之虚,可调和阴阳;清泄肝火,寓泻于补,治当疏风清热,泻风火之邪,泻肝解郁,清肝火伏热。

证属: 脾肾阳虚,热毒内伏,肝火夹痰。

治则: 益气温肾,清泄肝火,健脾化痰。

方药: 黄芪异功散、六味地黄汤合犀角地黄汤加减。

黄芪 30 g	党参 15 g	炒白术 15 g	熟地 15 g
补骨脂 15 g	当归 15 g	炒白芍 15 g	菟丝子 15 g
枸杞子 12 g	黄连 9 g	炙甘草 12 g	陈皮 10 g
炒黄柏 10 g	大腹皮 12 g	台乌药 10 g	吴茱萸 5 g
炒丹皮 10 g	水牛角 30 g	炒黄芩 15 g	生地 15 g

煎服法: 加水 400 ml 煎煮至 200 ml,分次温服,每日 2 次。

另予生晒参 10 g 煎服。仙茅补肾生血合剂每次 20 ml,

每日 3 次;茜蓟生血片每次 5 片,每日 3 次;地榆升白片每次 5 片,每日 3 次;地丹清血合剂每次 15 ml,每日 3 次。

【按】

方义分析: 黄芪异功散健脾益气升阳,生血化精,六味地黄汤以甘平之品填精益肾治血虚之本,犀角地黄汤泻火凉血,合方共奏益肾养阴,补精化血为主,兼清泻肝火伏热之效。方药黄芪、党参、白术、陈皮、甘草益气健脾,熟地、补骨脂、菟丝子、枸杞子补益肾阴肾阳,生髓生血,犀角地黄汤凉血化瘀,更加黄连泻火清肝,加大腹皮、台乌药、吴茱萸理气消胀,温中和胃。仙茅补肾生血合剂、茜蓟生血片、地丹清血合剂是岳阳医院自制制剂,仙茅补肾生血合剂温肾健脾生血,用于肾阳虚型,后两种主要功效凉血止血,用于血热妄行的出血。

【经典发微】

《金匮要略·血痹虚劳病脉证并治》篇指出:虚劳患者"实则形盛于外,不足于内"。《理虚元鉴》指出:治虚之道,肺脾肾也。"肺为五脏之天,脾为百骸之母,肾为性命之根。"虚劳血虚证可由温热邪伏、水火失调兼久病不复,致脾肾亏虚,精亏髓虚血枯,热毒内伏,肝火夹痰。

《济生方》根据脾胃升降、冲和、生血、化气的理论,选取用归脾汤调补心脾气血。《太平惠民和剂局方·治诸虚》用十四味建中汤治"失血虚极,心忪面黑,脾肾久虚,饮食失当",十全大补汤治"面色萎黄……忧愁思虑伤动血气"的气血亏虚证。还有人参养营汤等成方,提出了补脾温肾,化生

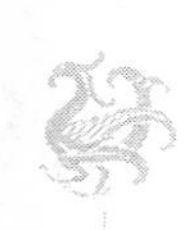

气血的治疗方法。宋代严用和《济生方》更重视温肾的治疗作用,称古人云补肾不如补脾,“余谓补脾不若补肾,肾气若壮,丹田火经上蒸脾土,脾土温和,中焦自治,脾开能食矣”,故处方用药治脾补肾偏重温补。

《小儿药证直诀·论五难之一》说:“脏腑柔弱,易虚易实,易寒易热,又所用多犀、珠、龙、麝,医苟难,何以已疾?”在治疗上无论先天不足或后天失调,不独顾及脾胃、寒热、阴阳立法选方,且对肾虚证的治疗继《金匮要略》之后,创用六味地黄丸方,《四库全书》目录提要曰“明薛己承用其方,遂为直补真阴之圣药。其斟酌通变,动契精微,亦可以概见矣”,六味地黄丸及其后世衍化的方剂至今仍不失为填精益髓,补肾生血治疗血液病虚劳血虚证的重要方剂。

【师生讨论】

学生:再生障碍性贫血属难治性疾病,病程长须分期治疗,如何掌握?

教授:本病早期以邪盛标实为突出,外感温热邪毒,实火充斥,治用解毒散邪,泻火凉血以尽早尽快控制症状,从而减少阴精的损耗,同时针对少阴精亏水少,稍佐清补扶正之品,选方多用犀角地黄汤、黄连解毒汤合三才封髓丹加减。中期本虚标实并存,邪存而不盛,正虚且尚存,症见低热、乏力、纳差、肌衄等症状,治疗则健脾滋肾,调达肝木,兼顾治标,方选黄芪异功散、六味地黄丸合茜根散加减。后期以本虚为主,治疗则阴阳双调,加强温补之力,达到填精益髓,化生气血的目的,多选用大补元煎合右归丸,适当佐以清解甘润之品以防病邪留恋。

学生：该患者辨证论治的注意点有哪些？

教授：该患者在治疗过程中，因症情反复多变，病程较长，血象极度低下，合并虚弱乏力症状，治以益气温肾，清泄肝火，健脾化痰。但治疗中当注意：① 滋补肾精当甘咸柔养，切忌单用厚味壅补，应配伍健脾助运，调达气机之品，以免滋腻碍胃；温补肾阳，宜甘辛温润，切忌辛燥刚烈，助阳伤阴，助邪动火，加重出血。② 泻肝清火要泻中寓补，切忌纯用苦寒泻肝，应配伍柔肝之品，注意顾护脾胃，不伤中土。

【随访情况】

经过中西医结合对症治疗，头晕耳鸣，四肢乏力，肢肿好转，食欲仍不佳，便溏，日行 3～4 次，舌质淡红而胖，苔黄腻，脉弦细滑数，重按有力。血常规示白细胞 4.7×10^9/L，血红蛋白 80 g/L，血小板 46×10^9/L。处方：去枸杞子、炒黄芩、炒黄柏，加茯苓 12 g、淮山药 15 g、炒扁豆 12 g、熟薏苡仁 12 g、木香 5 g、焦楂曲 12 g、炒防风 10 g、荆芥炭 10 g、藿香 10 g。

（周婷、许毅整理）

案十

【病例概要】

范某，男，28 岁。入院时间：2007 年 9 月 22 日，查房时间：2007 年 10 月 19 日。

主诉：皮肤瘀点 1 个月。

现病史：2007 年 8 月底，患者无明显原因出现抓搔后皮肤瘀点，9 月 9 日至医院查血常规示：白细胞 1.6×10^9/L，中性粒细胞 0.6×10^9/L，血红蛋白 126 g/L，血小板 14×

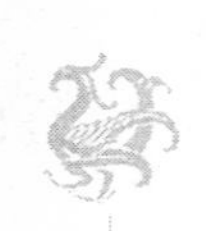

10^9/L。凝血功能：纤维蛋白原 1.88 g/L，余正常。总胆红素 23.80 μmol/L，肝酶及肾功能正常，乙肝表面抗原(HBsAg)阴性，外周血未见异常细胞。后复查多次血常规均示白细胞、血小板减少，9 月 12 日做骨穿报告示：骨髓增生极度低下，巨核细胞未见，粒系占 38.0%，红系未见，成熟淋巴细胞占 60%，均见成熟细胞。骨髓活检报告示：送检骨髓组织以骨小梁成分为主，难见造血细胞。9 月 20 日复查血常规：白细胞 1.1×10^9/L，血小板 10×10^9/L，血红蛋白 110 g/L，于急诊输血小板悬液 1U，予止血合剂、巴曲酶防治出血，9 月 22 日为求进一步诊治，经门诊收入我病区。

既往史：患者 2007 年 5 月 17 日因急性黄疸型肝炎住院治疗，诊断为未定型，予甘草酸二胺、多烯磷脂酰胆碱等保肝降酶治疗，肝功能有所改善，出院后门诊口服中药治疗。2007 年 7 月 10 日腹部彩超示：胆囊壁毛糙伴胆囊内等回声团(胆固醇性息肉可能)。

刻下：下肢皮肤散在针尖样出血点，无鼻衄齿衄，乏力，无发热恶寒，无咳嗽咽痛，二便调，胃纳可。

体格检查：体温 36.9℃，血压 120/80 mmHg。神清，精神可。下肢皮肤可见散在针尖样出血点，无黄染，全身浅表淋巴结未及明显肿大。结膜红润，巩膜无黄染，牙龈无出血，扁桃腺无红肿、增大，咽部黏膜无明显充血及红肿。胸骨无压痛，两肺呼吸音清，未闻及干湿啰音，心界无扩大，HR：66 次/min，律齐，各瓣膜区未闻及明显病理性杂音。全腹略膨隆，质软，无压痛、反跳痛及肌卫。双下肢无浮肿，神经系统检查(—)。舌红，苔灰黄腻，脉滑数。

辅助检查：2007 年 9 月 28 日骨髓涂片提示骨髓有核细

胞增生明显减低，粒系增生减低，红、巨二系增生明显减低，全片以成熟淋巴细胞为主。骨髓活检：造血组织中细胞量极度减少，仅见小灶造血细胞。粒、红系可见，成熟分叶核偶见，巨系未见，间质中有灶性出血。网状细胞(−)，上述骨髓提示高度再生低下性变化。血常规中白细胞 $1.0\times10^9/L$ 以下，最低 $0.6\times10^9/L$，中性粒细胞 $0.2\times10^9/L$，血红蛋白入院时98 g/L，后持续性下跌，最低时 47 g/L，予以输去白红细胞支持治疗，血小板小于 $10\times10^9/L$，最低 $5\times10^9/L$，亦予以输血小板支持治疗。结合患者起病急骤，中性粒细胞小于 $0.5\times10^9/L$，血小板小于 $20\times10^9/L$，网织红细胞小于 1.0%。

西医诊断： 重型再生障碍性贫血。

中医诊断： 髓劳(脾肾阴虚证)。

诊治经过： 目前予环孢素、十一酸睾酮、G－CSF、EPO及输血治疗，并予预防抗感染治疗。

【病例分析】

该患者发病前有肝炎病史，后出现血常规三系下降，经骨穿涂片及骨髓活检证实为骨髓高度再生低下性变化，诊断应更正为“肝炎相关性再生障碍性贫血”。引起肝炎相关性再生障碍性贫血的肝炎病毒常为非甲、非乙类病毒，多表现为重型再生障碍性贫血，病死率较高，治疗难度较大，对于免疫抑制剂疗效不佳。目前该患者以预防抗感染为主，积极输注去白、红细胞及血小板支持治疗。如有条件应采取骨髓移植治疗，不失为最佳治疗方案。

肝炎相关再生障碍性贫血发病前存在肝炎病毒感染的

特殊性，认为导致发病的重要因素当为毒邪，分析病机应属疫毒湿热内蕴，损伤肝、胆、脾、胃，而出现黄疸，舌红，苔灰黄腻，脉滑数，说明外邪损伤肝、胆、脾、胃后，湿热留恋于气分；湿热之邪侵入肝、胆，涉及脾、胃，耗伤肾精，骨髓受损，气血不和，出现贫血，血细胞减少；肾精亏虚，肝木失养，助火出血；疫毒之邪上犯头目，引起头面部出血；邪入血分，风热之邪伤络失血。

证属：湿热内蕴，肝肾阴虚。

治则：清气止血，凉血止血；扶助正气，调摄肝脾。

方药：治标选用犀角地黄汤、清绛饮、泻心汤加减；治本可选用六味地黄丸、二至丸加减。

水牛角先 30 g	生地 12 g	炒白芍 12 g	丹皮炭 10 g
赤芍炭 10 g	荆芥炭 6 g	槐花 15 g	炒黄芩 10 g
山栀炭 5 g	茯苓 12 g	板蓝根 15 g	薏苡仁 12 g
炒枳壳 5 g	女贞子 15 g	墨旱莲 15 g	陈皮 5 g
炙甘草 5 g	黄连 3 g	白及 12 g	

煎服法：加水 400 ml 煎煮至 200 ml，分次温服，每日 2 次。

【按】

方义分析：水牛角、生地解毒凉血滋阴清热，丹皮、赤芍活血化瘀，荆芥、黄芩、山栀、板蓝根清气分热解毒，槐花、黄连凉血止血，清肝泻火，二至丸滋补肝肾，白芨收敛止血。诸药合用达到凉血止血，滋阴清热之功效。

此阶段注意避免使用益气温肾之品，以防助火动血，待血象稳定后，白细胞大于 1.5×10^9/L，中性粒细胞大于

$0.5\times10^9/L$,血小板大于 $20\times10^9/L$,出血倾向明显控制之后,再用补气药。总之目前用补益温肾之品为时过早。

【经典发微】

血液肿瘤的病候与病源论述比较集中在《病源·注病诸候》篇,谓:"凡注之言注也,谓邪气居住人身内,故名为注。"确定注的含义,泛指病邪病注体内的病理名词,对其病源与病候特点上则认为"此由阴阳失守,经络空虚,风、寒、暑、湿、劳倦之所致也,其伤寒不时发汗,或发汗不得真汗亡阳传于诸阴,入于五脏……或宿食冷热不调,邪气流注;或感生死之气,卒犯鬼物之精,皆能成此病,其变状多端……而方不皆显其名也"。本病虽不属于血液肿瘤,但根据所述注病病因复杂,发病急骤,且病情多变,病种广,其病候与病源似在注病之中已有详细描述,如《病源·温注候》谓"人有染温热病,瘥后余毒不除,停滞皮肤之间,流入脏腑之内,令人血气虚弱,不甚受食,或起或卧,沉滞不瘥,时时发热,名为温注",似与肝炎病毒感染导致再生障碍性贫血表现相同。

【师生讨论】

学生: 肝炎相关再生障碍性贫血发病率较低,请介绍一下它的临床特点、流行病学情况。

教授: 肝炎相关再生障碍性贫血发病率较低,在病毒性肝炎患者中发病率为0.1%~0.2%,在再生障碍性贫血患者中的构成比为3%~5%,但本病起病多凶险,进展迅速,预后差,病死率高。西医学对其发病机制尚不十分明确,目前认

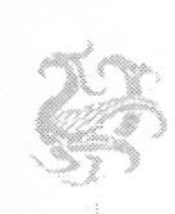

为可能与以下几方面有关：① 肝炎病毒直接抑制造血细胞的增殖、分化。② 肝炎病毒引起 T 细胞亚群数量及功能失调，细胞因子分泌紊乱导致免疫介导的骨髓抑制发生。③ 骨髓微循环异常。肝炎相关再生障碍性贫血临床有急性型和慢性型两种类型：急性型居多数，起病急，再生障碍性贫血病情重，生存期短，发病年龄轻；慢性型属少数，大多在慢性乙型肝炎基础上发病，病情轻，生存期也长。感染和出血常为致死的两大原因。

学生：本患者病情较重，日常应注意如何调护？

教授：日常中应根据患者症情适当进行体育锻炼，劳逸结合，增强机体抵抗力，不去人多的场所，防止感染，以免使病情加重。居室或病房空气要新鲜，定时紫外线消毒，减少病菌侵入。注意饮食营养，进食易消化、高蛋白、高维生素、低脂肪饮食，少食辛辣煎炸助热的食物，不饮酒，以避免血管扩张引起出血；有出血倾向者，进食无渣半流食。洗澡时擦洗皮肤不宜过重，以免引起皮下出血。

学生：本患者的疾病转归如何？

教授：本患者发病前肝炎未定型，故其为急性重型再生障碍性贫血，出现严重贫血、高热、出血等症，宜选用凉血解毒汤、清瘟败毒饮等加减治疗以清里热，治疗时间较久，若高热、出血得以控制，可望收效。如调治不当，此型多数病例可以变生他证，导致病人死亡，预后极差。治疗本病应解毒、利湿、化瘀三法与补益相结合，使邪去正安，阴阳平衡，临床用药时常用山药、女贞子健脾补肾，以白花蛇舌草、板蓝根解毒降酶。

【随访情况】

患者于2007年12月行骨髓移植，手术成功，至今状况良好。

（胡明辉整理）

案十一

【病例概要】

王某，女，37岁。入院时间：2008年12月20日，查房时间：2008年12月26日。

主诉：反复乏力、皮肤瘀斑4个月，加重3日。

现病史：患者2008年8月初无明显诱因下出现乏力，上楼等活动后明显，未予特别重视，后逐渐出现皮肤散在瘀点瘀斑，伴胸闷心慌，遂于9月15日入当地医院就诊，查血常规示：白细胞 $2.27\times10^9/L$，血小板 $14\times10^9/L$，血红蛋白 80 g/L。外周血分类：中性分叶核32%，成熟淋巴细胞4%。予行骨穿加活检检查，9月18日骨穿回报：骨髓增生明显减低，粒、红二系均增生减低，其中粒系占8%，红系占24%，淋巴比例明显增高，占80%，血小板少见，成熟红细胞大小轻度不等。骨髓象结合细胞化学染色：符合再生障碍性贫血的形态学改变。活检病理：骨髓有核细胞增生极度低下，三系均明显减少。9月19日行达那唑刺激骨髓造血，并于9月22日开始环孢素（每次50 mg，每日3次）抑制免疫治疗。但患者自诉服用环孢素后出现恶心呕吐，血象无明显改善。9月24日复查血常规：白细胞 $2.01\times10^9/L$，血小板 $13\times10^9/L$，血红蛋白76 g/L。9月末入我院住院治疗，予十一酸睾酮（每次40 mg，每日3次）刺激骨髓造血，止血合剂止血，重组人白细

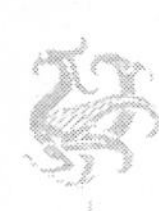

胞介素-11 提升血小板，G-CSF 升高白细胞、EPO 刺激红系造血。胸腺喷丁、静注人免疫球蛋白提高免疫力，伐昔洛韦片抗病毒感染对症治疗带状疱疹。另予造血再生片健脾补肾生血，宁血络片凉血止血及健脾滋肾生血中药汤剂，经积极对症处理后出院。近 3 日来患者自觉乏力加重，伴牙龈少量渗血，12 月 25 日血常规：白细胞 1.2×10^9/L，中性粒细胞 0，血红蛋白 71 g/L，血小板 7×10^9/L，血细胞比容 20.4%，为求进一步中西医结合治疗，由急诊收入。

既往史：否认传染病病史，预防接种史不详，否认手术外伤史，发病以来反复输血。

刻下：神疲乏力，咽痛，偶有胸闷心慌，活动后明显，时有齿衄，无鼻衄，无发热恶寒，自觉手足心热，无恶心呕吐，无气急气促，无咳嗽咳痰，胃纳尚可，眠略差，二便尚调。

体格检查：神清，重度贫血貌，全身皮肤可见散在陈旧性瘀点瘀斑。胸骨无压痛，肺部叩诊呈清音，两肺呼吸音清，未闻及明显干湿啰音，语音传导双侧对称。心浊音界正常，HR：80 次/min，律齐，各瓣膜听诊区未及病理性杂音。腹软，无压痛及反跳痛，肝脾肋下未触及，双下肢无浮肿。舌淡红边有齿印，苔黄腻，脉细弦。

辅助检查：12 月 25 日血常规：白细胞 1.2×10^9/L，中性粒细胞 0，血红蛋白 71 g/L，血小板 7×10^9/L，血细胞比容 20.4%，网织红细胞计数 0。

西医诊断：(1) 重型再生障碍性贫血；

(2) 粒细胞缺乏合并感染。

中医诊断：髓劳(脾肾阴虚证)。

诊治经过：患者自 9 月底反复入住我院以来，病程中贫血、出血、感染等症状反复出现，长期血常规示三系重度低下，长期粒细胞缺乏，合并反复感染。予完善相关检查，十一酸睾酮刺激骨髓造血，G－CSF升高白细胞，EPO刺激红系造血，止血合剂止血，头孢吡肟、头孢尼西钠、异帕米星抗感染，护胃、化痰止咳、补充钙质等，胸腺喷丁提高免疫力，茜蓟生血片健脾补肾，生血止血，宁血络片凉血止血，并予输注去白红细胞纠正贫血，单采血小板，特配血小板防治出血。

【病例分析】

查房补充询问患者起病有无理化毒物的接触史，行全身查体，建议必要时复查BM及活检，行胸部CT，行病原学检查指导抗生素用药。患者目前主要矛盾为感染发热、出血、反复牙龈渗血、皮肤瘀斑瘀点、重度贫血。诊断上符合重型再生障碍性贫血，如病情稳定可复查骨穿，以防有变。

西医诊治患者目前症情复杂，治疗上主要为抗感染、输血及输血小板等对症支持，因多部位感染与粒细胞缺乏有关，故要积极升高白细胞治疗，患者及其家属不考虑行ATG及造血干细胞移植治疗。目前西医方面治疗积极准确，考虑周全。重型再生障碍性贫血，粒细胞缺乏继发感染治疗难度较高，病死率极高，向患者交代病情及预后极差，须取得家属充分理解。

本患者中医方面考虑急劳髓枯，气分郁热，瘀结肝胆，侵袭肺脏。热毒内郁气分，邪热侵及肺卫，导致肝胆失泄，长期应用西药药毒损伤骨髓，邪伏于肾，肾气亏损，损伤脾土，至不能化生精血。阴虚邪实加之热毒内伏，反复风热上受伤阴，故发热。目前气分症状已入血分，表现为出血动血，气虚

血亏，精血无以化生，表现为三系减少。邪不去则阴精更损伤，出现正气亏虚，正不能胜邪则邪毒明显存在，邪盛正虚。舌淡红边有齿印，苔黄腻，脉细弦。

治疗上先考虑祛其邪，顾其正，故主要补其阴精。祛其邪主要从清邪与透邪两方面，邪祛则正复，邪不去则正伤。方药以祛邪凉血为主选用银翘散清透在表之热邪，犀角地黄汤凉血散瘀，同时予二至丸及大补阴丸扶正顾其肾精。

证属：邪热侵肺，气分郁热，气虚血亏。

治则：疏风清热，凉血散瘀，滋补肾精。

方药：银翘散、犀角地黄汤、二至丸合大补阴丸加减。

金银花 15 g	薄荷后 3 g	淡竹叶 10 g	生地 15 g
龟甲 18 g	玄参 15 g	白芍 15 g	牡丹皮炭 10 g
炒黄芩 10 g	黄连 3 g	水牛角先 30 g	拳参 15 g
墨旱莲 20 g	女贞子 15 g	炒黄柏 10 g	石膏先 15 g
甘草 5 g	麦冬 15 g	蒲公英 15 g	炒枳壳 5 g

煎服法：加水 400 ml 煎煮至 200 ml，分次温服，每日 2 次。

【按】

方义分析：选用银翘散清透在表之热邪，犀角地黄汤凉血散瘀，同时予二至丸及大补阴丸扶正顾其肾精。药用银花、薄荷、拳参清解风热之邪，生地、竹叶、甘草清心火，水牛角、丹皮、白芍凉血散瘀，加黄连、黄芩、蒲公英透热解毒，用石膏苦寒泄热，与黄连、玄参配伍清胃火，止牙宣、肌衄，扶正用龟甲、女贞子、墨旱莲、麦冬补益肝肾，滋阴生津。全方共奏疏风清热，凉血散瘀，滋补肾精之功效。

【经典发微】

本病中医学归属于虚劳血亏、血证出血、温热髓枯、急劳髓枯等病证。再生障碍性贫血属内脏虚损，气血亏虚，尤与脾肾亏损有关，中医学认为肾为先天之本，主骨生髓而藏精化血，是气血生化之根本；脾为后天之本，水谷之海，是气血化生之来源。脾肾乃五脏六腑、气血阴阳化生滋养之源头，正如《张氏医通》云："人之虚，非气即血，五脏六腑莫能外焉，而血之源头在乎肾，气之源头在乎脾。"《类证治裁》云："凡虚损多起于脾肾。"可见脾肾两脏的功能协调对于生精化血起着至关重要的作用。对其治疗，早在《内经》中就提出温补法，汉代张仲景在《金匮要略》中提出活血化瘀法。明清以后，多从脾肾角度进行辨治。

【师生讨论】

学生：本患者气阴两虚，请问教授处方中为何不用黄芪，另外您说补其阴精，而玉竹和石斛之类也是补益阴精之佳品，为何不用？

教授：方中暂不用黄芪，但温而升阳，有助火之嫌，而玉竹及石斛滋阴却易留湿热之邪。有壅补之弊，只有待调治气血，清解热毒后邪祛正安，再予补益气阴为主。

学生：请问教授，慢性再生障碍性贫血和急性再生障碍性贫血在中医辨证方面有何区别？

教授：再生障碍性贫血有慢性和急性之分，慢性再生障碍性贫血起病徐缓，症见面色萎黄无华，有反复发热，热势不高，属于内伤"发热"，以本虚为主，肾虚血亏而致，无外感症状，热退或低热绵绵，肌衄、齿衄、鼻衄均出血局限，发热为阴

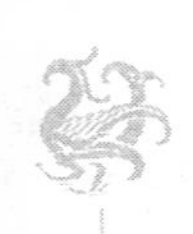

亏于下，热伏少阴所致邪毒伤髓，肝火伏热，导致出血，为肝胆相火，或内实热所致。急性再生障碍性贫血发病较急，出现发热甚至壮热，头痛，神疲倦怠，动则心悸，出血明显，多见口腔血疱、鼻衄不止、大便色黑，此乃肾精暴伤，精亏无以化血，又感染温毒之邪，内侵心阴，其本为精气亏损，标为感温热邪毒，有脾肾衰败，精气匮竭之急。

【随访情况】

治疗后，患者乏力心慌较前好转，无新鲜出血，无咳嗽咳痰，病情一度稳定，至 2009 年 1 月 12 日起口服环孢素控制原发病治疗，但不能耐受，出现胃脘部不适，1 月 24 日起再次高热，肺部感染及消化道感染加重，全身出血倾向明显，1 月 29 日患者出现恶心呕吐，呕吐物为褐色液体，考虑上消化道活动性出血，抢救无效死亡。

（鲍计章整理）

虚　劳

虚劳是由多种原因所致的，以脏腑功能亏损、气血阴阳不足为主要病机的一类慢性虚弱性病证的总称。常见面色无华、头晕乏力等证候，部分患者由于毒邪伤及骨髓，可以见到发热、衄血、脉虚大、正虚邪盛、疾病转化的情况。虚劳病起始病因有禀赋薄弱，继发病因有烦劳过度、饮食不节、疾病误治、感受外邪、药毒所伤及异常射线，导致精血生化无源，骨髓劳损，新血不生。内因是正气不足，外感邪毒侵袭，脏腑受邪，不能运化，生化气血，戕害五脏运化、疏布通调等功能，病性总属于虚证，病机为气血亏损，累及阴阳，终致气血阴阳俱虚。若正不胜邪，致气血大伤，阴阳衰竭。

本章主要讨论骨髓增生异常综合征、单纯红细胞再生障碍性贫血、免疫相关性血细胞减少症，中医学将其归属于“虚劳”范畴。其中骨髓增生异常综合征是一组异质性克隆性造血干细胞疾病，其生物学特征是髓系（粒系、红系、巨核系）一系或多系发育异常（或称病态造血）和无效造血，可以伴有原始细胞增多。临床和血液学特征是外周血细胞一系或多系减少，骨髓有核细胞常增多且形态异常，可伴有原始细胞增多，转化为急性髓系白血病的危险性明显增高，故又称为“髓毒劳”。

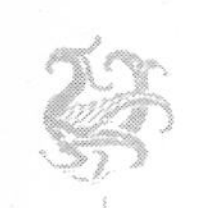

案一

【病例概要】

钟某,女,63 岁。入院时间:2013 年 8 月 8 日,查房时间:2013 年 8 月 13 日。

主诉:反复乏力 20 年,加重伴发热、尿频急痛 3 日。

现病史:患者 1993 年 7 月因乏力、四肢瘀斑查血常规示白细胞 3.8×10^9/L,血红蛋白 80 g/L,血小板 20×10^9/L,予泼尼松 60 mg/日,效差,9 月转院,诊断为“埃文斯综合征”。1994 年上半年起病情缓解,停用激素,未持续治疗。2004 年 9 月患者乏力加重,瘀斑明显,再次予曲安西龙,患者不能耐受而自行停用。2005 年 7 月复查骨穿检查示:骨髓有核细胞增生明显活跃。粒、红、巨三系均增生活跃,巨核系见成熟障碍。余无其他特殊改变。骨活检示:骨髓造血组织中,造血细胞相对增生,细胞∶脂肪=(2～3)∶1,粒、红比例(2～3)∶1 在正常比例,粒系中个别有异型,成熟中性粒细胞易找到,巨核系细胞可见到,部分区增生活跃,间质中梭形细胞增生,提示:细胞量增生,巨核系相对增生。间质网状纤维增生(++)。予以明确诊断为“骨髓增生异常综合征-RA”,予十一酸睾酮刺激骨髓造血,维生素 B_{12} 补充造血原料治疗。当时血象维持在:白细胞$(2\sim3)\times10^9$/L,血红蛋白 120 g/L,血小板 30×10^9/L。2012 年 5 月曾因肺部感染,三系下降明显,血象白细胞$(1\sim2)\times10^9$/L,中性粒细胞$(0.5\sim1)\times10^9$/L,血红蛋白(90～100) g/L,血小板 10×10^9/L 左右波动。于 2010 年 6 月复查骨穿及骨髓活检,明确诊断为“骨髓增生异常综合征-RCMD”。予积极抗感染治疗,沙利度胺抑制肿瘤血管新生,细胞因子促血细胞治疗,结合中药治疗。此次发病为3日前劳累受寒后出现腰酸,尿频急痛、低热,患者自行口服三金片、感冒退热冲剂等。今体温高热,达40℃,伴寒战,恶心呕吐,现为求进一步治疗收治入院。

既往史: 既往曾有胸闷心悸史。空腹血糖偏高。2005年我院住院就诊期间,发现胆囊结石病史。青霉素、林可霉素过敏史。

刻下: 头晕乏力,头痛,畏寒寒战,高热,咳嗽,咯痰,痰白,耳鸣,腰酸,尿频、尿急、尿痛,尿色深赤,纳可,时有恶心,二便尚调,夜寐一般。

体格检查: 体温38.9℃,精神一般,巩膜无黄染,浅表淋巴结未触及肿大。胸骨无压痛,两肺呼吸音粗,未闻及湿啰音。心浊音界无扩大,HR: 98次/min,律齐。腹软,无压痛,双肾区无叩击痛,双下肢无浮肿。舌质淡红,苔白腻,脉沉细滑。

辅助检查: 血常规: 白细胞1.2×10^9/L,血细胞比容19.7%,血红蛋白63 g/L,中性粒细胞0.5×10^9/L,血小板6×10^9/L。2013年6月27日骨穿: 骨髓细胞学提示有核细胞增生活跃,红系见病态造血,巨核系见成熟障碍。低危骨髓增生异常综合征-RCMD。6月22日新培晶染色体: 46,*XX*,*del*(20)(*q*11.2)(20)。FCM白血病免疫分型报告: 原始细胞占白细胞总数的3%,表达髓系细胞抗原。髓系细胞占白细胞总数的72%。淋巴细胞占白细胞总数的23%,CD4∶CD8=0.57。

西医诊断: (1) 骨髓增生异常综合征-RCMD;

(2) 泌尿道感染。

中医诊断: 虚劳(脾肾阳虚,湿浊下注证)。

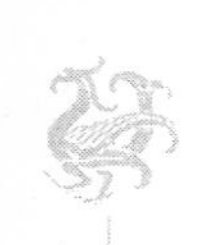

【病例分析】

补充询问患者此次发病时有无腰痛，有无酱油色尿。已给患者行胸部增强CT，报告未见，要求排除肺部感染。同意目前诊断，补充上呼吸道感染。

患者体质素虚，患病日久，或因过劳，反复感受外邪，或先天不足，后天诸多因素，均导致耗伤精血。本病例以肾精不化，或肝肾精血亏虚为本，血亏气衰，导致脾气亏虚，乏力，纳差，面色萎黄，脉细皆为脾肾亏虚之象。加之暑热之时，邪气入里，胶着不去，感受外邪，导致湿浊弥漫，热不得泄；寒热交作，导致寒战反复，高热频作；湿邪化热，下注膀胱，导致尿频尿痛；上犯肺气，导致咳嗽咯痰，舌淡红，苔白腻，脉沉细。

证属：肾精亏虚，脾虚血亏，湿热胶着。

治则：健脾补肾，化湿退热。

方药：三仁汤、香薷饮合独活寄生汤加减。

太子参 20 g　制半夏 18 g　桑寄生 24 g　杜仲 20 g
炒丹皮 15 g　炒黄柏 12 g　鹿含草 15 g　蛇舌草 15 g
半枝莲 15 g　小蓟草 15 g　炙甘草 6 g　白蔻仁 6 g
薏苡仁 30 g　藿香 10 g　薄荷[后] 3 g　厚朴 6 g
青蒿 10 g　车前子[包] 30 g　炒枳壳 10 g　清水豆卷 10 g
蒲公英 15 g　萹蓄草 15 g

煎服法：加水 400 ml 煎煮至 200 ml，分次温服，每日2次。

【按】

方义分析：该组方有太子参、桑寄生、杜仲益气健脾，滋肾强筋，白蔻仁、炒枳壳、薏苡仁、藿香、厚朴、半夏芳香化湿，炒丹皮、蛇舌草、半枝莲、小蓟草、青蒿清热解毒化瘀，炒黄柏、鹿含草、蒲公英、萹蓄草、车前子清化下焦湿浊，薄荷、清水豆卷祛上焦风热，泄热利湿。全方包含三仁汤、香薷饮、独活寄生汤的含义，治疗侧重于清气分热，利湿解毒，兼顾脾胃，扶正治本。

【经典发微】

王孟英所著《温热经纬》中记载“薛生白湿热病篇”阐述湿热证治，从湿热与脾胃的关系方面指出“湿热病属阳明太阴经者居多，中气虚则病在太阴，病在二经之表者，多兼少阳三焦，病在二经之里者，每兼厥阴风木”，并根据“阳明为水谷之海，太阴为湿土之脏，故多阳明、太阴受病”的理论，故湿热之证有脾胃虚实之辨，当血液病感受湿热之邪所致的发热，甚则出血，也应重视脾胃内伤外感的辨证及少阳三焦、厥阴风木的传变，提出宣上、宽中、利下分化三焦湿热的重要治则，对本病气分发热及其湿热毒结证的转化治疗有借鉴作用。

【师生讨论】

学生：如何避免反复感染？对于虚实夹杂证，如何治疗？

教授：患者反复泌尿系感染，尿频、尿急、尿痛，与其白细胞水平长期较低，免疫力低下有关。治疗并发症，治疗中应以患者目前疾病性质及体质为基础。肾司二便，膀胱为藏溺之腑，肺为水之上源，肺肾两虚，膀胱之气不能自足，故导致小溲频数。气虚于上，封藏失职，故用药过程中须注意益

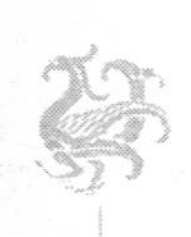

气固本。提议湿热清化后加用补肾升中气之药物，益气养血。

学生：此病湿邪为主要表现，如何能判断其肾虚之证？

教授：肾病者，水王则慧，土王则肾，金王则静。夫邪气之客于身也，以胜相加，至其所生而愈。至其所不胜而甚。该患者虽湿邪表现明显，如呕恶，纳差，苔腻，但其水液不能正常通调导致肾脏失司，年久肾阳亏虚在所难免。肾者水脏，须津液行而气血通。湿邪内聚，肾脏必日久亏虚。其存在密切的病理关联，治疗过程中须顾及补益肾阳一面，但不能滋腻恋邪，以免湿邪复行。后期处方加味肾气丸，药用炮附子 6 g、茯苓 15 g、泽泻 10 g、山茱萸 10 g、山药 20 g、车前子 15 g、丹皮 20 g、牛膝 20 g、熟地20 g、桑寄生 15 g、薏苡仁 15 g、车前子 15 g、菟丝子 20 g、五加皮 15 g。

学生：该患者为骨髓增生异常综合征低危型，但血象较差，感染并发症较多。如何用药？

教授：低危型骨髓增生异常综合征治疗过程中须注意补肾，调治阴阳。肝肾同源，可予大补元煎温补肾精，一贯煎补益肝阴。注意无论阴虚、阳虚，都必须顾护阳气，注意补益肾精，防止用药燥热。根据不同兼证予以加减，药用沙参、麦冬、当归、生地、枸杞子、杜仲、菟丝子、山药、桑寄生、锁阳、山茱萸、黄精。肾精不化，或肝肾精血亏虚是此证型主要原因。肝肾阳虚，不能鼓动气血生化，气血不能运行，导致阴阳不能调和，不相续接，故而加重了气血不生的结果。补益精气非一朝一夕之力所能成就，因此须持续用药。此病多以患者体质下降、过劳、感受外邪反复，或先天不足，后天失养导致，均与一身阳气相关，需要以鼓动阳气以重振五脏，继而调和阴阳,生化气血。即使期间出现邪毒湿热内恋之象,亦不能忘却固本之根本治法。

【随访情况】

患者服药后尿频急痛,腰酸等症好转,苔腻亦明显好转。出院时予处方:党参 10 g、制半夏 18 g、桑寄生 24 g、杜仲 20 g、炒丹皮 15 g、炒黄柏 12 g、鹿含草 15 g、小蓟草 15、炙甘草6 g、白蔻仁 6 g、炒枳壳 10 g、薏苡仁 30 g、山药 20 g、车前子 15 g、牛膝 20 g、菟丝子 20 g、当归 10 g、生地 12 g、枸杞子 15 g、茯苓 15 g、泽泻 10 g、山茱萸 10 g、黄柏 10 g、砂仁 6 g。服用 20 日后,血象基本稳定,未再反复尿频急或发热。

(胡令彦整理)

案二

【病例概要】

王某,男,48 岁。入院时间:2005 年 8 月 22 日,查房时间:2005 年 9 月 9 日。

主诉: 发现血小板增多 1 年半,发热 3 周。

现病史: 患者于 2004 年 1 月无明显诱因出现发热,双足背及双踝关节浮肿伴瘙痒,于当地医院就诊,查血常规发现血小板为 570×10^9/L,并逐渐上升,最高达 1 668×10^9/L,骨髓穿刺检查提示:红、巨二系增生。诊断为“继发性血小板增多症”,予阿司匹林 50 mg/日,双嘧达莫(每次 50 mg,每日 3 次)口服,血小板下降至 410×10^9/L,遂停药。后复查又上升至 1 165×10^9/L,再次口服上述药物效果不明显,同时给予抗生素及抗痨药(未查明结核病灶)后体温平。2004 年 7 月

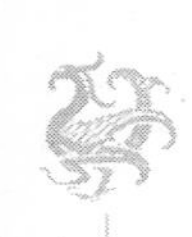

患者再次发热，每日体温波动于37.1～38℃，遂于外院就诊骨穿及活检提示"骨髓增生异常综合征/骨髓增殖异常综合征，警惕向急性白血病转变"，染色体未见异常，经抗生素治疗后体温下降。8月患者再次入院诊治，骨穿结合活检诊为"骨髓增殖异常综合征"，并开始服用羟基脲(每次0.5 g，每日1次)口服，但服用10日患者白细胞由5×10^9/L升至9×10^9/L，自行停用。但血小板仍旧增高，患者仍服用阿司匹林。2005年2月患者再次发热，双踝部浮肿，伴全身皮疹，体温最高达39.7℃，给予抗炎、抗血小板凝聚、抗过敏等治疗后皮疹消退，体温平，双踝水肿明显减轻，骨穿及活检提示：骨髓增殖性病理改变。后患者开始锻炼身体，但仍有低热，2005年7月患者来我院寻求中医治疗，血小板有所下降最低至200×10^9/L，但有反复。最近3周来患者又出现高热，在当地医院给予地塞米松10 mg静滴3日，体温仍旧不退，为求进一步诊治收入我院。

既往史：既往30余年曾患肺结核，近10年反复出现荨麻疹，皮肤对物理刺激敏感，有牛皮癣病史7年。16年前行阑尾切除术。

刻下：发热，上半身多汗，胃纳一般，双下肢有散在少量皮疹，夜寐可，无咳嗽咳痰，二便尚调。

体格检查：神志清，精神萎软，全身皮肤黏膜无黄染及瘀点瘀斑，浅表淋巴结未及肿大。HR：87次/min，律齐，各瓣膜听诊区未闻及病理性杂音。脾肝肋下未触及。双下肢无水肿，有散在少量皮疹，左足踝部有肿胀。舌质淡白胖，苔黄腻，脉弦数按之有力。

西医诊断：(1) 骨髓增生异常综合征；

（2）骨髓增殖异常综合征。

中医诊断：虚劳(脾肾亏虚证)。

诊治经过：入院后给予相关检查，排除肿瘤因素、甲状腺因素、免疫功能、疟原虫、结核、伤寒、冷凝集试验病毒抗体等异常所致，辅助检查结果提示抗血清结核杆菌抗体阳性，PPD(1∶10 000)阳性，9月2日EB病毒定量双标记：135COPY，红细胞沉降率16 mm/h，余无异常。骨穿及活检：支持原诊断。本院及外院多次腹部CT示腹腔腹主动脉旁有多个肿大淋巴结。血象三系下降，现又好转，治疗上给予抗细菌及真菌治疗后体温无明显下降，给予激素抑制免疫退热，患者体温平。

【病例分析】

患者主要矛盾是反复高热伴间歇1年余，每次发作1个月左右，有时自行消退，时伴寒战，发热时间以早晚为主，血小板进行性下降，白细胞曾减低，分类中未见原幼细胞，BM、活检病源学检查，抗酸杆菌阳性，EBV阳性，感染问题结核杆菌及EBV可能存在。发热特点呈变异性，与原发病有关。血液疾病、免疫反应，真正原因不明，非单一原发病：外院多次诊为“骨髓增生异常综合征/骨髓增殖异常综合征”，血小板由高到低，白细胞下降，骨穿提示病态造血及巨核细胞增生，活检提示血细胞增殖，但不能明确如真性红细胞增多症、骨髓纤维化等。根据骨髓增生异常综合征仍处于RA阶段，无明显转化，仅有增殖表现，患者血象有变化。治疗上激素较敏感，抗炎效好，发热、皮疹提示变态反应存在，但过敏源不能明确。

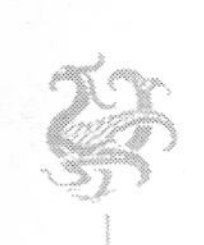

患者反复长期发热，病程较长，非单纯外感发热，有潜在性邪热内伏，热积于里，伏热导致反复发热。外邪侵袭，诱发致热。病机方面木火偏旺，非脾胃、肺中伏热，属肾中少阴伏热，导致肝肾失调，上盛下虚，半身以上多汗；夜半发热，提示阴精不足；舌质由红到淡白胖，说明由阴虚内热转化为脾肾气虚；舌苔黄腻提示湿热内伏，正虚邪实，伤及正气及精血；病位属于肝肾，脉弦数按之有力，为实脉，说明虚实夹杂。治疗当除热清里，清肝泄火，补益肝肾，调理气血，补气兼以补阴，清热兼顾化湿。

证属：肾阴不足，湿热内伏。

治则：清泄里热，清肝化湿，补益阴精。

方药：青蒿鳖甲汤、封髓丹合黄芪六味地黄丸加减。

黄芪 24 g	太子参 20 g	党参 15 g	白术 12 g
青蒿 10 g	炒黄柏 12 g	茯苓 12 g	生地 15 g
熟地 15 g	当归 10 g	山茱萸 12 g	柴胡 10 g
白芍 12 g	蒲公英 30 g	甘草 5 g	炙甘草 5 g
炒黄芩 15 g	制半夏 15 g	炒丹皮 12 g	鳖甲 18 g
蛇舌草 30 g			

煎服法：加水 400 ml 煎煮至 200 ml，分次温服，每日 2 次。

【按】

方义分析：青蒿鳖甲汤，治疗温病后期，阴虚邪伏，治疗以养阴透热为主。鳖甲咸寒，直入阴分，滋阴退热；青蒿苦辛而寒，其气芳香，清热透络，引邪外出。两药相配，滋阴清热，内清外透，消阴分伏热。生地甘寒，滋阴凉血，助鳖甲以养阴退虚热;丹皮辛苦性凉,泄血中伏火;合用黄柏取封髓丹之意,清少阴伏火;再用太子参、黄芪益气扶正;六味地黄丸滋肾养阴,合当归养血活血;合用小柴胡汤和解少阳,利湿解热;蒲公英、蛇舌草清热利湿,抑制免疫。诸药合用,共奏养阴透热,益气养血,利湿解毒之功。

【经典发微】

《诸病源候论·虚劳热候》:"虚劳而热者,是阴气不足,阳气有余,故内外生于热,非邪气从外来乘也。"本病发热为少阴伏热。治疗正如《景岳全书·火证》所说:"实火宜泻,虚火宜补,固其法也。然虚中有实者,治宜以补为主,而不得不兼乎清……若实中有虚者,治宜以清为主而酌兼乎补。"采用补益兼顾清利之法治疗。

【师生讨论】

学生:骨髓增生异常综合征/骨髓增殖异常综合征中医治疗要掌握哪些原则?

教授:骨髓增生异常综合征/骨髓增殖异常综合征根据其表现低热,乏力,淋巴结肿大,肝脾肿大,中医可归属为"血瘀""积证""血实""虚劳"等范畴。既不能按恶性骨髓增殖性疾病来考虑辨证施治,又不能按贫血类疾病来辨证施治,故在辨证施治时除结合疾病属性外,还要结合疾病进展过程中临床表现随证灵活处理,正确掌握辨证与辨病的内在关系和关键环节,只有这样才能采取正确的治疗措施。综合骨髓增生异常综合征和骨髓增殖异常综合征的病机特点,本病的病机不外虚、毒、瘀,故治疗原则为补虚、解毒、祛瘀,在补虚治

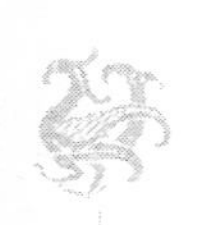

疗的基本原则下，灵活掌握祛邪治实的最佳时机，实施个体化治疗方案。

学生：骨髓增生异常综合征/骨髓增殖异常综合征常常出现急性白血病演变，临床上应如何预防？

教授：骨髓增生异常综合征/骨髓增殖异常综合征，如治疗不当或调养失责会向急性白血病转化。对于临床上病情较重，病后不及时治疗及调护者，损及五脏及精血阴阳者，易出现病情恶化，正虚不复，邪实旺盛，最后精气乃决，阴阳离绝。另外在疾病变化过程中复感外邪者会导致正气日渐虚衰，正不胜邪，脏腑出现由脾胃、脾肾亏虚，转化为肝肾亏虚，其五脏精血阴阳亏虚更甚，又有伏热、邪毒损及骨髓，出现白血病。故患病后要积极治疗，注意日常起居应规律，顾护正气，注意防寒保暖，避免公共场所暴露过久，减少邪气侵袭导致病情加重，进一步恶化。

【随访情况】

患者复查抗结核杆菌抗体(+)，结核不能排除，后转入专科医院诊治。

（胡明辉整理）

案三

【病例概要】

王某，男，75 岁。入院时间：2009 年 10 月 5 日，查房时间：2009 年 10 月 15 日。

主诉：反复乏力 1 年，咳嗽咳痰 10 日。

现病史：患者于 2008 年 10 月无明显诱因下出现乏力、

胸闷,伴气急,至地段医院查:血常规示三系减低(具体不详),后至外院就诊,行骨穿涂片示:三系病态造血,原始细胞 6%,成熟单核细胞 17.6%。染色体示核型(ISCN):47,*XY*,+1,*der*(1;7)(*q*10;*p*10),+8,*del*(20)(*q*11,2*q*12)[20],明确诊断为"骨髓增生异常综合征-RAEB Ⅰ",予以 VP-16 50 mg d1~d3,Ara-c 40 mg d1~d3,Mito 4 mg d1~d3,G-CSF 直到血象恢复,后出现骨髓抑制及感染,经抗感染等治疗后出院。上述乏力、胸闷等症状改善不明显,间断输血及输血小板治疗。至 2009 年 6 月患者行 MAE 等方案化疗共 6 次,2009 年 6 月 20 日骨穿示:原始+早幼粒+幼单为19.2%。考虑化疗效果不理想,未再行进一步化疗治疗。8 月至我院行中西医结合治疗,病情稳定,间断输血纠正贫血。10 日前患者自觉乏力加重,头晕,气急,活动后加重,咳嗽咳痰,痰色黄质黏,可咳出,2009 年 9 月 26 日查血常规示:白细胞 3.6×10^9/L,血红蛋白 51 g/L,血小板 69×10^9/L。胸片示:两肺纹理略增多,右第三前肋投影处可疑小结节。为求进一步诊治,经门诊收入我院。

既往史:否认高血压、糖尿病等其他内科疾病史。

刻下:头晕乏力,气急,活动后加重,咳嗽咳痰,痰色黄质黏,可咳出,纳可,大便成形,日行 1 次,小便调,夜寐安。

体格检查:重度贫血貌。全身皮肤黏膜未见瘀点瘀斑,表浅淋巴结未及肿大。两肺呼吸音粗,未闻及明显干湿啰音。HR:80 次/min,律齐,心音正常,各瓣膜听诊区未及病理性杂音。腹软,无压痛、反跳痛及肌卫。肝脾肋下未及。双下肢无浮肿。舌质胖暗淡,有瘀斑,偏干,苔黄腻,中间有裂纹,脉弦大滑数,重按中空。

西医诊断：骨髓增生异常综合征。

中医诊断：虚劳(脾肾亏虚，邪毒内蕴证)。

诊治经过：入院后完善相关检查，10 月 10 日胸部 CT 平扫：两下肺小片炎症，右下肺一结节影，根据其症状、体征，积极抗感染治疗及输血纠正贫血等对症支持治疗 10 余日，感染有所控制，但贫血症状无明显改善。

【病例分析】

患者外周血象示三系减少，骨髓象示三系病态造血，原始细胞 6%，染色体核型异常。根据血象、骨髓象及染色体检查，按 WHO 分型，西医学诊断为“骨髓增生异常综合征-RAEBⅠ”。根据 IPSS 国际预后分组属于高危型。诊断明确，并补充诊断支气管肺炎。

西医诊治目前患者支气管肺炎，多次查病原菌未找到，可以考虑抗菌药物联合使用，控制感染，兼顾关注原发疾病。目前诊断高危骨髓增生异常综合征，结合其高龄、感染、化疗无条件，故支持治疗很关键，如输血、静注人免疫球蛋白等，中西医结合优势体现在中医中药要积极发挥抗感染和治疗原发病的作用。

患者年龄较大，长期贫血，全血细胞少，以贫血为突出表现，属于中医学“虚劳，血虚证”，结合西医学，归属于“髓毒劳”；但疾病本身可进展，骨髓病态造血合并原始细胞增多，易继发感染，致反复呼吸道感染，咳黄脓痰。病之初期虚证为主，正虚反复感邪，表现为反复咳嗽咳痰；久病虚衰，伏邪损伤正气，表现为顽固性贫血，全血细胞减少。虚劳伏热，邪毒内蕴，正气虚而不复，伏邪入里化热。辨证要掌握邪正两方面,分清阴阳、虚实、表里、寒热。本病有外邪侵袭,初起表现为表热证,病程日久,邪毒内燔入里,邪毒侵及脾脏,损伤脾气和阴精,表里兼病,偏重于热证,正虚邪侵,日久损伤脾肾,表现为里虚证。正虚痰湿之体易影响脾之运化生化功能,该患者体形虽不胖,但症状上多痰,表现为舌胖,苔腻。且老年人肾气亏虚,故见舌质胖,舌苔偏干有裂纹;浮取脉弦滑数,沉取脉象中空,脉象上表现为精气亏虚;老年人脉络空虚,不能运行血液,血液停滞,舌质淡暗有瘀斑,故出表现为脾肾亏虚之外,还有内邪瘀伏。有些患者还可表现为肝脾肿大。

总之,本患者表现有痰湿瘀血,久病痰瘀化热,热之极表现为火盛之象,内伤精血表现为贫血之象。虚实相兼,伏热损伤阴精,表现全血细胞减少,贫血加重。从西医学辨病,本病为"骨髓增生异常综合征-RAEBⅠ",骨髓细胞呈异质性克隆性增生,骨髓中有虚实两面:原始细胞高,过度增生,分化差,有受阻情况,可产生瘀热炽盛,原始细胞逐步增多,骨髓可增生减低,表现为无效造血,与免疫异常有关。

证属: 正虚邪侵,损伤脾肾,痰湿血瘀。

治则: 扶助正气,益肾健脾,调整阴阳,化痰解瘀,清热解毒,顾及脏气。

方药: 左归丸、二陈汤、逐瘀汤、三才封髓丹合四逆散加减。

生地 15 g	山茱萸 12 g	茯苓 15 g	菟丝子 15 g
巴戟肉 15 g	黄芪 15 g	太子参 15 g	炒黄柏 10 g
炒知母 10 g	天冬 15 g	枸杞子 12 g	当归 15 g
北沙参 15 g	柴胡 5 g	白芍 15 g	炒枳壳 5 g

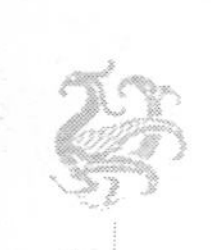

川牛膝 15 g　桔梗 5 g　炒川军 3 g　炒赤芍 15 g
胆南星 10 g　制半夏 10 g　陈皮 10 g　炒黄芩 10 g
半枝莲 30 g　蛇舌草 30 g　蒲公英 30 g　炙甘草 5 g

煎服法：加水 400 ml 煎煮至 200 ml，分次温服，每日 2 次。

【按】

方义分析：多种治疗方法配合。补肾填精第一位，治肾为本，可选左归丸；有补肾填精，调整阴阳之功，补肾阴，清相火，补益肺脾。治疗痰湿方面考虑二陈汤；化瘀可用逐瘀汤类；清热解毒，既要清上焦之肺热，又要考虑下焦有伏热；治中焦顾及化痰利湿。用左归丸补益肾精，促进生血，太子参、天冬、熟地、甘草、黄柏之三才封髓丹清少阴相火，降心火，益肾水，补脾土，补上、中、下三焦，合柴胡、芍药、枳壳之四逆散，升降合用，有助生血，半夏、陈皮、胆南星化痰燥湿，黄芩、蛇舌草、半枝莲利湿解毒。

总之，骨髓增生异常综合征之初，如 RA、RAS，表现为过度凋亡，与肾虚有关；进入高危期，凋亡受阻，原始细胞分化障碍，早期表现为正气受损，阴阳俱虚；邪热内伏，耗气伤津，阳气偏亢，转为气阴两虚，肾阴亏虚为主，无明显阳虚表现。本病如继续发展则病情凶险，预后不良。

【经典发微】

《素问·调经论》已有"血气不和，百病乃变化而生"的记载，《景岳全书·妇人规·血癥》云"瘀血留滞作癥"，"然血必由气"。因此，在治疗上注意气血之间的关系"气行则血行，故凡欲治血则或攻或补，皆当以调气为先"，该病例有可用逐瘀汤类依据。

【师生讨论】

学生：本病归于虚劳血虚证，但患者又存在痰热内蕴表现，组方用药应注意哪些？

教授：本患者以贫血为主，中医归于"虚劳，血虚证"及"髓毒劳"，但患者此次入院后除表现为血虚头晕乏力症状外，还伴有反复的咳嗽咳痰，结合其舌质淡暗胖，有瘀斑，偏干，苔黄腻，中间有裂纹，脉象弦大滑数，重按中空，辨证其为肾精亏虚，痰湿瘀热互结，虚实夹杂，故在遣方用药上应该注意补益肾精，但当清补之品为主，故虽取左归丸之意，但改熟地为生地，以防滋腻，对痰湿不利；同时因痰湿瘀热病理产物，阻碍气机，无以化生精血，故必辅以化瘀清热化痰之品，使邪有出路，瘀血祛则新血生。另外蛇舌草及半枝莲这两味药中医认为可清热利湿解毒，西医药理研究二药合用有加强抗肿瘤，提高免疫力的作用，对于患者高危骨髓增生异常综合征病情较为适用，但当注意苦寒伤及中州之弊，如有腹胀、大便溏薄等症，则减量或加用健脾护胃之品。

学生：请教授谈谈蒲公英在血液病中的应用。

教授：蒲公英味苦、甘、寒，入肝、胃二经，为解热凉血之要药，在恶性血液病中应用非常广泛，擅长清热泻火，大剂量用药也不伤脾胃。蒲公英清三焦之热，散瘀清热，配大青叶，能清热解毒，凉血散瘀热。蒲公英配草河车，入肝经，清热泻火，草河车清肝火，去邪热，而不伤脾胃。这在临证中常可见到。对于再生障碍性贫血有内伏邪热者，蒲公英也应用

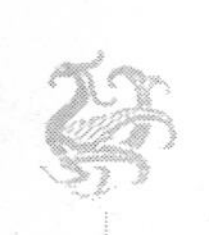

广泛。

【随访情况】

经过服用中药及西医抗感染治疗，患者咳嗽咳痰消失，仍有头晕乏力，胃纳一般，夜寐较差，大便稍干，舌质淡暗胖，有瘀斑，偏干，苔白，中间有裂纹，脉沉细。10 月 21 日复查胸部 CT 提示两肺纹理增多，右下肺小结节影及小片模糊影，对照老片，均考虑陈旧病灶。患者坚持中药治疗，病情稳定，未转化为白血病。至 2010 年 6 月因重症肺部感染，呼吸衰竭死亡。

（胡明辉整理）

案四

【病例概要】

周某，女，58 岁。入院时间：2005 年 2 月 15 日，查房时间：2005 年 2 月 25 日。

主诉：头晕乏力 15 年余，加重伴发热 1 日。

现病史：患者于 1989 年起，自觉头晕乏力，查血常规外周血三系减少，当时白细胞 2.0×10^9/L 左右，血红蛋白 50 g/L，血小板计数不详，外院诊为“溶血性贫血”，予泼尼松治疗，剂量不详。病情时轻时重，血红蛋白最低时 35 g/L，对症予三次洗涤红细胞输注。患者 1995 年前后发现患有系统性红斑狼疮，一直服用泼尼松 10 mg/日。其间配合口服中药，间断输血，未曾住院系统治疗，血常规波动在白细胞 1.8×10^9/L 左右，血红蛋白 40 ～50 g/L。2004 年 1 月 5 日查总胆红素 36.9 μmol/L，结合胆红素 15.4 μmol/L，空腹血糖升高。2004 年 9 月，因头晕乏力加重曾以“溶血性贫血，系统性红斑狼疮”在我院住院治疗，好转出院。近来自觉头晕乏力加重，今日由门诊收入院。

既往史： 既往青霉素过敏史，否认内科其他系统疾病。

刻下： 头晕、乏力，活动后明显，面色苍白，口干，纳呆，眠差，发热头痛，心悸乏力，潮热盗汗。

体格检查： 重度贫血貌，浅表淋巴结未及肿大，扁桃体无肿大，咽部黏膜充血，颈静脉无明显充盈。胸廓双侧对称，胸骨无压痛，呼吸运动双侧对称，肺部叩诊呈清音，肺部呼吸音略粗，左肺底可闻及湿啰音。HR：110 次/min，律齐。腹平软，无压痛及反跳痛，肝肋下未及，Murphy's 征(－)，脾肋下四指，肝、脾区无叩击痛，双肾区无叩击痛。双下肢浮肿明显。舌干偏红，脉虚细数。

西医诊断： 免疫相关性血细胞减少。

中医诊断： 虚劳(脾虚湿蕴证)。

诊治经过： 入院后予甲泼尼龙 80 mg 静脉滴注抑制免疫，控制溶血及系统性红斑狼疮；十一酸睾酮刺激骨髓造血；长效胰岛素及格列吡嗪控释片、阿卡波糖、二甲双胍等控制血糖；头孢呋辛、去甲万古霉素、头孢哌酮钠-舒巴坦钠、左氧氟沙星、氟康唑等控制感染；呋塞米片、螺内酯利尿消肿，减轻心脏负荷，并予输注洗涤红细胞纠正贫血。

【病例分析】

明确诊断免疫相关性血细胞减少、系统性红斑狼疮、肺部感染、2 型糖尿病。

泼尼松片治疗部分有效。近日患者出现左心衰竭，原因

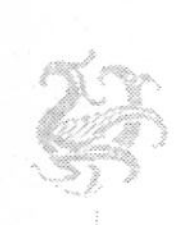

考虑基础疾病：溶血性贫血，系统性红斑狼疮；肺部感染；糖尿病，血糖控制不佳，还有可能与情志诱发有关，尤其是系统性红斑狼疮活动，导致贫血加重。提示治疗以输血支持，必须输注三次洗涤红细胞悬液；加强控制肺部感染；激素抑制免疫，如甲泼尼龙效差，可换用地塞米松，或加用免疫抑制剂硫唑嘌呤(每次 50 mg，每日 2 次)口服，必要时可予环孢素，从而减少激素用量，但副作用可能会抑制血象，环磷酰胺(每次50 mg，每日 2 次)口服、甲氨蝶呤(每次 50 mg，每日 2 次)口服，对系统性红斑狼疮的治疗结果有效，故必须两者联合应用才能控制系统性红斑狼疮，从而防止血象过低。

本病例中医辨证为“血痹劳损”，素体禀赋不强，由于情志失调、劳累过度，日久涉及五脏亏损，心肺气虚，复感外邪，邪热侵袭肺气，肾精亏损，心气不足，由肾及脾，脾肾亏虚。患者本身体内有伏邪存在，易受外邪引动，故感受外邪，肝木失调，耗伤阴精，由上及下，气虚表现突出，在于心、肺、脾，则乏力气短、失眠、心悸怔忡；精亏髓枯，脾肾亏虚，则贫血、头晕、舌干偏红；阴精内耗，内有伏热，则口干、发热头痛，舌干红明显，脉虚细数，本虚标实。治疗调治脾肾，补气补血，补阴补阳，结合补阴在于补肾阴，同时补其阳，可予十全大补汤阴阳双补，或右归饮适当兼顾清化邪热，选三才封髓丹，酌情祛其湿毒以辅助扶正。

证属：脾肾亏虚，精亏髓枯。

治则：调治脾肾，气血双补，清化邪热。

方药：十全大补汤合三才封髓丹加减。

黄芪 30 g　　党参 15 g　　炒白术 10 g　　生晒参[另] 10 g
附子 5 g　　肉桂[后] 3 g　　生地 15 g　　熟地 15 g

山茱萸 10 g	当归 10 g	天冬 15 g	北沙参 15 g
炒黄芩 15 g	蒲公英 30 g	葎草 30 g	茯苓 15 g
陈皮 10 g	茵陈蒿 10 g	炒黄柏 10 g	砂仁后 3 g
生甘草 3 g	炙甘草 3 g	白芍 15 g	

煎服法：加水 400 ml 煎煮至 200 ml，分次温服，每日 2 次。

【按】

方义分析：本病病程长，以本虚为主，若运用大补元煎、八珍汤均较缓和，方选十全大补汤大补气血，该方由四君子汤、四物汤、保元汤组成，温补气血，方中用生晒参补气生血，地黄、天冬、砂仁、黄柏之三才封髓丹补脾益气，滋阴补肺水，降心火，清伏热，益肾水，加山茱萸补肾阴，北沙参养阴生津，酌加蒲公英、葎草、茵陈蒿利湿解毒，陈皮、甘草理气和中。

【经典发微】

《金匮要略·血痹虚劳病脉证并治》曰"虚劳里急，诸不足"，"男子脉虚沉弦，无寒热，短气里急，小便不利，面色白，时目瞑，兼衄，少腹满，此为劳使之然"。治疗上选取用小建中汤、黄芪建中汤甘温补中，用八味肾气丸温补肾气。《金匮要略·血痹虚劳病脉证并治》篇根据《内经》关于脉痹的论述，认为血痹形成的病因，"夫尊荣人，骨弱，肌肤盛，重因疲劳汗出，卧不时动摇，加被微风，遂得之"。"脉自微涩"知其邪凝于血，治疗上不独治血分，而且采用"针引阳气"，气行则血行。

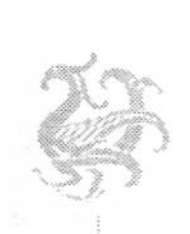

【师生讨论】

学生：本患者确诊系统性红斑狼疮，合并自身免疫性溶血性贫血，中医对此病有何认识？

教授：系统性红斑狼疮继发溶血性贫血临床较为多见，中医认为主要病机为脾肾亏虚，精血不足，肝木失调；湿热郁于中焦，熏蒸肝胆，瘀血阻络甚或积聚胁下。虚劳血虚、湿热、瘀血等虚实夹杂，寒热错综，贯穿整个病程。辨证当抓住湿热、瘀血及脾肾肝胆之虚实变化。湿热熏蒸常为发病之初表现，病久反复，耗伤气血，故日久见头晕乏力等气血亏虚之象。本患者病程较长，病情反复多次，加之激素应用日久耗气伤阴，患者出现头晕、乏力，活动后明显，面色苍白，口干，舌干偏红，脉虚细数，均为气血阴阳不足之表现，故以十全大补合右归饮补益为主，考虑到伏邪及新感加用炒黄芩、蒲公英、葎草、茵陈蒿、炒黄柏解毒清利湿热以辅助扶正。

学生：请问教授，中医治疗自身免疫溶血性贫血临证诊疗特点是什么？

教授：自身免疫溶血性贫血以身黄、目黄为主，属中医学中“黄疸”范畴；后期以头晕乏力、面色皮肤苍白等气血亏虚症状为主，属“虚劳”范畴；本病以虚为本，气血双亏，甚则脾肾俱虚。脏腑辨证与肾、脾二脏关系最为密切，而以肾为本。病邪为湿热或为寒湿；久病入络致气滞血瘀，晚期常有积块形成。故早期治疗应清利湿热或温化寒湿与补虚相结合，后期有积块形成时，加用活血化瘀及软坚药物。

（胡明辉整理）

案五

【病例概要】

戴某,女,69 岁。入院时间:2007 年 10 月 20 日,查房时间:2007 年 11 月 2 日。

主诉: 皮肤反复瘀斑 15 个月余,加重伴乏力 3 个月。

现病史: 患者 2006 年 7 月起病,右下肢瘀斑,血常规示血小板 $18\times10^9/L$,血红蛋白及红细胞正常。骨穿:巨系增生呈成熟延迟。诊断为"特发性血小板减少性紫癜",给予糖皮质激素及硫唑嘌呤治疗,但血小板上升不明显。2006 年 10 月因发热,膝关节疼痛,咳嗽,头晕乏力,查血常规血红蛋白下降低至 64 g/L,Coomb's 试验(+),考虑合并溶血性贫血,诊为"埃文氏综合征",加量激素至 30 mg/日及足量抗生素治疗,血红蛋白升至正常,血小板$(40\sim50)\times10^9/L$。后门诊随访血小板稳定,激素逐渐减量至停用。2007 年 7 月无明显诱因血小板进行性下降,降至 $10\times10^9/L$ 以下,复查骨穿:有核细胞增生极度活跃,粒系增生明显活跃,原始细胞占 5%,红、巨二系增生减低,粒、红二系均见病态造血。诊断为"骨髓增生异常综合征-RCMD",予维 A 酸(因白细胞进行性增高至 $30\times10^9/L$,治疗 10 日后予终止)、十一酸睾酮及输单采血小板、静注人免疫球蛋白等治疗。出血症状改善,但血小板无明显上升。2007 年 10 月 27 日血常规:白细胞 $40.2\times10^9/L$,血红蛋白 74 g/L,血小板 $6\times10^9/L$,巨幼红细胞 2%,晚幼红细胞 2%。为求中西医综合诊治,收入病房。

既往史: 既往高血压病史多年,服用美托洛尔等,血压维持正常。服用激素后血糖升高,服用格列吡嗪控释片控制血糖;目前未服药,饮食控制,血糖控制尚可。既往有肢体不

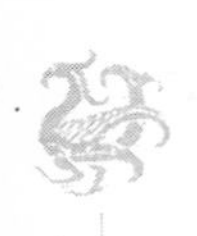

自主抖动多年，考虑原有小脑病变、特发性震颤引起，给予阿罗洛尔治疗后无改善，后因服用激素，症状加重，予氯硝西泮口服后好转。

刻下： 乏力、心悸，皮肤散在瘀斑瘀点，头晕且胀，低热，无恶寒，咳嗽少痰，无腹痛腹泻、无黑便，纳眠可，二便调。

体格检查： 神清，贫血貌，HR：80 次/min，两肺呼吸音粗，右下肺散在湿啰音。肝脾不大。下肢无肿，皮肤见散在瘀斑瘀点。舌紫暗红，脉弦滑数。

西医诊断： (1) 骨髓增生异常综合征-RCMD；
(2) 肺部感染；
(3) 腹腔感染；
(4) 高血压病(极高危)。

中医诊断： 虚劳(脾肾亏虚证)。

诊治经过： 反复低热，最高体温 38.4℃，咳嗽痰少，腹痛，痰培养有白念珠菌(＋)2 次、热带念珠菌(＋)1 次、模仿葡萄球菌(＋)2 次，血培养阴性。先后予头孢呋辛、左氧氟沙星、头孢吡肟、甲硝唑、万古霉素、亚胺培南西司他丁钠、克林霉素、氟康唑等抗胆道、肺部感染，经治疗后改善。白细胞升高明显，给予亚砷酸诱导分化治疗，因呕吐、浮肿、肝损等反应明显，治疗 6 日后终止；给予十一酸睾酮、骨化三醇胶丸、EPO 促进造血，卡巴克络水杨酸钠、酚磺乙胺、甲泼尼龙防治出血，以及解痉平喘、化痰止咳、利尿消肿、保肝降酶等支持、对症处理。

【病例分析】

补充询问患者有无理化毒物的接触史、有无解热镇痛药物史,有无关节疼痛、皮疹、黄疸病史,有无血小板抗体及染色体相关检查,并行全身检查,建议查结缔组织病相关检查。

患者病情表现复杂,患者1年前血常规主要表现为血小板减少,曾行BM示特发性血小板减少性紫癜,反复皮肤瘀斑瘀点,激素治疗曾一度上升。以后血小板反复进行性下降,最低$10\times10^{9}/L$以下,同时出现贫血,曾查Coomb's试验(+),血小板相关抗体增高,开始表现疾病与免疫异常相关。后白细胞进行性上升,贫血加重,外周见幼红细胞,骨髓三系病态造血,尤其粒、红二系明显,巨核系增生减低,诊断为"骨髓增生异常综合征-RCMD";考虑一开始时就不是特发性血小板减少性紫癜。一般而言,年龄大者特发性血小板减少性紫癜不是最严格的诊断,可能本身有潜在的血液科疾病,当时激素治疗有效,可能有免疫参与,激素不是特异性治疗。外院曾作染色体分析:有三倍体、四倍体等明显异常。单核比例增高,外周血单核细胞绝对值大于$1\times10^{9}/L$,见幼红细胞,当与骨髓增殖异常综合征相鉴别。目前诊断上考虑骨髓增生异常综合征-RCMD,但根据其发展,有可能向白血病转化。西医治疗用沙利度胺配合环孢素,从小剂量开始,对骨髓增生异常综合征抑制血管增生,改善红系造血有效。环孢素不良反应可能有消化道表现、肝脏损伤、浮肿等反应,宜从小剂量开始(每次100 mg,每日1次);另外沙利度胺可能有神经系统症状,用药过程中应密切观察。砷剂暂时不用,我科自制剂定清片可代替;根据白细胞、血小板情况,亦从小剂量开始(每次2～10片,每日3次),另外加强支持,抗感染、输血、止血、保肝等。

患者目前主要矛盾为白细胞进行性增高,口腔血疱、下

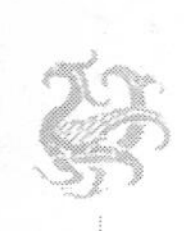

肢瘀斑、紫癜，呈淡紫色、紫红色；手抖、盗汗、自汗、便溏。舌紫暗红，脉弦滑数。中医诊断属于“虚劳”。瘀斑呈紫红色，舌紫暗红，脉弦滑数，考虑血热肝旺；白细胞增高，粒系病态造血，进行性变化，为热毒内伏的客观检查补充。邪气内盛，风阳上亢，耗伤真阴，肾阴亏损，不能伏肝木，木火偏旺，一则乘犯脾土，不能化生精血，气血虚，脾气虚，见乏力，大便溏薄；二则反克肾水，导致肾阴亏虚，阴虚火旺，迫血妄行而见紫斑、瘀斑；三则虚风内动，故见手抖；目前不宜升阳益气，易助火，滋养清解。

证属： 血热肝旺，肾阴亏损。

治则： 泻肝木、清虚火，凉血止血，滋补肾阴。

方药： 三甲复脉汤合犀角地黄汤加减。

生地 15 g	龟板 9 g	鳖甲 9 g	知母 10 g
炒黄柏 10 g	墨旱莲 30 g	女贞子 15 g	薜荔果 15 g
茜草 15 g	炒丹皮 15 g	北沙参 15 g	炒黄芩 10 g
白芍 15 g	炒赤芍 10 g	羊乳根 30 g	羊蹄根 15 g
青黛包 18 g	龙齿先 30 g	姜竹茹 6 g	炒枳壳 5 g
陈皮 5 g	蛇舌草 30 g	半枝莲 30 g	黄芪 15 g
水牛角先 30 g	六曲 12 g	景天三七 15 g	

煎服法： 加水 400 ml 煎煮至 200 ml，分次温服，每日 2 次。

经过中西医综合治疗及调整药物（十一酸睾酮每次 40 mg，每日 2 次，环孢素每次 100 mg，每日 2 次，沙利度胺 100 mg/日），患者白细胞稳步下降，输血间隔延长，血小板稳定在 10×10^9/L 左右。

2007 年 12 月 31 日再次入院，查房时间：2008 年 1 月

11日。

入院2日前因口腔血疱，胃脘不适伴恶心，全身有不自主震颤，双手明显，查血常规：白细胞 12.3×10^9/L，血红蛋白 67 g/L，血小板 6×10^9/L。

刻下：乏力，纳差，口腔可见血疱，咳嗽；无明显咳痰，胃脘不适伴恶心，头晕、耳鸣，盗汗，无泛酸、呕吐，无腹痛腹泻、无黑便，小便调，大便日2行。全身有不自主震颤，双手明显。

体格检查：神清，精神差，贫血貌。口唇苍白，牙龈无出血，口腔可见血疱2处，皮肤散在紫红色瘀斑瘀点。两肺呼吸音粗，可闻及湿啰音。HR：82次/min，律齐，肝脾不大。双下肢无肿。舌淡暗，苔薄黄，脉弦数。

西医诊断：骨髓增生异常综合征。

中医诊断：虚劳。

诊治经过：入院后完善相关检查；环孢素抑制免疫，十一酸睾酮(每次40 mg，每日2次)刺激骨髓造血。曲安西龙(每次8 mg，每日1次)抑制免疫减少血小板破坏，防止出血，止血合剂止血，宁血络片宁络止血。骨化三醇胶丸诱导分化，促进钙离子吸收。沙利度胺100 mg/日抑制肿瘤血管新生；定清片(每次4粒，每日3次)清热解毒，抑制白细胞。

黄振翘教授听取病史汇报后，仔细检查患者，做如下分析。热毒之邪衰减，气阴暗耗，正气未复。阴虚不能荣养筋脉，故见震颤；虚火伤络，血溢脉外故见出血；中焦运化失司，见纳差、恶心；津不上乘，清窍失养，故见头晕、耳鸣。

方药：犀角地黄汤、三甲复脉汤合二至丸加减。

水牛角^先 30 g　白芍15 g　丹皮炭10 g　炒黄芩15 g

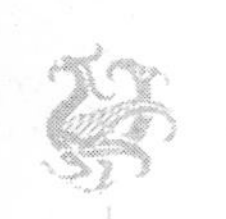

蛇舌草 30 g	赤芍炭 10 g	龟板 18 g	炙甘草 5 g
炒枳壳 5 g	北沙参 15 g	生地 20 g	蒲公英 30 g
凤尾草 15 g	石膏先 9 g	茜草炭 15 g	竹茹 5 g

【按】

方义分析：治疗上继续以犀角地黄汤滋阴清热，凉血止血，加龟板、北沙参滋阴柔筋；丹皮、赤芍、茜草均炒炭，取其"去性存用"，即可防过于苦寒伤胃，亦可防过寒血滞，不利于止血。本病发病与毒邪密切相关，故方中加入清热解毒之蛇舌草、凤尾草及蒲公英。三甲复脉汤出自《温病条辨》，用于治疗"热深厥甚，脉细数，心中憺憺大动，甚至心中痛者"，其中三甲并用，龟板、鳖甲咸寒滋阴潜阳，合用二至丸滋阴养肝，再加犀角地黄汤凉血止血，清肝泻火，用青黛清热解毒凉血，茜草、景天三七凉血散瘀，用羊乳根、竹茹、陈皮化痰止咳，龙齿加强熄风之力。

【经典发微】

《医门法律·虚劳论》对虚劳的临床表现做出了全面的论述，指出："虚劳之证，《金匮》叙于血痹之下，可见劳则必劳其精血也。营血伤，则内热起，五心常热。"对于引起血证的原因认为是由于热盛，《景岳全书·血证》篇谓"凡治血证，须知其要，而血动之由，惟火惟气耳"，"动者多由于火，火盛则迫血妄行"。《丹溪手镜·发斑》云："发斑，热炽也。"

【师生讨论】

学生：为何方中要加入解毒之品，请教授详细谈谈。

教授：本病的治疗要注意辨证与辨病相结合。从辨病的角度讲，毒邪贯穿于疾病的整个病程。如初期多因感受风热、风寒之邪，或感药毒、漆毒等，邪毒侵袭骨髓，髓不化血发为本病。中期，外邪不去，或入里留恋，伏邪化热；后期，久虚成瘀而成瘀毒。故治疗上根据患病新久缓急，初期及中期常加入蒲公英、连翘、蛇舌草、凤尾草；而中后期常除前述之品外，可酌加半枝莲、羊蹄根、蛇莓等化瘀清热之品。凤尾草，味苦，性凉，归肝、心、大肠，有清热利湿，凉血解毒功效，常用于白血病血小板减少引起出血、发热等。

学生：本病正虚与邪毒，如何辨证施治？

教授：从临床表现上看，本病初期多表现为发热、咳嗽、乏力，出血较急，邪实为主，正气尚足；中期因邪毒留恋，正气受戕，正气渐亏，表现为乏力、头晕、高热不退、出血反复等症，属正虚邪恋；后期多表现为出血不止、极度乏力，甚至大汗淋漓、厥逆等亡阳、亡阴之证，表现为阴阳气血俱亏。辨证施治，初期须祛邪为主，扶正为辅；中期，培本与祛邪并重；后期，当大力固扶正气，少佐以祛邪，留得一分正气，便存得一分性命。

（李艳整理）

案六

【病例概要】

许某，男，49 岁。入院时间：2009 年 4 月 27 日，查房时间：2009 年 5 月 7 日。

主诉：反复乏力头晕 1 年余，加重 1 周。

现病史：患者 2007 年底查血常规发现贫血（具体数值

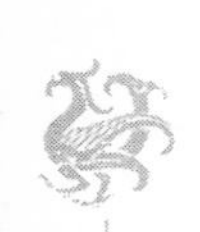

不详),无明显不适,未予特别重视。2008年5月初无明显原因出现头晕乏力、胸闷心慌,无头痛,无明显出血情况,至医院查血常规示:白细胞 $1.5\times10^9/L$,血红蛋白 45 g/L,血小板 $75\times10^9/L$,中性粒细胞 14%,淋巴细胞 52.4%,网织红细胞 0.8%,风湿系列抗体均阴性,乳酸脱氢酶正常,红细胞沉降率 50 mm/h。骨髓细胞学检查示:骨髓有核细胞增生明显活跃,粒、红、巨核系均可见病态造血,原始细胞占6.4%,早幼粒细胞占 9.6%,中性粒、晚幼粒细胞比例明显增高占 57.6%,淋巴细胞占 6.4%。铁染色:外铁(++),内铁 49%(部分荷铁过多),提示骨髓增生异常综合征-RAEB骨髓象,诊断为"骨髓增生异常综合征-RAEBⅠ"。予沙利度胺、骨化三醇胶丸、维A酸等诱导分化,抗肿瘤、间断输血支持等治疗;血象一度平稳。2008年10月9日复查骨穿:骨髓有核细胞增生极度活跃,粒系增生极度活跃,红、巨二系增生减低,原始细胞 8.5%,中幼粒细胞 36%,晚幼粒细胞 25%。2009年1月起因反复发热,监测血象提示白细胞进行性上升,血红蛋白、血小板进行性下降,输血次数较前频繁。2009年3月30日我院行骨穿,骨髓细胞学检查示:骨髓有核细胞增生减低,粒系增生明显活跃,红、巨二系增生减少。粒系中原始细胞 11.5%,余无特殊改变。考虑原发病进展为"骨髓增生异常综合征-RAEBⅡ"。因其反复发热感染及出血,故始终未行化疗,此次发病1周来,患者乏力加重,痔疮出血量大,遂入院。

既往史:既往有糖尿病病史2年。

刻下:头晕乏力,时有心悸,活动后明显,咽痒,无明显咳嗽咳痰,低热,痔疮出血,胃纳一般,小便调。

体格检查：神清，重度贫血貌。两肺呼吸音粗，可及湿啰音。皮肤广泛瘀斑瘀点，肝脾肋下未及。双下肢浮肿(一)。舌淡暗胖、苔薄黄腻，脉细数无力。

西医诊断：(1) 骨髓增生异常综合征- RAEBⅡ；
(2) 2 型糖尿病；
(3) 混合痔；
(4) 上呼吸道感染。

中医诊断：虚劳(脾肾阴虚，邪毒内蕴证)。

诊治经过：入院后咳嗽咳痰明显，伴发热，体温 38～39℃，两肺听诊可及湿啰音，胸部影像学提示两肺感染，监测血象，提示白细胞进行性增加，外周血分类提示原始细胞 15%～19%，考虑原发病进展，建议其行骨穿治疗，患者拒绝，考虑其出血及感染明显，暂未行化疗。完善相关检查，予酚磺乙胺、氨甲环酸等止血合剂止血；骨化三醇胶丸诱导分化，曲安西龙抑制免疫；阿卡波糖、诺和灵 30R 控制血糖；复方苦参抗肿瘤、止血，乌苯美司抗肿瘤、调节免疫，其入院后结合其症状、体征及相关病原学检查，先后予左氧氟沙星联合头孢他啶、头孢吡肟、头孢美唑钠、依替米星、亚胺培南西司他丁钠、万古霉素广谱抗感染，予氟康唑抗真菌治疗；感染效果控制欠佳，结合其原发病基础、多种抗生素使用感染控制不佳，考虑侵袭性真菌不能除外，建议患者行 G 试验、GM 试验等检查进一步明确，且将重要性告知，患者表示知晓理解但暂缓该检查，另予间断输血纠正贫血及防止出血等治疗。患者监测血象白细胞 $60\times10^9/L$ 左右，血红蛋白、血小板依赖输血维持，且维持时间短。外周血分类原始细胞 10%左右。

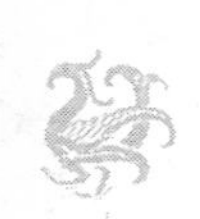

【病例分析】

补充询问患者起病有无服用药物、家居装修等接触史，是否发热及热型，初始治疗情况，并行全身查体，建议做咽拭子、痰培养、血培养等病原学检查，复查 BM 及活检，行胸部 CT。

西医药治疗：① 原发病控制可予高三尖杉酯碱每日 2 mg 化疗，可联合或单用；或用阿克拉霉素每日 5 mg；但注意联合化疗可能会加重其贫血及出血。② 抗感染：不必过分积极，应考虑发热与原发病关系。患者目前主要矛盾为发热、贫血、出血均较明显；发热病程长，虽经广谱抗生素抗感染治疗，效果不佳。

中医论治方面，骨髓增生异常综合征早期考虑正虚为主，邪热为辅，到后期向白血病转化，辨证考虑邪热伤正。辨证为本虚，精气不足，邪气内盛，表现为发热不退，髓外浸润如脾脏、淋巴结组织有白血病细胞，由本虚转化为邪盛。60%骨髓增生异常综合征转化，30%停留在骨髓增生异常综合征-RAEB，15%骨髓增生异常综合征不属于 RAEB 期。该患者虽实验室未检查到急性白血病，但其临床表现皆符合。邪毒(热毒)内侵，邪毒伤正，伏入骨髓，骨髓受损，肾精亏虚，相火旺盛，肝气失调，脏腑亏损在脾耗气，在肾伤精，邪毒盛而血瘀，脾虚生湿化痰，标实表现为痰瘀热毒，肾精亏虚，由肾及脾，脾肾两虚，致病因素为热毒、痰瘀，病位在肝、脾、肾，病机归纳为脾肾亏虚，肝木偏亢，内有痰瘀热毒，治疗以调治脾肾，疏肝理气，兼化痰瘀，顾护正气，益气养精，调治脾胃。目前患者正气尚存，治疗应侧重祛邪，兼顾扶正。

证属：脾肾亏虚，肝木偏亢，痰瘀热毒。

治则：清热解毒，调节气血，化痰解瘀。

方药：三才封髓丹合黄连解毒汤加减。

炒黄柏 20 g	砂仁[后] 6 g	炙甘草 6 g	柴胡 15 g
白芍 15 g	炒赤芍 10 g	地榆 15 g	黄连 5 g
山栀子 10 g	黄芩 30 g	半枝莲 60 g	蛇舌草 30 g
天冬 20 g	生地 20 g	党参 15 g	槐花 30 g
墨旱莲 20 g	熟女贞 30 g	蛇莓 30 g	

煎服法：加水 400 ml 煎煮至 200 ml，分次温服，每日 2 次。另予生晒参 15 g 冲服。

【按】

方义分析：方用三才封髓丹加减，兼顾上、中、下三焦，调治心肾，补益心气。其重点考虑心、肝，炒黄柏可清心火，调节脾胃，剂量适当加大，天冬、生地、人参起扶正祛邪之功；清热解毒，予苦寒之品，方用黄连解毒汤，调肝木之气，治瘀血合血府逐瘀汤。重用清热解毒药物。现脾胃功能略损，舌淡暗胖，脾气受损，阴血亏虚气郁。清肾中相火配砂仁 6 g，与炙甘草护胃，苦甘化阴，可合用桃红四物汤。还应考虑邪热内盛，迫津妄行，桃红治瘀，四逆汤调节气机。痔疮出血量大，与邪热内盛有关，可加强清热解毒，予地榆散。

【经典发微】

本患者确定中医诊断属于虚劳，确切来讲以贫血为主的，归于“虚劳，血虚证”；由于患者伴发热，故又归属为“虚劳，伏热证”。《医门法律·虚劳论》说：“血痹则新血不生，并素有之血，亦瘀积不行，血瘀则荣虚，荣虚则发热。”

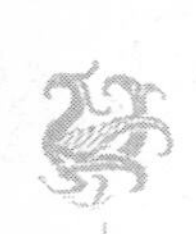

【师生讨论】

学生：该患者临床症状较多，病情复杂，请问教授中医方面如何辨证？

教授：该患者中医除考虑“虚劳”外，还存在“内伤发热”。所谓“虚损之疾寒热，因虚而感也”。患者长期服用激素，耗伤元阴，“渐而至于真水枯竭，阴火上炎，而发蒸蒸之燥热”，故而不能生精化血。精不化气，气亦虚，内生湿热，邪热内伏，感受外邪引动，触发外感症状。故本案以脾肾亏虚、精血不足、气阴耗伤为本，湿热瘀毒为标。

学生：该患者表现为重度贫血，又反复发热、咳嗽，请问教授治疗中应注意什么？

教授：患者长期贫血，长期应用糖皮质激素、抗生素等治疗，正气亏虚、气血不足，加之药毒损伤。《素问·评热病论》云：邪之所凑，其气必虚。该患者机体免疫功能低下，湿热内伏，容易感邪，尤其呼吸道感染，中医治疗宜扶正祛邪，标本兼顾，在补益气血基础上宣肺化痰，清利湿热。

【随访情况】

经过中西医治疗，发热渐退，出血倾向好转，此后患者继续存活 8 个月余（远超出外院对其生存期 3 个月的预期），2010 年 2 月于外院因重症肺部感染死亡。

（鲍计章整理）

案七

【病例概要】

徐某，男，62岁。入院时间：2005年11月16日，查房时间：2005年11月24日。

主诉：头晕乏力5个月余，右眼巩膜出血2日。

现病史：患者2005年6月初无明显诱因出现头晕乏力，面色苍白，后出现发热、齿鼻衄血，查血常规发现三系减少。骨髓涂片示：有核细胞增生明显低下，并见原始细胞7%，该细胞免疫表型CD68(+)、MPO(+)、HLA-DR(+)。骨髓活检示：巨核系增生(+++)伴骨髓纤维化。电镜检查不支持急性非淋巴细胞白血病-M7。临床诊断考虑“骨髓增生异常综合征-RAEB Ⅰ”。予维A酸、沙利度胺、阿米富丁等治疗4个月余，病情未见好转。11月14日晚患者右眼巩膜出血，伴视物模糊，我院急诊血常规示：白细胞 $3.9\times10^9/L$，血红蛋白72 g/L，血小板 $17\times10^9/L$。遂由急诊于11月16日收入血液科病房。

既往史：否认高血压、糖尿病等内科病史，否认肝炎病史，既往有结核性胸膜炎病史。

刻下：右眼巩膜出血，鼻衄，头晕乏力，腰膝酸软，纳少，夜寐差，二便调。

体格检查：神志清楚，中度贫血貌，全身皮肤黏膜无黄染及出血点，浅表淋巴结未及肿大。胸骨无压痛，两肺呼吸音清，未闻及干湿啰音。HR：94次/min，律齐。肝脾肋下未触及。下肢无浮肿。舌质淡，苔薄腻，脉细数。

辅助检查：11月16日血常规：白细胞 $3.9\times10^9/L$，血红蛋白64 g/L，血小板 $14\times10^9/L$。

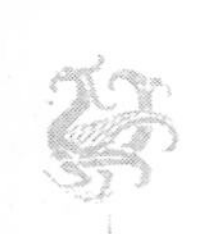

西医诊断：骨髓增生异常综合征-RAEB Ⅰ。

中医诊断：虚劳(脾肾亏虚，邪毒内蕴证)。

诊治经过：入院后予止血合剂(酚磺乙胺、卡巴克络水杨酸钠、维生素 K_1、维生素 C)止血，并予血小板悬液输注。入院后第 3 日患者出现发热，未发现明显感染病灶，抗炎治疗 6 日，效差，每日体温仍在 38.3℃以上。

【病例分析】

教授查房补充询问发病情况，四诊归纳：发病 5 个月，以头晕乏力起病，伴盗汗，病程中出血反复，以鼻腔、球结膜出血为主，反复发热，现发热 6 日，上午 8 时畏寒，继而发热，汗出热退。既往有结核性胸膜炎病史。实验室检查示：全血细胞减少。骨髓涂片示：增生低下，原始细胞 7%。临床诊断考虑"骨髓增生异常综合征-RAEBⅠ(低增生型)伴骨髓纤维化"。刻下：发热，伴畏寒，头晕乏力，腰膝酸软，鼻衄、目衄，纳少，夜寐差，二便调。面色灰滞，舌质淡略胖，苔薄腻而干，中有裂纹，脉沉细数。

本患者发热考虑内伤合并外感所致，为虚实夹杂之证。内伤从气血阴阳来辨。病程长，面色灰滞，头晕乏力，结合苔脉，考虑气阴亏虚，精血亏少。气虚在于肺、脾，阴虚在肾。脏腑病位主要责之于肺、脾、肾三脏。患者反复发热，热有起伏，此次伴畏寒，苔薄腻，提示肝胆湿热，感受外邪，邪伏少阳及厥阴风木。患者反复出血，且为上行出血，表明存在血分证候，系风木动血，热在血气，暗耗阴精。综合上述辨证结果，考虑内伤夹感，脾肾亏损，气阴耗伤，肝胆湿热，邪伏血分。

证属：脾肾亏损，气阴耗伤，肝胆湿热。

治则：补益气阴，调治脾肾，清利凉血。

方药：黄芪异功散、三才封髓丹、蒿芩清胆汤、犀角地黄汤合四逆散加减。

黄芪 15 g	太子参 15 g	炒白术 10 g	生地 15 g
天冬 15 g	炒黄柏 10 g	青蒿 12 g	炒黄芩 10 g
茯苓 15 g	水牛角先 30 g	炒丹皮 10 g	白芍 12 g
柴胡 10 g	炒枳壳 5 g	法半夏 6 g	藿香 10 g
豆蔻后 3 g	陈皮 5 g	炙草 6 g	

煎服法：加水 400 ml 煎煮至 200 ml，分次温服，每日 2 次。

【按】

方义分析：补脾用黄芪异功散，养阴兼顾补气用三才封髓丹，清利肝胆用蒿芩清胆汤，凉血清热开达气机用犀角地黄汤合四逆散，选药一方与多方结合，主次分明。藿香、半夏、茯苓、黄芩，取甘露消毒丹之意和脾清化。小柴胡汤和解少阳，祛邪选用达原饮，病不同选药不同。

【经典发微】

《景岳全书 · 火证》所说："实火宜泻，虚火宜补，固其法也。然虚中有实者，治宜以补为主，而不得不兼乎清……若实中有虚者，治宜以清为主而酌兼乎补。"切不可见发热，便用发散解表及苦寒泻火之剂。

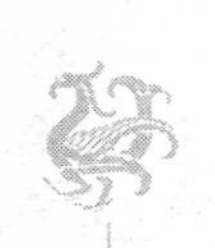

【师生讨论】

学生： 骨髓增生异常综合征的中医病名是什么？

教授： 骨髓增生异常综合征是一组异质性疾病，亚型不同，其中医病名也有不同。一般认为，低危和中危骨髓增生异常综合征多归属于中医“虚劳”范围，高危骨髓增生异常综合征多属于“急劳”。近年有中医血液病学者按照“病证相应”原则，建议把骨髓增生异常综合征命名为“髓毒劳”，具有合理性。“髓毒劳”简要表明骨髓增生异常综合征的中医发病机制是“邪毒侵犯骨髓成劳”，病位在骨髓，病因是邪毒，病变结果是劳损，存在“因毒致劳”的因果关系，较之“虚劳”更符合骨髓增生异常综合征的病变本质。

学生： 本患者治疗用药应注意什么？

教授： 根据辨证结果，本患者的治疗宜扶正与祛邪兼顾，扶正为主，兼以祛邪。扶正治当补益精气，调理脾肾。扶正尚能达邪外出，使邪从外托，即托邪法。若兼顾清利肝胆，则谓之清托外邪。邪入血分，祛邪用凉血清热法，兼顾清利肝胆，则为清利凉血法。无论扶正还是祛邪，都要顾及脾胃。脾为中土，宜宣宜化，扶正选用轻灵宣化药物，不能滞腻中焦；祛邪清利凉血，偏于除湿，不能因清热而伤脾。

学生： 请谈谈治疗内伤发热的临床经验。

教授： 治疗任何疾病都要力求审证求因，即“必伏其所主，而先其所因”。但是治疗内伤发热的难点就在于很多内伤发热患者求因很困难，病因不易问出。本患者发热考虑内伤合并外感，病机较为复杂，前面已经做了分析。临床如果遇到久治不愈的不明发热，不妨以“阳气者，烦劳则张”这个理论指导临床用药。“烦劳则张”实为阳虚，这个阳是指中焦脾胃之阳。此类患者常常没有明显的发热、发冷的感觉，只觉疲乏无力、自汗、头晕，测体温偏高，午后为甚，劳累后更为明显，脉象多虚弱无力。可用甘温除热法治疗，轻者予补中益气汤，重者予当归补血汤合甘麦大枣汤加党参。若脾胃亏虚，阳气抑郁，症见长期发热，伴头晕、口苦，或见热如火燎，扪之灼手，可予升麻葛根汤加减以升脾阳，散郁热。患者消化不好可加荷叶，荷叶能平肝胆郁热，升举脾胃清气。治疗内伤发热要以顾护胃气为本，药量宜轻，宁可再剂，不可重剂，提防欲速则不达。这是用药原则，我们应该充分重视，善于把握。

【随访情况】

经服上方，患者体温明显下降。服用第 7 剂后，每日最高体温低于 37.7℃。数月后患者病情恶化，因并发急性肺水肿而死亡。

（朱文伟整理）

案八

【病例概要】

孙某，男，51 岁。入院时间：2005 年 3 月 8 日，查房时间：2005 年 3 月 18 日。

主诉：头晕乏力 2 年。

现病史：患者工作中有核放射物质接触史 20 余年，近 2 年，出现头晕乏力，面色苍白。2003 年 1 月实验室检查，血红蛋白 64 g/L，血小板、白细胞总数正常，外院骨髓检查提示“单纯红细胞再生障碍性贫血”，曾予糖皮质激素、促红细胞

生成素、环孢素等治疗，效果不明显，后由于出现骨痛，磁共振提示股骨头坏死，用药过程中出现转氨酶增高，遂停用环孢素，现服用泼尼松片 5 mg/日。为寻求中医治疗，收入我院。

既往史：有高血压病史 3 年，血压最高 180/110 mmHg，平时服用降压药，血压控制。

刻下：头晕乏力，面白无华，时有骨节疼痛，纳可，便调。

体格检查：体温 36.3℃，精神一般，巩膜无黄染，浅表淋巴结未触及肿大。胸骨无压痛，两肺呼吸音清，未闻及湿啰音。心浊音界无扩大，HR：68 次/min，律齐。腹软，无压痛，双肾区无叩击痛，双下肢无浮肿。舌质淡体胖略干，苔薄黄腻，脉细。

辅助检查：白细胞 5.7×10^{9}/L，血红蛋白 65 g/L，血小板 283×10^{9}/L。肝肾功能：谷丙转氨酶 89 u/L，血清尿酸 489 μmol/L，甘油三酯 2.0 mmol/L。心电图：T 波改变。

西医诊断：单纯红细胞再生障碍性贫血。

中医诊断：虚劳(脾肾阳虚证)。

诊治经过：入院完善相关检查，予停用环孢素，甘草酸二胺肠溶胶囊保肝、降酶治疗。

【病例分析】

黄振翘教授查房补充询问患者起病有无恶寒发热，有无浮肿，有无黄疸病史，查体除贫血体征外，未见其他阳性体征，已给患者行胸部增强 CT，报告未见，要求排除胸腺瘤。患者补充有下肢肌痛、下肢浮肿、口腔溃疡症状。同意目前诊断，补充药物性肝脏损伤。

患者西医诊断为单纯红细胞再生障碍性贫血，药物性肝脏损伤。联合使用免疫抑制剂治疗，可以提高疗效，但出现药物性肝损，应停药，适当应用保肝药物，还原型谷胱甘肽，以及垂盆草、五味子等中医治疗。

患者过多接受核放射线，伤及骨髓，致使阴精及气血受损，而成虚劳之证，中老年男性素体阳气不足，形寒肢冷，遇有理化毒邪，直中骨髓，伤及肾精，导致精血亏虚，阳虚不能温煦脾阳，脾之运化失职，气血生化无源，久病脾肾两虚，气血两亏，不宜恢复。“治法当以脾、肾二脏为要，肾乃系元气者也，脾乃养形体者也。”常规治疗以右归丸为主要方剂，温补肾阳，补益精血，滋阴助阳，加黄芪、党参、茯苓、陈皮、半夏益气健脾，和胃利湿，更加红参补益元气，促进生血作用。出现阴虚精亏，津液不能上承，加之有毒邪伤髓，更伤阴精，而见火热之象，例如口腔溃疡，口干口苦，加入滋肾泻火之品，麦冬、白芍补而兼清，加入黄连、炒黄柏清热解毒，补中有泻，扶正祛邪。

虚劳病程长久，阳虚及阴，必然出现阴阳两虚症状，且有瘀血阻络，后期可能出现痰瘀互结，则病情不宜骤去，治疗必须谨守病机，直待病有转机。药物去附子，改用巴戟天、仙灵脾温阳助肾，姜黄、宣木瓜、藤梨根、益母草活血通络，加五味子降转氨酶。

证属：脾肾阳虚，血亏血瘀。

治则：温补脾肾，调治阴阳。

方药：右归丸加减。

熟地 20 g　当归 15 g　枸杞子 15 g　山药 15 g
制首乌 15 g　鹿角片[先] 12 g　菟丝子 30 g　炒杜仲 15 g
鸡血藤 20 g　淮牛膝 15 g　山茱萸 15 g　炙龟板 15 g

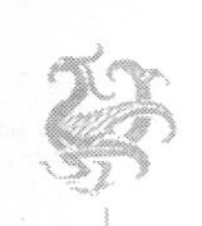

熟附块 6 g	黄芪 30 g	党参 30 g	北沙参 15 g
陈皮 10 g	清炙草 10 g	茯苓 15 g	制半夏 12 g
蒲公英 30 g	熟女贞 30 g		

煎服法：加水 400 ml 煎煮至 200 ml，分次温服，每日 2 次。另红参 2 g 蒸服。

【按】

方义分析：右归丸系从《金匮要略》肾气丸加减衍化而来，治之证属肾阳不足，命门火衰，或火不生土之疾。方中附子、鹿角、菟丝子、杜仲，具温阳补肾之功；加当归、枸杞子，配合熟地、山药、山茱萸、龟板以增益滋阴养血之效。配伍滋阴养血药的意义，即《景岳全书》所谓"善补阳者，必于阴中求阳"之意。加黄芪、党参、茯苓、陈皮、半夏益气健脾，和胃利湿，更加红参补益元气，促进生血。

【经典发微】

《灵枢 · 决气》篇曰："血脱者，色白，夭然不泽，其脉空虚，此其候也。"根据"虚则补之"，"形不足者，温之以气；精不足者，补之以味"。《医门法律 · 虚劳论》曰："治法当以脾、肾二脏为要，肾乃系元气者也，脾乃养形体者也。"

【师生讨论】

学生：若口渴口苦，无发热，肌肉酸痛，口腔溃疡，舌胖而干，脉细。如何治疗？

教授：患者头晕乏力，面白无华，时有骨节疼痛，纳可便调，舌淡暗胖略干，苔薄黄腻，脉细。辨证归属于脾肾阳虚，血亏血瘀。当出现口渴口苦，肌肉酸痛，口腔溃疡，舌胖而干，脉细。表示在原来辨证基础上出现阳虚及阴，阴虚火旺，再从前法加入滋肾泻火之品，原方加麦冬 15 g、白芍 15 g、黄连 5 g、炒黄柏 5 g、络石藤 15 g、草河车 30 g，其中麦冬养阴生津，润肺清心，白芍柔肝养血，黄连泻火解毒，与麦冬合用治疗烦渴、口舌生疮，黄柏苦寒坚阴，兼制温肾阳，络石藤祛风通络，草河车清热解毒。

学生：当出现药物性肝脏损伤、股骨头坏死时，对于治疗有何影响？

教授：免疫抑制剂及促红细胞生成素，造成药物性肝脏损伤、股骨头坏死，为医药之因，亦可造成劳损，可以加重虚劳，《内经》曰“少火生气，壮火食气”，免疫抑制剂及促红细胞生成素可以导致气虚阴亏，肾精虚损，不能化生气血。若能中西医结合治疗，减轻副作用，则能提高疗效。

学生：单纯红细胞再生障碍性贫血与再生障碍性贫血在中医治疗方面，有何不同？

教授：中医均归属虚劳，病机存在“因虚致病，伏邪成损”的病理机制，核放射线或苯化合物，伤及骨髓，致使阴精及气血受损，而成虚劳之证，均涉及肾、骨髓。再生障碍性贫血以感染、出血为主要表现，则归属于“急劳”范畴，属于髓枯血热证，初期以滋阴凉血，或清热解毒，兼以益气，偏阳虚，治以温阳。

【随访情况】

出院时右肩胀痛已减，食欲增加，头晕乏力减轻，口腔溃疡消失，下肢肌痛，舌淡胖，苔薄黄腻，脉弦。肝功能谷丙转

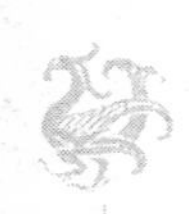

氨酶 30 u/L，血清尿酸 423 μmol/L。处方：熟地 20 g、当归 15 g、枸杞子 15 g、山药 15 g、制首乌 15 g、鹿角片（先煎）12 g、菟丝子 30 g、炒杜仲 15 g、鸡血藤 20 g、淮牛膝 15 g、山茱萸 15 g、炙龟板 15 g、黄芪 30 g、党参 30 g、北沙参 15 g、陈皮 10 g、清炙草 10 g、茯苓15 g、制半夏 12 g、蒲公英 30 g、熟女贞 30 g、麦冬 15 g、白芍 15 g、黄连 5 g、炒黄柏 5 g、肉桂（后下）3 g、巴戟天 15 g、淫羊藿 10 g、银花 15 g、姜黄 12 g、宣木瓜 12 g、五味子 10 g、炒赤芍 15 g、藤梨根 30 g、益母草 30 g。

门诊随访患者经过长达 3 年治疗，血红蛋白上升达112 g/L。

（周韶虹整理）

案九

【病例概要】

凌某，男，48 岁。入院时间：2009 年 1 月 20 日，查房时间：2009 年 2 月 5 日。

主诉：反复乏力、胸闷气急半年余，加重 2 周。

现病史：患者 2008 年 7 月起病，乏力，胸闷心慌，查血常规示白细胞、红细胞减少，后三系减少，白细胞 3.6×10^9/L，血红蛋白 70 g/L，血小板 70×10^9/L，铁蛋白升高，Coomb's 试验（－），今年 1 月 BM 示：增生明显活跃，粒、红比倒置，粒、红、巨三系均伴病态造血，诊断为“骨髓增生异常综合征”。予沙利度胺、维 A 酸、十一酸睾酮、泼尼松片治疗。近 2 周胸闷乏力，活动后加重。为寻求中西医治疗，收入我院。

既往史：既往有糖尿病病史 2 年。平素服用二甲双胍、格列本脲、瑞格列奈片等控制血糖，血糖控制尚可。

刻下： 乏力明显，端坐呼吸，双下颌进行性肿大，腹胀，下肢浮肿。

体格检查： 神清，贫血貌，体温 38℃。颌下淋巴结弥漫性肿大，两肺闻及湿啰音，两下肺呼吸音低，两侧胸腔积液。HR：100 次/min，律齐。肝脾不大，双下肢浮肿。舌质淡红而胖，苔白腻，脉弦滑数。

辅助检查： 入院后出现双颌下淋巴结肿大，发热 38～39℃，中段尿有屎肠球菌(＋)1 次，余(－)，予抗感染治疗效果不显，1 月 29 日起胸腔积液，2 月 3 日胸片示：肺水肿，心影增大，左侧胸水。2 月 5 日双侧胸腔积液，两下肢浮肿。尿常规示蛋白(＋＋)。胸水 B 超示：双侧胸腔积液(左侧胸腔积液 60 mm，右侧胸腔积液 71 mm)。血浆 B 型钠尿肽 423 pg/ml。

西医诊断： (1) 骨髓增生异常综合征-RCMD；
(2) 泌尿道感染。

中医诊断： 虚劳(气阴两虚，邪毒内蕴证)。

诊治经过： 入院后完善相关检查，根据相关病原学检查结果、症状、体征，先后予阿莫维酸钾、万古霉素、头孢吡肟、左氧氟沙星、亚胺培南西司他丁钠等积极抗感染治疗，发热及淋巴结肿大未见明显好转，后又出现心力衰竭表现，考虑患者感染及贫血等诱发急性心功能不全，予以扩张冠状动脉、利尿消肿减轻心脏负荷等治疗，并予输注去白红细胞纠正贫血，白蛋白补充胶体渗透压。

【病例分析】

补充询问患者起病有无理化毒物的接触史，发热的热

型，有无使用解热镇痛药，有无皮疹，有无黄疸病史，并行全身查体，建议做淋巴结穿刺涂片，胸水常规、涂片、生化、癌胚抗原检查、抗酸杆菌涂片，复查BM及活检，行胸部增强CT。同意目前诊断，补充胸腔积液、急性心功能不全、低蛋白血症。西医诊断认为患者目前症情复杂，治疗时要考虑到以下几种可能：① 淋巴瘤(淋巴母细胞性淋巴瘤)，BM示：淋巴瘤细胞浸润，可见淋巴母细胞，建议做淋巴结穿刺涂片。② 多发性浆膜炎，浆膜性渗出，全身水肿，建议行胸水常规、涂片、生化、癌胚抗原检查、抗酸杆菌涂片。③ 恶性组织病，热型大于39℃，肝脾肿大，进行性贫血，BM找到恶性网状细胞，本患者不符合。④ 继发性骨髓增生异常综合征(继发肿瘤)，但原发病灶未发现，多发性浆膜炎，有无肿瘤心脏浸润。⑤ POEMS综合征：比较少见，诊断目前不考虑。⑥ 结缔组织疾病系统性红斑狼疮，男性较少见，建议查血沉、C反应蛋白等。

西医诊治在未明确病原学情况下，目前可以考虑抗菌药物联合使用，该患者真菌感染还是要首先考虑的。除却感染性发热，仍要关注原发疾病，患者骨髓增生异常综合征本身可以引起发热，临床尚可以出现水肿、脾肿大、浆膜腔积液等表现，所有治疗中要考虑结合激素治疗，但激素使用中要保证抗菌药物足量使用，小剂量甲泼尼龙可以考虑，当然，对患者来说，支持治疗也很关键，如输血、静注人免疫球蛋白等支持。

患者目前主要矛盾为乏力明显，胸闷心悸，发热，进行性淋巴结肿大，胸腔积液，全身浮肿，舌质淡红而胖，苔白腻，脉浮滑数。脾胃虚弱，无以化生气血，故心肝失养，心失所养心气不足则见胸闷心悸；肝失所养，失于条达，痰热内生，故见颌下淋巴结肿大；肾阳不足，阳虚水泛，故见全身浮肿。外感之邪引发肝内伏火乘于阴分，损及骨髓，耗伤阴精，进而导致阴血亏虚，表现为发热伴全血细胞减少。舌质淡红而胖，苔白腻，脉弦滑数亦为气血两虚，阳虚水泛兼肝内有火的佐证。

治疗时，历代医家有关于虚劳多从火论治，火热邪毒乘虚侵淫骨髓，精不化血，水亏火旺，火伐气血生化之源而至虚劳，但患者现阶段以心气不足，肾阳亏损为主要表现，治疗立足于益气温阳，调治心肾，清泄火毒，兼化痰瘀。方剂选用真武汤、补中益气汤和半夏泻心汤合方加减而成。

证属：脾胃虚弱，肾阳不足。

治则：益气温阳，调治心肾，清泄火毒，兼化痰瘀。

方药：真武汤、补中益气汤合半夏泻心汤加减。

熟附块 6 g　炒白术 15 g　白芍 30 g　茯苓 30 g
黄芪 30 g　党参 15 g　制半夏 15 g　干姜 5 g
黄连 5 g　黄芩 15 g　炙甘草 5 g　柴胡 10 g
炒黄柏 15 g　麦冬 15 g　炒丹皮 10 g　赤芍 15 g
制川军 10 g　炒枳壳 10 g　鬼针草 30 g

煎服法：加水 400 ml 煎煮至 200 ml，分次温服，每日 2 次。

另红参 3 g 煎服。

经过中西医治疗，发热渐退，偶有低热，颌下淋巴结缩小，胸腔少量积液，食欲增加，乏力依然，舌质淡红而胖，苔白，脉弦数。胸水 B 超示：双侧少量胸腔积液。尿常规示蛋白(+)。处方：太子参 15 g、炒白术 15 g、白芍 30 g、茯苓 30 g、黄芪 30 g、党参 15 g、制半夏 15 g、干姜 5 g、黄连 5 g、黄

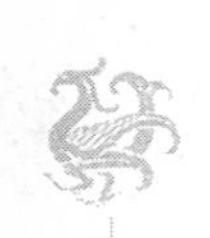

芩 15 g、炙甘草 5 g、柴胡 10 g、炒黄柏 15 g、麦冬 15 g、炒丹皮 10 g、赤芍 15 g、藤梨根 30 g、益母草 30 g、当归 15 g、制川军 10 g、炒枳壳 10 g、鬼针草 30 g、蒲公英 30 g。另外红参 3 g 煎服。

2009 年 4 月 2 日再次入院。

入院 3 日前患者乏力症状加重，发热，体温最高达 38.6℃，自服新广片后体温控制不佳，后于我院急诊予以头孢他啶联合依替米星抗感染治疗，查血常规白细胞 $1.0\times10^9/L$，中性粒细胞 $0.3\times10^9/L$，血红蛋白 60 g/L，血小板 $41\times10^{12}/L$。

刻下：身热，体温最高达 40.3℃，咳嗽，乏力明显，偶有打嗝，纳可，二便调，夜寐差。

体格检查：神清，精神差，重度贫血貌，口唇淡白。表浅淋巴结未及肿大。两肺呼吸音稍粗，右肺可闻及湿啰音。HR：96 次/min，心脏各瓣膜听诊区未及明显病理性杂音。肝脾肋下未及，双下肢无浮肿。舌质淡胖，苔灰黄腻，脉弦数。

西医诊断：(1) 骨髓增生异常综合征- RCMD；
(2) 肺部感染。

中医诊断：(1) 虚劳；
(2) 内伤发热。

诊治经过：患者入院后完善相关检查，予十一酸睾酮刺激骨髓造血，G - CSF 增加白细胞，泼尼松片抑制免疫，阿法骨化醇诱导分化，单硝酸异山梨酯片扩冠，静注人免疫球蛋白增强机体免疫。必要时给予红细胞、血小板等输血支持治疗。患者高热不退，肺部感染明显，先后以头孢他啶、克林霉素、环丙沙星、丁胺卡那、左氧氟沙星、伏立康唑等联合抗感染治疗，但效果不佳，间断使用地塞米松滴鼻，暂时缓解热度。

黄振翘教授听取病史汇报后，仔细检查患者，做如下分析。患者目前主要临床表现是高热不退，应用广谱抗生素及抗真菌药物后效果不明显；咳嗽、有痰，乏力明显，偶有打嗝，纳可，二便调，夜寐差，舌质淡胖，苔灰黄腻，脉弦大而数。

患者反复发热，连续3、4日未退，长时间发热，考虑内伤与新感之邪相交，温热之毒内伏，病久正气内损，三者同时存在，侵犯内脏。病程久，易与湿热转换，舌质淡胖，脉弦大而数，口渴喜饮，不思多饮，为湿热表现，侵犯三焦。侵及上焦表现咳嗽、有痰，苔灰黄腻；邪客中焦表现呃逆；下焦之热，多因肝气不舒，气郁化火。损伤肾阴而致阴精内虚，精不化血故见贫血症状明显，阴不敛阳，故夜寐欠安。

治疗上考虑表里同治，湿热证，结合脉像来看，热象也较明显，故而考虑湿热并重，表里同治，清泄肝胆，和解少阳，同时精气内损，邪毒内犯脏器，气血津液亏虚，精不能化血，补益气血，调理脾肾。治法以开宣肺气，清里解毒，补益气血，邪正兼顾，先开后泄。

方药：防风通圣散、二陈汤合小柴胡汤加减。

麻黄 5 g	黄芩 30 g	防风 12 g	石膏 60 g
白术 10 g	茯苓 15 g	制半夏 15 g	陈皮 10 g
炙甘草 5 g	生姜 5 g	大枣 5 枚	藿香 12 g
制川朴 10 g	黄连 5 g	柴胡 15 g	杏仁 10 g
羌活 5 g	干姜 5 g	当归 15 g	炒川芎 10 g
葎草 30 g	生地 15 g	别直参 10 g	黄芪 30 g

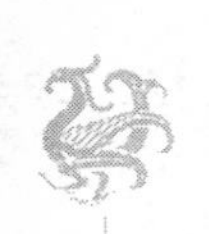

【按】

方义分析：真武汤济肾火而利水湿，治疗阳虚水泛之水肿及心下悸动不宁；补中益气汤补脾胃之气，加枳壳行气化痰消痞，补气行气共施，使脏腑气机恢复正常；半夏泻心汤平调寒热，再加用炒丹皮、赤芍清热凉血，活血祛瘀，大黄清热解毒，逐瘀通经，"破痰实"，鬼针草清热解毒，活血消肿，四药并用以清泄火毒兼化痰淤。另予红参 3 g 煎服大补元气。

防风通圣散出自《宣明论方》，治外感风邪，内有蕴热，表里皆实，恶寒发热，头痛眩晕，目赤睛痛等。选用麻黄、生黄芩、防风、石膏、当归、川芎等药。该方由凉膈散加减而成，为表里双解法。解表清利，清热解毒，小柴胡清泄肝胆，和解少阳，二陈汤燥湿化痰，理气和中，加藿香、厚朴、黄连增强其清热燥湿之功。其中重用石膏清气分实热，生地、黄芪、别直参既补阴益气又大补气血，顾及扶正。

【经典发微】

本患者确定中医诊断属于虚劳，确切来讲以贫血为主的，归于"虚劳，血虚证"；由于患者伴淋巴结肿大、发热，故又归属为"虚劳，痰毒证""虚劳，伏热证"。

《景岳全书·虚损》指出："虚邪之至，害毕归阴，五脏之伤，穷必及肾。"虚劳血虚证实由于久病不复，损及脏腑、气血、阴阳，主要表现为心肝血虚，心气不足，肾阳亏损，重点在于心、肾，病之根本在于脾、肾。

【师生讨论】

学生：本病归于"虚劳，血虚证""虚劳，痰毒证"及"虚劳，伏热证”，有何不同？

教授：以贫血为主的，归于“虚劳，血虚证”；贫血伴淋巴结肿大，归属为“虚劳，痰毒证”；贫血伴有发热，归属于“虚劳，伏热证”。

虚劳是由多种原因所致的，以脏腑功能亏损，气血阴阳不足为主要病机的一类慢性虚弱性病证的总称。常见面色无华，头晕乏力等症候，归于“虚劳，血虚证”。目前认为骨髓增生异常综合征对应的虚劳，又称为“髓毒劳”，起始病因有禀赋薄弱，继发病因有烦劳过度、饮食不节、疾病误治、感受外邪、药毒所伤及异常射线，导致精血生化无源，骨髓劳损，新血不生。部分患者由于毒邪伤及骨髓，可以见到发热、衄血、脉虚大，正虚邪盛，疾病转化的情况。

“虚劳，痰毒证”是指虚劳不复，脏腑精气亏虚，痰湿阻于气机，痰留骨节经络，发为痰核、结节；入里损及骨髓，痰瘀交结，气血不生。

“虚劳，伏热证”是指虚劳日久，伏邪、伏热可有外感或内伤而成，热伏少阴肾精，或有外感引发，肝火扰动，出现发热等。

学生：该患者发热的辨证特点有哪些？

教授：发热可以分为“外感发热”和“内伤发热”。内伤发热的病因主要是久病体虚、饮食劳倦、情志失调及外伤出血，其病机主要为气、血、阴、阳亏虚，以及气、血、湿等郁结蕴遏而致发热。

该患者属于“虚劳伏热”，常见发热为中度发热或低热。但是，其热型亦可为高热。由于温热蕴毒之邪由表入里，或直犯中焦，引起脾胃运化失司，湿热熏蒸导致发热，通常为低热或中度发热；若脾、肾不能相协，相火妄动，热从内生，伏火

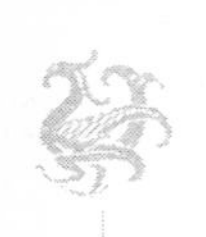

外发，遇外感之邪，正邪交争，可以出现高热，往往经过治疗，大汗淋漓，热虽退去，旋即又起，不易骤复。

学生： 该患者在选方时，用防风通圣散，请教授谈谈用方依据。

教授： 防风通圣散出自《宣明论方》，治外感风邪，内有蕴热，表里皆实，表现为恶寒发热、头痛眩晕、目赤睛痛等。选用麻黄、黄芩、防风、石膏、当归、川芎等药。该方由凉膈散加减而成，为表里双解法。该患者虽属于"虚劳伏热"，但是，温热蕴毒之邪由表入里，或直犯中焦，引起脾胃运化失司，湿热熏蒸导致发热，又脾肾不能相协，相火妄动，热从内生，伏火外发，遇外感之邪，正邪交争，可以出现高热，治疗侧重祛邪。

【随访情况】

治疗1周，患者发热略有下降，复查白细胞 0.9×10^9/L，中性粒细胞 0.1×10^9/L，第2周高热又起，伴有气急，下肢水肿，最后出现休克，抢救无效死亡。

（周韶虹整理）

案十

【病例概要】

赵某，女，21岁。入院时间：2006年4月13日，查房时间：2006年4月28日。

主诉： 反复乏力，伴皮肤出血点1年余。

现病史： 患者2005年5月无明显诱因下出现乏力，口腔溃疡伴出血，于6月6日住院，查血常规发现三系下降，经骨穿等检查后考虑“免疫性血细胞减少症”，予以止血等对症支持治疗，血象仍偏低，故于外院求诊，经检查后诊断为“免疫相关性全血细胞减少”，予雄激素联合糖皮质激素治疗，并予以 VCR 治疗 4 次(每周 1 次)，8 月 18 日予以 COP 方案(VCR 1 mg d1，CTX 400 mg d1，甲泼尼龙40 mg d2～d6)治疗 1 次，及护肝保胃，输少浆血，单采血小板等对症支持治疗，患者症状改善而出院。于 9 月 10 日因发热 3 日而入住外院，予以甲泼尼龙及支持治疗，但血象仍低下而转院。2005 年 11 月 25 日住院期间骨穿骨髓增生明显活跃，粒、红二系见明显病态造血，巨系增生减低，提示“骨髓增生异常综合征”，活检：造血组织明显减少。给予十一酸睾酮及泼尼松片，维 A 酸及输血小板等支持治疗，但因肝脏损伤停用十一酸睾酮，症情稳定出院。后为求进一步治疗来我院，经中西医结合治疗后患者白细胞及血红蛋白已正常，但血小板在 $10\times10^{9}/L$ 左右，皮肤出血点及鼻衄反复发生，2006 年 3 月 7 日再次大量鼻衄给予输注单采血小板，患者皮肤出血仍没有明显改善，故为进一步诊治再次入院治疗。

既往史：否认高血压、糖尿病等内科病史，否认肝炎、结核等传染病病史。

刻下：乏力，偶有头晕，面色潮红，四肢散在新鲜出血点，鼻衄，胃纳可，小便调，大便日行 2 次，夜寐一般。

体格检查：形体偏胖，满月脸，面色潮红，全身皮肤黏膜无黄染，腹部及后背部皮肤紫纹，四肢散在少量出血点。浅表淋巴结未及肿大。右侧鼻腔填塞中，咽部黏膜轻度充血，心肺及腹部未见明显异常。肝脾肋下未及，双下肢无浮肿。舌质红，舌苔薄黄，脉弦细。

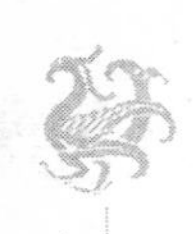

辅助检查：入院后查血常规：白细胞 6.0×10^9/L，红细胞 2.88×10^{12}/L，血红蛋白 114 g/L，血小板 10×10^9/L，红细胞平均体积 121.9 fl，红细胞平均血红蛋白量 39.6 pg。肝肾功能正常。

西医诊断：骨髓增生异常综合征-RCMD。

中医诊断：虚劳(脾肾亏虚，邪毒内蕴证)。

诊治经过：入院后完善相关检查，给予甲泼尼龙片抑制免疫减少血小板破坏，十一酸睾酮刺激骨髓造血，维A酸诱导细胞分化，宁血络片健脾益肾，泻火宁络，甘草酸二铵、阿拓莫兰及多烯磷脂酰胆碱保肝降酶。茜蓟生血片、复方皂矾丸健脾补肾生血。法莫替丁保护胃黏膜等积极对症治疗，卡巴克络水杨酸钠、酚磺乙胺、维生素 K_1 预防出血，血塞通活血止血。患者血小板一直维持在 10×10^9/L 左右，皮肤出血点及鼻腔渗血反复出现。

【病例分析】

查房补充询问患者起病有无理化毒物的接触史，并行全身查体，建议复查 BM。

西医诊治目前诊断明确，继续予以十一酸睾酮刺激骨髓造血，维A酸诱导细胞分化，保护肝肾功能及护胃等积极对症治疗。必要时积极输血小板预防重要脏器出血。患者目前主要矛盾为血小板计数偏低，皮肤黏膜出血明显。

骨髓增生异常综合征，据其临床表现及特点，归属于中医“虚劳”“血虚”范畴。本病的病变在肾和脾，精髓亏乏，气血双亏，热毒内伏是主要病机。精髓亏乏，气血双亏为病之本，热毒内伏为其标。在疾病的各个分期中因临床症状的表现各不相同，所以辨本虚和标实的侧重点也各不相同。以补虚治疗为基本原则，灵活掌握祛邪治实的时机，将辨证施治与辨病施治有机结合起来，根据疾病的不同阶段，加以个体化的用药遣方。

本患者年轻女性，反复鼻衄，肌衄1年余伴乏力。鼻衄反复定时出现，量多色红，面色潮红，鼻干，舌胖紫红，质偏干有裂纹，苔薄黄微腻，脉细数，尺脉弱。四诊合参，辨证属“虚劳，血虚证”。患者病程1年余，久虚不复，出血为劳，血虚与出血有关，久虚不复，损及内脏。主要是肾水不足，下元匮乏，水不上润肺脏，出现鼻干、鼻燥，阴损及阳，尺脉弱，不在肾阳不足，而在肺脾气虚，气虚属阳，阳气受损。归纳起来，阴损为主，阴虚及阳，损其脾土，脾虚不能生血，水亏不能化生精血，脾肾亏损，阴阳俱虚，而以阴虚为主，不能涵养肝木。肾阴亏虚，肝木失调。对于鼻衄，五脏皆可衄，本患为内伤鼻衄，鼻为肺窍，病位在脾、胃、肾，存在胃热。脾气虚弱，火主肝，肝火旺引动胃火上逆，气逆出血。肝木旺，克犯中土，胃火旺，肝肾之火上冲。肝火旺为标，肾水不足为本。胃为肾之关，清胃火能滋肾水。

证属：脾肾亏损，阴阳俱虚，肝火血热。

治则：清肝凉血，滋补肾水。要分阶段治疗，后期可温补，同时清肝火。

方药：异功散合犀角地黄汤加减。

黄芪 15 g　太子参 20 g　炒白术 5 g　白芍 15 g
茯苓 15 g　炒丹皮 15 g　茜草 15 g　炙甘草 6 g
炒黄柏 15 g　女贞子 30 g　景天三七 30 g　焦山栀 9 g
何首乌 15 g　仙鹤草 30 g　鳖甲 18 g　蛇舌草 15 g

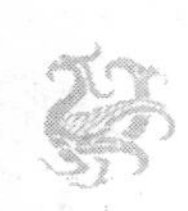

茅根 30 g	生地 20 g	仙灵脾 10 g	龙骨先 30 g
牡蛎先 30 g	赤芍炭 10 g	桑叶 10 g	山药 30 g
薏苡仁 12 g	板蓝根 15 g	侧柏叶 15 g	荆芥炭 10 g
炒黄芩 10 g	槐米 15 g	陈皮 5 g	水牛角先 30 g

煎服法：加水 400 ml 煎煮至 200 ml，分次温服，每日 2 次。

【按】

方义分析：用异功散（黄芪、太子参、炒白术、茯苓、陈皮）益气健脾，女贞子、何首乌、山药滋阴养血，仙灵脾温补肾阳，鳖甲、牡蛎、龙骨平肝熄风，犀角地黄汤加景天三七、仙鹤草、焦山栀、茅根、侧柏叶凉血清热止血，炒黄芩、炒黄柏、蛇舌草、板蓝根利湿解毒，桑叶、荆芥炭、槐米疏风凉血解表。由于复方造矾丸中有肉桂可动血，故暂停用。

【经典发微】

《医林绳墨·虚损》谓本病："虚者，气血之空虚也；损者，脏腑坏损也。"《太平圣惠方·治虚劳聚诸方》亦云："虚劳之人，阴阳气伤损，血气凝滞，不宣通于经络，故成积聚于内也。"

【师生讨论】

学生：在运用中医药治疗骨髓增生异常综合征时如何将辨证施治与辨病施治有机结合起来？

教授：骨髓增生异常综合征低中危期，此类患者多见外周血三系低下，骨髓有病态造血，临床症见头晕耳鸣、低热、五心烦热、口干咽燥，反复口腔溃疡不愈，证属气阴亏虚，阴虚损阳，精血不化，肝火伏热。或症见头晕乏力、面色少华、腰酸耳鸣、小便清长等证属肾精亏虚，阴不敛阳，阳气亦虚，阴寒内生。骨髓增生异常综合征中高危期，患者除三系低下外，在外周血及骨髓中可见原始细胞增多，临床症见头晕乏力、低热、鼻衄齿衄、皮肤瘀斑，或有痰核，证属血瘀、痰湿，或症见高热、头痛身痛、口渴喜饮、烦躁不宁、大便干结、小便黄赤，证属外来热毒与内生热毒相煎灼，热毒火盛。

学生：本病出现正虚瘀热邪毒，采用何法控制病情？

教授：坚持扶正祛邪方法，治疗一要扶正，调治脾肾，补益精血，刺激骨髓造血，促进细胞增殖分化；二要从热毒治，清热解毒凉血，或活血化瘀，或化痰祛风，促进细胞转化，减少无效生成。对于本病发病机制的认识，为造血干细胞本身异常和骨髓造血环境异常两个原因，导致异常克隆增殖，在血细胞生成过程中产生明显凋亡，造成三系血细胞减少。在疾病发展过程中，部分患者向白血病转化，部分患者产生骨髓造血功能衰竭。

【随访情况】

经过中西医治疗，监测血常规血小板维持在(30～40)×10^9/L。患者出血倾向不明显，胃纳可，夜寐尚可，二便尚调，夜寐安。舌质红，舌苔薄黄，脉弦细。

患者门诊继续治疗，至今存活，并已结婚。

（孙伟玲整理）

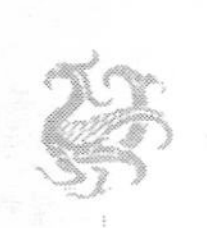

案十一

【病例概要】

姚某，女，59 岁。入院时间：2008 年 11 月 7 日，查房时间：2008 年 11 月 20 日。

主诉：反复发热 14 年，加重伴浮肿 20 余日。

现病史：患者自诉于 1994 年过度操劳后出现体温无故升高，最高达 40℃，遂至当地医院就诊，静脉滴注头孢拉定 1 周后体温恢复正常。出院后出现体温反复升高，每次经抗生素治疗后均可恢复，停止用药则再次反复，每次发作 2 个月，每年发作 2～3 次。发作时伴咳嗽咳痰，情绪激动、心情抑郁时亦会出现体温升高。于 1994 年服用泼尼松片(每日 6 粒)治疗，体温可好转。渐减量至每日 2 粒时症情复发，遂停止服用，疗程共计半月。患者 2008 年 1 月至 8 月因牙周炎需持续使用抗生素，期间未出现体温升高。停止用药后 2008 年 8 月中旬出现体温升高，最高体温 40℃，伴脸部及双下肢浮肿，下肢肌肉胀痛、乏力，行走不利，遂至外院就诊，予以消炎止痛(对乙酰氨基酚)、抗感染(依替米星、头孢西丁)及利尿治疗。10 月 18 日外院血常规：白细胞 12.4×10^9/L，血红蛋白 102 g/L，血小板 52×10^9/L。10 月 22 日腹部＋盆腔 CT：脾增大，脾内可疑高密度灶；胆囊炎，胆结石；双肾多发囊肿；后腹膜及肠系膜根部多发较大淋巴结；子宫体部可疑增大；双侧胸腔少量积液。10 月 23 日淋巴结 B 超：双腹股沟小淋巴结，左侧下颈部淋巴结肿大，两侧腋下、双侧颈部未见明显占位。胸片：两肺纹理增多。

既往史：既往有经前发热病史，1987 年行子宫囊肿切除术后无复发；患者有糖尿病病史 2 年余，平素服用格列齐特，血糖控制尚稳定；夏日易发作头晕、汗出、恶心呕吐症状，自服晕车药可缓解，否认有高血压、高血脂等其他重大内科疾病病史。有贫血史30余年，未予诊治。患者1987年行绝育手术。患者母亲、本人及子女均有头晕、恶心呕吐、视物旋转史，自服晕车药可缓解，未予正规诊治。否认有其他家族性遗传病史。

刻下：自觉发热，双下肢肿痛、乏力，时有咳嗽咳痰，痰色白质稀量多。

体格检查：轻度贫血貌，全身皮肤未见瘀斑瘀点，左侧颈下、腹股沟可及淋巴结，余表浅淋巴结均未及肿大。心肺(—)。肝肋下未及，脾肋下二指，移动性浊音(—)，Murphy's征(—)。双下肢浮肿消退。舌质红，舌苔白腻，脉细滑。

西医诊断：(1) 发热待查；

(2) 2型糖尿病；

(3) 胆囊结石伴胆囊炎。

中医诊断：虚劳(气虚发热证)。

诊治经过：入院后完善检查，骨穿提示粒系增生活跃，见中毒颗粒，红、巨二系增生减低。腹部MR示：脾脏明显肿大，门静脉明显增粗，胆囊小结石，双肾囊肿。因患者ANA(±)、ESR、RF、ASO均增高，经风湿科会诊意见，予眼科、口腔科检查，提示“干燥综合征”可能。

【病例分析】

补充询问是否有反复口腔溃疡、关节疼痛、红斑史，发热前是否有寒战，发热的热型，发热的时节等。并行全身检查，询问有无肝病及肿瘤家族史，建议进一步检查肝炎病毒、纤

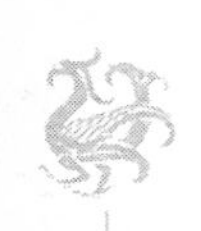

维化及骨髓活检、染色体等。补充查体：右颈前(甲状腺)结节，脾大，胆囊点压痛，Murphy's 征(＋)，舌红而干，苔薄黄腻，脉沉细数。补充诊断二系减少待查(脾机能亢进，骨髓增生异常综合征，结缔组织疾病待查)。

患者目前诊断为发热待查(长期发热，间歇大于 3 个月)，诊断及鉴别诊断的思路从以下几方面考虑：① 感染可能：可由细菌、病毒感染引起，有发热表现，一般呈持续性，本病间断反复，抗生素治疗无明显效果，可排除。② 结核性疾病：本病发热多呈持续性，与本病热型不符，患者有咳嗽表现，但未发现结核病灶，不排除有骨结核、肾结核可能性。③ 风湿性疾病：如系统性红斑狼疮、多发皮肌炎、硬皮病等。系统性红斑狼疮症状多持续，因患者无关节痛，仅有 ANA(＋)，白细胞未升高，故暂不考虑；多发性皮肌炎可有肌肉酸痛、间歇性发热及内脏受损表现，可行肌电图排除；硬皮病患者有面容变化、血管硬化及皮肤改变的表现，该患者可排除。④ 实体瘤：此类疾病多有占位性病变，如脾性淋巴瘤，可有间断发热、脾大表现，结合患者 CT(脾内高密度灶，脾大)，不能排除该疾患可能，因脾穿刺风险较大，考虑以长春新碱(每次 1 mg，每周 1 次)4 周行治疗性诊断，若治疗后脾缩小，可考虑脾性淋巴瘤。⑤ 发热也可见于恶性肿瘤，此类疾病多急性发作，血象下降明显，预后较差，患者病程日久，该种可能性较小，且癌胚指标多正常。其次还须考虑非脾淋巴瘤，如何杰金氏病可能，该病可见纵隔、颈部淋巴结肿大，周期性发热，热型多在 39℃以上，伴消瘦、盗汗，后期可见贫血、血小板减低、白细胞增高等表现，外周血可见异常细胞；此外，据患者骨穿及血象回报，也可排除白血病可能。

发热作为临床常见症状，简单来说可分为感染性发热和非感染性发热两种，其致病因素较多，难以明确。此患者当属内伤发热病的范畴，分析要点在于正邪关系，正虚分气、血、阴、阳，该患者病因劳累，脉沉细，舌干红，非阳虚之证，究其病机，日久发热，晚间为著，可见热在营分，气血亏虚，阴虚而见内热；思其病因，或因正虚病邪内侵，如伏气温热，与时邪（新感之邪）相结合；若为伏气发热，可时见湿热，口干，苔黄腻；若为肝胆湿热，可兼见脾胃虚弱，未必发黄，但当见木旺；患者反复发热，日久气机不畅，可见瘀血内结。综合上述，治法当分扶正、祛邪。

证属： 气阴两虚，瘀热内结。

治则： 益气养阴以扶正，清热化瘀以祛邪。

方药： 补中益气汤、青蒿鳖甲汤合蒿芩清胆汤加减。

党参 15 g	黄芪 30 g	炒白术 10 g	柴胡 15 g
升麻 12 g	陈皮 10 g	牡蒿 15 g	炒黄芩 15 g
鳖甲 18 g	生地 15 g	知母 10 g	炒黄柏 15 g
制半夏 12 g	炒赤芍 15 g	炒丹皮 10 g	蛇舌草 30 g
蒲公英 30 g	炒枳壳 10 g	炙甘草 6 g	

煎服法： 加水 400 ml 煎煮至 200 ml，分次温服，每日 2 次。

【按】

方义分析： 补中益气汤是李杲根据《素问·至真要大论》“损者益之”，“劳者温之”之旨而制定，为补气升阳，甘温除热的代表方。以黄芪、党参补气健脾，柴胡、升麻补气升提阳气；青蒿鳖甲汤以青蒿清利肝胆湿热，鳖甲滋阴潜阳；生地

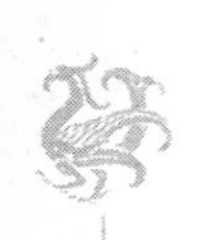

甘凉滋阴，知母苦寒滋润，助鳖甲以退虚热。丹皮凉血透热，助青蒿以透泄阴分之伏热。

【经典发微】

中医在治疗原因不明发热这方面拥有独到的优势，《医学入门·发热》："内伤劳役发热，脉虚而弱，倦怠无力，不恶寒，乃胃中真阳下陷，内生虚热，宜补中益气汤。"《证治汇补·发热》云"阳虚发热，有肾虚水冷，火不归经，游行于外而发热"与本病描述不符，《太平圣惠方》治疗虚劳烦热的柴胡散、生地黄散、地骨皮散等方剂，在处方的配伍组成方面，为后世治疗阴虚发热提供了借鉴。

【师生讨论】

学生：请教授详细谈谈伏气发热。

教授：《内经》云：冬伤于寒，春必病温。若冬时感邪，郁伏至春夏，阳气内动，化热外达，此伏气所发之温病也。清代柳宝诒在《温热逢源》提到"《内经》所谓风淫于内治以辛凉，叶氏温热论所谓温邪上受首先犯肺者，皆指此一种暴感风温而言也……伏气由内而发，治之者以清泄里热为主；其见证至繁且杂，须兼视六经形证，乃可随机立法。暴感风温，其邪专在于肺，以辛凉清散为主；热重者，兼用甘寒清化。其病与伏温病之表里出入，路径各殊；其治法之轻重深浅，亦属迥异"。

学生：请教授谈谈青蒿鳖甲汤治疗血液病的经验。

教授：青蒿鳖甲汤来源于《温病条辨》："夜热早凉，热退无汗，热自阴来者，青蒿鳖甲汤主之。"方由青蒿、鳖甲、丹皮、生地、知母组成。青蒿清虚热，退骨蒸，善治阴虚发热，骨蒸潮热等。《本草新编》中谓：青蒿，专解骨蒸劳热，泄火热而不耗气血……又青蒿之退阴火，退骨中之火也，然不独退骨中之火，即肌肤之火，未尝不共泻之也，故阴虚而又感邪者，最宜用耳。鳖甲咸平，入肝脾经，养阴清热，平肝熄风，软坚散结。擅治劳热骨蒸，阴虚风动，劳疟疟母等。与青蒿同用，一个透热，一个入阴，二药合用，透热而不伤阴，养阴而不恋邪，共为君药。生地甘凉滋阴，知母苦寒滋润，助鳖甲以退虚热。丹皮凉血透热，助青蒿以透泄阴分之伏热。常用于治疗血液病反复发热，阴液耗伤，而余邪深伏阴分的症状，是治疗阴虚发热血液病的常用方。

【随访情况】

患者仍有乏力，口干，咳嗽咳痰改善，发热反复，关节酸痛。12 月 2 日外院查 IFANA：核型(+)，滴度 1∶80(+)。ds-DNA 9.317 IU/ml，血沉 56 mm/h。12 月 3 日盆腔 MR：子宫信号欠均匀，请结合临床。甲状腺 MR：右侧甲状腺占位，考虑腺瘤可能。12 月 4 日血常规：血红蛋白 78 g/L，血小板86×10^{9}/L。12 月 5 日酸溶血试验阴性。结合患者病史，及院内外 ds-DNA、ANA、RF、抗“O”等结缔组织疾病见明显异常，明确诊断为“干燥综合征”，其右侧甲状腺腺瘤、贫血、发热等症情皆可能与该原发病有关；予以羟氯喹(每次 0.1 g，每日 2 次)口服，甲泼尼龙(每次 40 mg)静脉滴注抑制免疫；注意防止骨质疏松，注意感染，随访 Ca125。

（李艳整理）

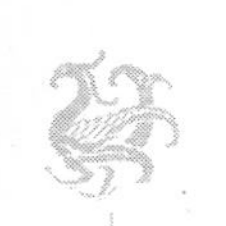

急 劳

急劳是正气不足，邪毒侵袭，致骨髓受损，正虚邪实，病情发展比较迅速，发热热势较高，伴有出血、口干、骨节酸痛等实邪表现的病证。急劳是先天不足、禀赋薄弱之体，由于感受外邪、烦劳过度、饮食不节、疾病误治、药毒所伤、异常射线等，损伤患者骨髓，伤及气血，脏腑经络失于濡养，导致发病。病机是正气不足，邪毒侵袭，致脏腑受邪，骨髓受损，正虚邪实，耗气伤阴，气血亏损。毒邪入里，内热熏蒸，热伤脉络，迫血妄行；邪毒侵袭营血，血热炽盛，阴伤血败，则见高热不退，而导致热劳、急劳之病证。

本章讨论急性白血病，包括急性淋巴细胞白血病（ALL）和急性髓细胞白血病（AML），属中医学"急劳"范畴。急性白血病是骨髓中原始细胞大量增生，正常造血细胞受抑制的恶性疾病。临床上常有贫血、出血、感染和不同程度的肝、脾、淋巴结肿大，胸骨压痛等症状和体征。

案一

【病例概要】

曾某，男，85岁。入院时间：2013年7月17日，查房时间：2013年7月27日。

主诉：反复乏力3年余，加重伴咳嗽咳痰1周。

现病史：患者2010年6月单位体检时血常规示白细胞$17.9\times10^9/L$，血红蛋白104 g/L，血小板$610\times10^9/L$；并逐渐出现乏力等症状，遂至外院就诊，查血常规：白细胞 19.3×10^9/L，血红蛋白 105 g/L，血小板 573×10^9/L。2010 年 6 月 14 日行骨穿，骨髓细胞学：骨髓增生明显活跃，粒系增生活跃，原始细胞比略偏高，占 5.5%，红、巨二系增生明显活跃，巨核系有部分病态改变，考虑“骨髓增生异常综合征/骨髓增殖异常综合征”可能。予拜阿司匹林抗凝、沙利度胺抑制肿瘤血管增生。血象尚稳定，至 2011 年 7 月加予羟基脲片抑制骨髓增殖。至 2011 年 9 月期间，监测血象示血小板有所上升，最高 764×10^9/L，白细胞波动于 $(10.3\sim44.1)\times10^9$/L，血红蛋白 90～110 g/L 波动。同时外周血涂片可见原始＋幼稚细胞 40%。考虑转化为急性白血病。2011 年 9 月起我院门诊口服中药治疗，监测血常规呈血红蛋白、血小板下降，白细胞升高趋势。后反复出现肺部感染、重度贫血、心功能不全、下肢静脉血栓、皮下出血等症情，予广谱抗细菌、抗真菌抗感染治疗，间断输血、改善心功能等治疗。症情好转后与高三尖杉酯碱及羟基喜树碱化疗，但症情无明显好转。1 周前，患者无明显诱因下出现乏力加重，咳嗽咳痰，双上肢及胸前皮下多发瘀斑瘀点，遂来我院就诊。2013 年 6 月 24 日查血常规：白细胞 43.7×10^9/L，中性粒细胞 8%，原幼细胞 68%，血红蛋白 69 g/L，血小板 52×10^9/L。门诊拟“急性白血病”收治入院。

既往史：既往有胆囊炎、胆石症、高血压、高尿酸血症病史。

刻下：乏力，咳嗽咳痰，痰白质黏，时有胸闷气促，活动后加重，双上肢及胸前皮下多发瘀斑瘀点，纳差，二便调，夜寐安。

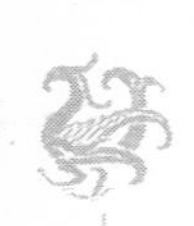

体格检查：体温36.1℃，精神一般，巩膜无黄染，浅表淋巴结未触及肿大，全身多处皮肤可见瘀斑瘀点。胸骨无压痛，两肺呼吸音粗，未闻及湿啰音。心浊音界无扩大，HR：68次/min，律齐。腹软，无压痛，双肾区无叩击痛，双下肢无浮肿。舌质淡红，苔白腻，脉弦滑。

辅助检查：2010年6月14日外院行骨穿检查：骨髓增生明显活跃，髓象中粒系增生活跃，原始细胞比略偏高，占5.5%，红、巨二系增生明显活跃，巨核系有部分病态改变，结合周围血象，考虑骨髓增生异常综合征/骨髓增殖异常综合征可能。

2013年3月18日Coomb's试验：抗C3阴性，抗IgG弱阳性，抗体筛查血清中查出自身抗体，直抗弱阳性。降钙素原阴性，血浆鱼精蛋白试验阴性。2013年3月19日腹部B超：脾脏增大，胆石症。心脏彩超：左房稍大，二、三尖瓣轻度反流，主动脉瓣钙化伴轻度反流，左室舒张功能欠佳。

西医诊断：骨髓增生异常综合征转急性白血病。

中医诊断：急劳(痰瘀互结证)。

【病例分析】

补充询问患者起病时有无外感，有无接触有毒物质。查体除贫血体征外，有无出血倾向。反复发热，有无除呼吸道外的其他感染灶。建议复查骨穿。同意目前诊断，补充上呼吸道感染。

急性白血病病因多由体内阴阳不平衡，气血阴阳逆乱，气不生血，血不载气，阴不固阳，阳不恋阴而成。血证之患，肝脏首当其冲。《三因极一病证方论》曰：血犹水也，水由地中行，百川皆理，则无壅决之虑。血热则妄行，不循脉道而溢。此患者高龄，本就脾肾亏虚，津液运行不畅，脾虚聚湿为痰，肾阴虚生火，灼津为痰，均可产生痰浊，毒热日久亦转化为痰瘀，经脉不畅，五脏受累，阳气虚弱，鼓脉无力，血行不畅，阳虚生内寒，而导致胸阳不展，反复胸闷，痰湿不化，肺气不利，反复咳嗽。痰阻气机，血行不畅，而反复出血。本例患者由骨髓增生异常综合征转化为急性白血病，起病至发展为白血病有 3 年，机体存在瘀血阻滞，肝木失调，积郁两胁，表现为左胁下痞块。脾肾阳虚，痰瘀互结，则出现舌淡红，苔白腻，脉弦滑。

证属：脾肾阳虚，痰湿蕴肺，痰瘀互结。

治则：调补脾肾，利湿化痰，化瘀散结。

方药：右归饮合涤痰汤加减。

熟地 20 g	山药 15 g	山茱萸 12 g	枸杞子 10 g
杜仲 10 g	肉桂后 6 g	炮附子 6 g	甘草 6 g
景天三七 15 g	半夏 15 g	浙贝母 9 g	三棱 15 g
莪术 15 g	石菖蒲 6 g	胆南星 10 g	枳实 10 g
茯苓 20 g	竹茹 10 g		

煎服法：加水 400 ml 煎煮至 200 ml，分次温服，每日 2 次。

【按】

方义分析：右归饮温补肾阳，化生气血，熟地、杜仲、枸杞子、山茱萸、山药滋阴益肾，养肝补血，肉桂、附子温补肾阳，涤痰汤治痰气郁结，肺气不利，加三棱、莪术逐瘀通络，景

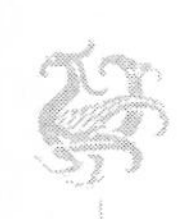

天三七化瘀止血。此疾病除温肺化痰之外，须选择使用解毒散结化痰之药物，如蛇舌草、木馒头、羊蹄根、蜀羊泉、土鳖虫、急性子。木馒头性味甘平，入手太阳，足阳明经血分，能破血，固精，消肿；土鳖虫破血逐瘀，续筋接骨，对肝脾肿大、肝硬化腹水有疗效；羊蹄根性辛苦凉，清热行瘀，解毒，治无名肿毒，消血热。

【经典发微】

《景岳全书·虚损》中提出“气血俱虚宜大补元煎，或八珍汤或十全大补汤”，并制定“命门阴分不足者左归饮、左归丸，命门阳分不足者右归饮、右归丸”。张介宾阐述肾与命门水火学说及补肾方剂对骨髓造血功能衰竭或造血增生减低或骨髓病态造血的血液疾患所见精血亏虚证候的辨治具有十分重要的指导意义。本例急性白血病由骨髓增生异常综合征转化而来，其治疗与急性白血病当属不同，存在虚劳血虚、虚劳血证，其精气血亏虚，归属与肾，可参考《景岳全书·虚损》论治。

【师生讨论】

学生：若患者出现血小板进行性下降，但无明显出血倾向，当如何治疗？

教授：治病必求于本。《内经》云：“有其在标而求之于标，有其在本而求之于本，邪去正留……病发而有余，本而标之，先治其本，后治其标。”故若患者无急性或严重出血者，须扶正祛邪以治其本。况且若有外邪流连，久而可导致正气亏虚，脾虚不统血，肝虚不藏血。故无有邪正相争而导致血不归经之时，须考虑尽早祛除外邪内毒。

该患者当着重祛除风热之邪，并化痰通络，防止痰瘀阻络，导致出血反复或加重。同时可加入药理学证明的能够提升血小板的药物，如羊蹄根、茜草根等。可采用《证治准绳》的茜根散：茜草根 10 g、地榆 10 g、黄芩 10 g、黄连 6 g、栀子 10 g、生地 15 g、当归 15 g、水牛角 30 g，并加入如花蕊石、鸡血藤等散瘀止血补血之味。治疗同时顾护正气，防止凉散太过，当邪去正安，血小板多能稳定回升。

学生：现患者白细胞反复上升，化疗疗效较差，辨病方面用药须如何调整？

教授：此患者白细胞反复升高，考虑以外邪为主要治疗目标，以痰邪及水饮之邪为主，须加强化痰逐饮利水的治疗。加用如三棱 10 g、莪术 15 g 行气逐水，胆南星 12 g、半夏 10 g、鱼腥草 15 g、浙贝母 18 g 散结化痰，桔梗 6 g、凤尾草 15 g 利咽排脓，半枝莲 30 g、土茯苓 30 g 利湿解毒。

学生：有什么其他并发证型需要在治疗上注意？

教授：患者因高龄，有肺部感染，慢性支气管炎病史，反复咳嗽咯痰，出现胸腔积液，时常胸闷，活动后气急，故有痰湿及心肺气虚之证，治疗过程中须注意予清化痰湿之药，防止过于滋腻。止血防止留瘀，化痰不忘行气。顾护心肺，防止水气凌心。

【随访情况】

复查血常规：血细胞比容 12.7%，血红蛋白 43 g/L，淋巴细胞 0.8×10^{9}/L，红细胞平均血红蛋白量 35.4 pg，红细胞平均体积 104.1 fl，中性粒细胞 1.2×10^{9}/L，血小板 9×10^{9}/L，

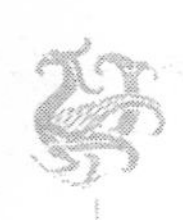

红细胞 $1.22\times10^{12}/L$，红细胞分布宽度标准差 72.1 fl，白细胞 $2.2\times10^{9}/L$。心脏超声：二尖瓣、三尖瓣轻度反流。出院时乏力头晕心悸明显好转，食欲增加，头晕乏力减轻，舌淡胖，苔薄黄腻，脉弦。嘱患者清淡饮食，静息调养，防止动怒，适当活动。

门诊随访患者经过 3 周治疗，咳喘、胸闷症状缓解，白细胞稳定在 $(10\sim20)\times10^{9}/L$。

（胡令彦整理）

案二

【病例概要】

周某，女，66 岁。入院时间：2013 年 8 月 3 日，查房时间：2013 年 8 月 10 日。

主诉： 反复乏力、肛周不适 1 个月余。

现病史： 患者因"肛裂、混合痔、直肠黏膜内脱垂"欲行痔疮手术，2013 年 6 月 27 日外院就诊查血常规示：白细胞 $1.5\times10^{9}/L$，中性粒细胞 $0.7\times10^{9}/L$，血小板 $147\times10^{9}/L$，血红蛋白 109 g/L。后至外院血液科行骨穿，涂片示：骨髓有核细胞增生活跃，原始细胞占 13%。考虑"骨髓增生异常综合征-RAEB"骨髓象，外院建议可行地西他滨等治疗，患者暂未接受该治疗方案。2013 年 7 月 15 日至我院门诊就诊口服中药治疗。查血常规：白细胞 $1.5\times10^{9}/L$，中性粒细胞 $0.8\times10^{9}/L$，血小板 $155\times10^{9}/L$，血红蛋白 108 g/L。2013 年 7 月 18 日复行骨穿，骨髓细胞学示：急性髓细胞白血病（骨髓有核细胞增生活跃，原始占 21%）。骨髓流式细胞：骨髓中异常细胞群约占有核细胞的 27%，该群表达有早期髓细胞特征；表达单核细胞标记。综合各免疫表型，诊断为"急性粒单核细胞白血病"。患者自觉乏力明显，肩背酸痛，盗汗，口干，肛周不适。现为求进一步中西医结合治疗收治入院。此次发病以来，无明显恶寒发热，无消瘦，无骨痛。

既往史：既往有高血压病史2余年，血压最高150/100 mmHg，现服用缬沙坦（每次1片，每日1次）控制稳定；30年前曾有病毒性心肌炎病史，近2年曾有胸闷心悸史。糖尿病病史10年，二甲双胍、格列吡酮控制血糖，血糖控制可。

刻下：乏力明显，肩背酸痛，盗汗，口干，肛周不适，二便调，夜寐安。

体格检查：体温36.7℃，精神一般，体型偏胖，巩膜无黄染，颌下可及淋巴结肿大，如黄豆大小，全身皮肤未见瘀斑瘀点。胸骨无压痛，两肺呼吸音清，未闻及湿啰音。心浊音界无扩大，HR：76次/min，律齐。腹软，无压痛，双肾区无叩击痛，双下肢无浮肿。舌质淡红，苔薄而干，脉虚弦。

辅助检查：8月9日血常规：血红蛋白102 g/L，中性粒细胞0.5×10^9/L，血小板152×10^9/L，白细胞1.2×10^9/L。

西医诊断：急性粒单核细胞白血病（骨髓增殖异常综合征化）。

中医诊断：急劳（肝肾亏虚，邪毒内蕴证）。

诊治经过：入院后，完善相关检查，给予TAG方案化疗，化疗期间反复呕吐，化疗后发热体温于38～39℃波动。

【病例分析】

患者主要症状为乏力，肩背酸痛，盗汗，口干及肛周不适。急性白血病属于恶性肿瘤范畴。《内经》云：清阳发腠

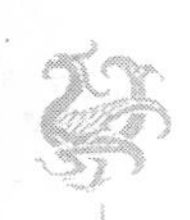

理，浊阴走五脏。故阴阳不和，经络不畅，五脏功能紊乱，不能将阳气疏布于表，故不能卫外。阳变阴者，服凉药之过也，阴变阳者，服热药之聚也。阳变阴者多死，阴变阳者多生，故治疗必须调和阴阳，阴阳失调，诸病变生。患者乏力，盗汗，舌淡，苔干，脉虚弦，以不足之象为主要表现。同时痰毒之邪内聚又导致脉络阻滞，气血不畅。背为阳，腹为阴，上为阳，下为阴，阳气被伤，故发生肩背酸痛。久聚化火耗伤气阴，故乏力，盗汗。肝藏血，肾藏精，导致肝肾之阴亏虚，邪毒灼于会阴，故肛周不适反复。

证属：肝肾亏虚，邪毒内蕴。

治则：补益肝肾，清解邪毒。

方药：蒿芩清胆汤加减。

太子参 15 g	青蒿 6 g	白芍 12 g	枳壳 10 g
半枝莲 15 g	蛇舌草 15 g	僵蚕 10 g	土鳖虫 10 g
蒲公英 30 g	薏苡仁 15 g	炙甘草 6 g	半夏 20 g
车前子包 6 g	鹿衔草 6 g	白术 12 g	黄连 3 g
吴茱萸 3 g	佩兰 10 g	荷叶 6 g	生稻芽 15 g
生麦芽 15 g	豆蔻后 6 g	炒牡丹皮 18 g	

煎服法：加水 400 ml 煎煮至 200 ml，分次温服，每日 2 次。

【按】

方义分析：本组药物由蒿芩清胆汤化裁而来，蒿芩清胆汤用于少阳湿热证，多由湿遏热郁，阻于少阳胆与三焦，三焦气机不畅所致，白血病在古代医书鲜有描述，尤其在治疗方面，本方采用青蒿清透少阳邪热，枳壳下气宽中，除痰消痞；

半夏燥湿化痰,和胃降逆;半枝莲、蛇舌草、鹿衔草、车前子清热利湿,导邪从小便而出,加荷叶、佩兰、薏苡仁、白豆蔻以化湿浊,加太子参益气生津,加黄连、吴茱萸清热止呕和胃,僵蚕、土鳖虫、牡丹皮逐瘀散结,为治疗白血病的有效方剂之一。

【经典发微】

《灵枢·胀论》篇关于“除其邪则乱气不生”,“邪气不出,与其真相持,乱而不去,反还内着”的论述,张子和攻下以祛邪的思想以及温病学注重祛邪的理论,对于治疗白血病具有重要的指导意义。

【师生讨论】

学生:急性白血病患者的邪毒内蕴证型体现在哪里?

教授:邪毒是急性白血病的主要致病因素之一,贯穿发病过程始终,临床上分不同阶段,邪毒的持续时间及致病有变化。邪包括内邪、外邪。该患者发病初有反复肛裂,痔疮,毒邪存在日久,耗伤正气,可导致外邪反复侵入机体。加之反复用药的药毒之邪,气血耗伤导致的瘀阻之邪,均为毒邪的组成部分。故治疗中须根据不同阶段的内外之邪,使用祛邪之法。

学生:患者须进行化疗,化疗期间如何减轻消化道副作用?

教授:化疗期间恶心呕吐的副反应非常常见。不但影响患者生存质量,且可能造成摄入不足导致的电解质紊乱等。减轻胃肠道副反应的治疗方法需要辨证用药。该患者

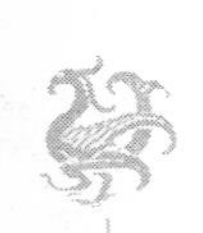

舌淡红，苔薄干，脉虚弦，有肛周感染，湿热内蕴，耗竭精血，导致苔干，脉虚。方用《金匮要略》之橘皮竹茹汤，降逆止呕，益气清热之呕逆或干呕。气有余便是火，气虚多导致脾胃虚寒，无以鼓动，故须根据寒热程度调整生姜用量。用党参或生晒参扶正，得以辅降胃气。

学生：患者目前反复发热，肛周疼痛反复，无咳嗽咯痰。如何治疗化疗后粒细胞缺乏感染发热?

教授：患者邪毒内蕴，痰毒下注，正气亏虚，正邪相争，反复发热。化疗后感染为化疗后常见现象，多数患者都有粒细胞水平、基础感染、免疫抑制剂等不利因素。故中医治疗仍当辨证，以扶正为首，驱邪为次，治疗注意感染的部位，加减用药。化疗后患者不宜使用创伤性操作方法治疗，内服药为主要治疗措施。此患者肛周不适，时有疼痛，反复发热，瘀毒阻络，可于原方基础上加用活血利湿方剂利湿通络止痛，药用苍术 15 g、防风 10 g、黄柏 12 g、当归 10 g、泽泻 10 g、槟榔 10 g、制大黄 10 g、秦艽 15 g、皂角刺 3 g。

【随访情况】

服药后 1 周肛周不适好转，热退。随访 1 个月病情稳定。后按时化疗 4 次，血象及骨髓象提示缓解。之后门诊治疗，已缓解 1 年半。

（胡令彦整理）

案三

【病例概要】

顾某，男，57 岁。入院时间：2006 年 1 月 5 日，查房时间：2006 年 2 月 10 日。

主诉：反复齿衄鼻衄、乏力 5 个月余，加重伴发热 5 日。

现病史：患者 2005 年 7 月无明显诱因下出现齿衄、鼻衄，伴有皮肤瘀斑，于外院口腔科诊治，查血常规：白细胞 5.0×10^9/L，血红蛋白 70 g/L，血小板 2×10^9/L。遂至医院急诊，予输注单采血小板及止血合剂控制出血，进一步骨穿，细胞涂片示：原始细胞占 18%，拟"骨髓增生异常综合征－RAEB Ⅱ不能排除"。予沙利度胺及维 A 酸、四物合剂、复方芦丁等口服治疗，效果不明显，血小板维持在 10×10^9/L 左右。9 月患者头晕乏力加重，再次牙龈出血，入当地医院，予阿糖胞苷(12.5 mg，每日 2 次)皮下肌内静脉注射，21 日小剂量化疗。2005 年 12 月 9 日我院骨穿，细胞涂片示：骨髓有核细胞增生明显活跃，粒系增生活跃，红、巨二系增生减低。粒系中原粒占 44%，结合组织及细胞免疫分型，拟急性非淋巴细胞白血病－M2 不能除外。于 2005 年 12 月 13 日起予 MEP 方案(MTN 4 mg d1～d3，VP－16 50 mg d1～d3，Pred 40 mg d1)化疗，同时抗感染、输血及血小板等支持。12 月 30 日患者再次出现鼻衄，1 月 3 日本院血常规：白细胞 29.8×10^9/L，血红蛋白 59 g/L，血小板 13×10^9/L，原幼细胞 61%。2006 年 1 月 1 日无明显诱因下出现急性腹痛，我院拟诊"阑尾炎"，给予头孢他啶及环丙沙星抗感染，患者刻下腹痛略有改善。目前为求进一步中西医结合诊治再次收入院。

既往史：追问病史，既往类风湿关节炎 20 余年，平时经常服用布洛芬等止痛类药物，风湿性心脏病 20 余年。

刻下：头晕乏力，齿衄，心悸，反复低热，夜间尤甚，无咳嗽咳痰，仍有轻度下腹疼痛，纳一般，二便调，寐欠安。

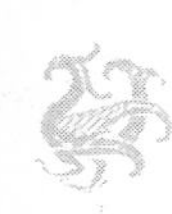

体格检查：体温37.8℃，神清，精神萎靡，重度贫血貌，皮肤巩膜无黄染，全身皮肤散在新鲜及陈旧性出血点，下肢明显。浅表淋巴结未及肿大，口唇稍发绀，牙龈出血，口腔血疱。胸骨轻压痛，肺部叩诊音呈清音，呼吸音较低，未闻及明显干湿啰音，HR：100次/min，律齐。腹部轻压痛，右下腹压痛(+)，反跳痛(+)，肝脾触诊不满意，神经系统检查(-)，双下肢轻度浮肿。舌红，少津，中间剥有裂痕，苔边薄黄，脉浮弦滑数。

辅助检查：2006年2月6日血常规：白细胞22.5×10^9/L，红细胞1.95×10^{12}/L，血红蛋白57 g/L，血小板9×10^9/L。镜下分类：原幼细胞91%。2006年2月9日血常规：白细胞13.3×10^9/L，红细胞1.84×10^{12}/L，血小板5×10^9/L，血红蛋白54 g/L。镜下分类：原幼细胞89%。

西医诊断：(1) 急性非淋巴细胞白血病-M2；

(2) 阑尾炎。

中医诊断：急劳(气血亏虚，邪毒内侵证)。

诊治经过：入院后完善相关检查，予定清片清热解毒抗肿瘤，茜蓟生血片、止血合剂，申请输血支持防止出血，头孢他啶、洛美沙星控制感染及其他积极对症治疗。先后共输16U的去白红细胞及8U单采血小板。患者自2月6日起夜间出现低热，偶有咳嗽，右下腹隐痛较入院时好转，调整抗生素为头孢噻肟钠、丁卡联合抗感染，但患者目前仍有反复低热及皮肤黏膜出血，乏力甚。

【病例分析】

目前诊断急性非淋巴细胞白血病(AML-M2)是明确的，结合患者最初在当地的骨穿报告，骨髓增生异常综合征转化的急性白血病也不能排除。

患者持续五六日夜间发热，从该患者的体温波动热型来分析，波动无明显规律，热值最高为38.3℃，首先要考虑的是肿瘤性发热，建议可以化疗。化疗用 Ara－c 50 mg d1，VP－16 50 mg d1，Pred 20 mg d1。其次是感染，包括细菌和真菌，患者自入院开始不间断使用多种抗生素，先后使用头孢他啶、头孢噻肟钠、依替米星、头孢哌酮钠-舒巴坦钠、头孢美唑钠抗感染，现在使用的是头孢噻肟钠和丁胺卡那，对于这样长期住院卧床又长期使用多种广谱抗生素的患者，目前出现体温升高，在考虑肿瘤性发热的同时，不能排除霉菌感染的可能。结合痰培养以及痰找霉菌的检查，待实验室检查回报后可以参考调整抗生素的使用。

结合该患者表现，中医诊断为“急劳”“血证”，目前突出问题为反复发热，皮肤黏膜出血，重度贫血。分析发热的原因：长期类风湿关节炎，风湿热毒内蕴，用布洛芬后药毒侵入，火热邪毒侵入血分，先损骨髓引起阴虚里热，伏于少阴肾经，经肾经侵入营血，外邪侵入，由里外发，侵入为邪毒火热，外发为少阴精亏。木火旺，易发怒，脉弦滑数，主要损肝、肾，肝、肾为内生之火，虚火夹实火，虚火为肾阴不足，实火为肝火邪毒，肝火邪毒伤髓损阴，为虚实夹杂病证。由于肝肾受损，血虚贫血，热毒内虚，邪伏阴分引起出血，损阴累及脾气受损，脾虚则乏力，大便不畅。心肝火旺，下及肾阴，毒入骨髓，亦损伤脾土。本病属多脏受损，心肝火旺损及脾土，肝火损及肾阴，脾虚不化精，不能滋养心肝。阴亏损髓，髓不化血，而见血虚，主导为阴阳，阴虚肾阴不足，而见里热，阴损阳盛，邪入血分。患者多部位出血，舌红，脉浮弦大滑数，考虑

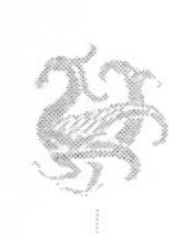

为阴虚发热出血；患者心烦易怒，脉弦大滑数是阴虚里热的表现。病位在营血、骨髓。本虚标实，阴虚为本，邪毒火热为标。治火主要治血分热，清邪毒，凉血止血，滋阴以泻火。补益脾阳，调治脾气，不用黄芪、党参，可用人参。补阴助泻火，滋阴清泻虚火，兼泻实火，泻实火要清热解毒，实多虚少，清火泻实，凉血止血，滋阴化气。

证属：肾虚火热，气血亏虚，邪毒内侵。

治则：凉血止血，滋肾泻火，补脾温阳。

方药：犀角地黄汤合大补阴丸加减。

太子参 20 g	制半夏 15 g	炒丹皮 12 g	炒黄柏 12 g
半枝莲 30 g	小蓟 15 g	水牛角^先 30 g	象贝母 9 g
炒枳壳 10 g	生地 30 g	生大黄^后 3 g	蒲公英 15 g
白蔻仁^后 6 g	蛇舌草 30 g	景天三七 30 g	薏苡仁 30 g
炙甘草 6 g			

煎服法：加水 400 ml 煎煮至 200 ml，分次温服，每日 2 次。

【按】

方义分析：方用犀角地黄汤凉血解毒，选用水牛角（先煎）为主要药物，凉血清热，联合生地清热滋阴生津，太子参补气扶正，制半夏、象贝母化痰散结，炒丹皮、小蓟化瘀凉血，炒黄柏、半枝莲、蛇舌草、蒲公英清热解毒，枳壳、生大黄（后下）理气通腑泄热，景天三七化瘀止血，薏苡仁、豆蔻、炙甘草化湿和中。方中太子参扶正，或用生晒参 5 g 隔水蒸服。合方共奏滋阴泻火，清热解毒，凉血止血功效。

【经典发微】

《诸病源候论·虚劳候》提到“内蒸，亦名血蒸，所以内蒸者，必外寒而内热，把手附骨而内热甚；其根在五脏六腑，其人……骨肉自消，饮食无味，或皮燥而光，蒸盛之时，四肢渐细，足趺肿起”。其描述的内蒸与临床常见的肿瘤性发热类似。对于急性白血病出血表现，在《素问·腹中论》云：“病至则先闻腥臊臭，出清液，先唾血，四肢清，目眩，时时前后血……病名血枯。”这里提到的“血枯”的症状描述，与临床中白血病出血、贫血的症状也颇为相似。由于急性白血病毒邪峻猛，迅速耗竭正气的病机特点，故在治疗上应清除毒邪为先。《灵枢·胀论》云：“除其邪则乱气不生。”

【师生讨论】

学生：出血是急性白血病常见的临床症状，如何辨证用药？

教授：出血在急性白血病中常见，轻者皮肤瘀斑瘀点，较重者鼻衄、齿衄，严重者内脏出血，咯血、呕血、尿血、便血、月经过多，更有甚者颅内出血。导致出血的原因主要有：

(1) 气不摄血：主要表现乏力、食少、便溏，可见自汗，出血因脾虚失统，故气虚症状较突出，出血较缓慢，血色淡红，症情也往往较轻，身体下部出血，常见下肢瘀斑瘀点，月经过多，治疗上宜采用益气摄血法，选用《济生方》归脾汤加减，加用茜草、仙鹤草、血余炭、升麻等。

(2) 血热妄行：包括实热(火热)和虚热(阴虚内热)两种，出血较急，出血程度较重，血色鲜红，往往以身体上半部分出血为主要表现，前者可伴有高热、口渴、汗出、尿赤等火热证候，

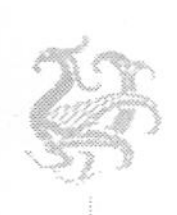

治拟清热凉血,《备急千金要方》犀角地黄汤加减;后者可有低热、手足心热、夜间盗汗等阴虚表现,治宜滋阴凉血清热。

(3) 瘀血出血:久病成瘀,瘀血出血可有疼痛,肿块,往往出血量大,夹有血块,在治疗中应活血止血,《类证治裁》桃红四物汤加减。

学生:患者出现重度贫血表现,属"急劳血枯证",为何治疗不用补益精血之品?

教授:《素问·腹中论》云:"病至则先闻腥臊臭,出清液,先唾血,四肢清,目眩,时时前后血……病名血枯。"这里提到的"血枯"的症状描述,与临床中白血病同时出现出血、贫血的症状,由于急性白血病毒邪峻猛,迅速耗竭正气的病因病机特点,故在治疗上应清除毒邪为先。《灵枢·胀论》云:"除其邪则乱气不生。"故对于本病火热邪毒侵入血分,先损骨髓引起阴虚里热,少阴精亏,为虚实夹杂病证,虚火为肾阴不足,实火为肝火邪毒,实多虚少,宜清火泻实,凉血散瘀,滋阴化气。

【随访情况】

经治疗,热平,血常规:白细胞 3.63×10^{9}/L,红细胞 1.89×10^{12}/L,血小板 15×10^{9}/L,血红蛋白 59 g/L。好转出院。

(王婕整理)

案四

【病例概要】

李某,女,49 岁。入院时间:2005 年 7 月 18 日,查房时间：2005 年 7 月 26 日。

主诉：乏力 5 年，伴发热 2 周。

现病史：患者于 2000 年因神疲乏力，伴皮肤瘀点瘀斑，查三系下降，骨髓涂片及活检诊断为"骨髓增生异常综合征-RCMD"，曾予十一酸睾酮、环孢素、糖皮质激素等治疗，疗效不佳。近 2 周因受寒后出现发热，体温在 38.5℃左右，伴畏寒，肛周疼痛，全身皮肤密集瘀点瘀斑，血象示：白细胞 181×10^9/L，血红蛋白 50 g/L，血小板 12×10^9/L。急行骨穿提示：急性粒单核细胞白血病-M4a。入院后予广谱抗生素抗感染，但体温下降不明显，肛肠科会诊示肛周脓肿。

既往史：否认消化系统疾病史，否认高血压、糖尿病病史，否认肝炎等传染病病史。

刻下：神疲乏力，面色萎黄灰滞，发热。肛周疼痛，口干，纳差，大便秘结。

体格检查：体温 38.2℃，精神可，巩膜及全身皮肤黏膜无黄染，全身皮肤密集瘀斑瘀点，浅表淋巴结未触及肿大。胸骨无压痛，两肺呼吸音清，未闻及湿啰音。心浊音界无扩大，HR：78 次/min，律齐。腹软，无压痛，无反跳痛及肌卫，双下肢浮肿。舌质暗淡，苔薄黄腻，脉沉细。

辅助检查：白细胞 201×10^9/L，血红蛋白 42 g/L，血小板 11×10^9/L。

西医诊断：急性粒单核细胞白血病-M4a。

中医诊断：急劳(正气亏虚，热毒亢盛证)。

【病例分析】

补充询问发热过程有无咽痛、咳嗽咯痰、齿衄肿痛、腹痛

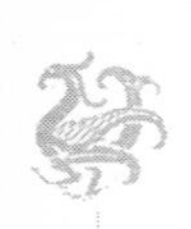

腹胀等症状,查体示左肺背疼痛,闻及湿啰音,脾肿大,肋下三指,肝肋下未及。要求复查胸部CT及腹腔CT。反复行高热血培养加药敏及肛周脓液培养。

目前加强抗感染,包括细菌、真菌、革兰阳性菌、革兰阴性菌。在广谱抗感染的基础上,必要时可予泼尼松片或新广片退热。对肛周脓肿,必要时手术切开引流排脓,有助于控制感染。注意DIC的发生,密切监测3p、D-Di等凝血功能。暂不化疗,待感染控制后可考虑小剂量方案化疗。

患者病程较长,5年来诊断为骨髓增生异常综合征,三系下降,表现为全身乏力虚弱及出血症状,药物疗效不佳。本次发病缘于受寒后感受外邪,出现高热,肛周脓肿及肺部感染,疾病进展较快,并发生变化,转变为急性白血病,治疗难度大,预后较差。中医认为患者素体亏虚,正气不足,在虚劳血虚的基础上出现精亏,久虚不复,损及肾气元精,精不化气,气血亏乏,遏外邪侵袭,化为温毒,侵犯三焦,上焦主咳嗽,咯痰,中焦主口渴,便秘,下焦主肛旁脓肿,温毒耗伤气阴,深入营血,以致出血高热。故该患者表现为正虚邪盛,现阶段尤以邪气壅盛,热毒侵犯三焦气血为主要矛盾。治疗可予黄连解毒汤、犀角地黄汤等加减。

证属:正虚精亏,气血不足,热毒亢盛,迫血妄行。

治则:清热解毒,清营凉血,先救其标。

方药:黄连解毒汤合犀角地黄汤加减。

黄芩 15 g	川连 9 g	炒黄柏 10 g	山栀子 10 g
石膏先 30 g	大黄后 6 g	水牛角先 30 g	炒丹皮 15 g
淡豆豉 10 g	银花 30 g	绛生地 15 g	炒知母 10 g

桔梗 10 g　　赤、白芍各 10 g　生甘草 5 g

煎服法： 加水 400 ml 煎煮至 200 ml，分次温服，每日 2 次。

【按】

方义分析： 黄连解毒汤治疗实热火毒、三焦热盛之证，黄芩、黄连、黄柏苦寒泻火，山栀子、石膏、大黄通腑泄热，大黄与黄芩、黄连配伍，可以治外科疮疡，水牛角凉血解毒，赤芍、丹皮活血，淡豆豉退热，重用银花清热解毒，《温热经纬》黄连解毒汤加银花为"栀子金花汤"，用于白血病合并感染性炎症。生地、知母养阴，桔梗理气疏肝，甘草调和诸药。合方可清三焦之火，凉血分热。

【经典发微】

急性白血病晚期常见高热持续不退，《素问·评热论》类似"有病温者"的病证记载，其病命名为"阴阳交"，所描述"汗出辄复热，而脉躁疾，不为汗衰，狂言不能食"等症状，与急性白血病恶化及细菌、病毒、真菌感染所致高热或败血症的临床表现十分相似。

【师生讨论】

学生： 患者本次发病以高热、肛周脓肿等感染症状为主，但全身虚弱及出血症状明显，中药治疗是否可以加些党参、黄芪之类的扶正药？

教授： 患者西医诊断为急性白血病，以感染浸润为主要表现，正常的造血功能受到抑制，外周血血象低下，故表现为

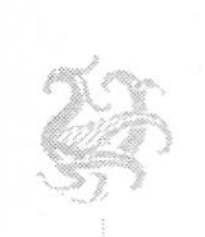

全身虚弱乏力之象。而中医认为温热邪毒侵犯机体，热毒炽盛，耗伤气阴，破血妄行，故从治疗求本上而言，早期阶段以清热解毒，清营凉血为主，待热退症减，自然全身情况也会随之好转。此时再适当加用党参、麦冬、石斛、女贞子、墨旱莲、仙鹤草等益气养阴，滋补肝肾，防止出血清补之品，既不恋邪，又不碍胃。若早期过早应用补气滋阴之品，易助邪恋邪，甚则动血耗血，反而加重病情。

学生： 清热解毒剂在白血病治疗中如何运用？

教授： 黄连解毒汤、泻心汤、凉膈散、普济消毒饮为治疗白血病常用清热解毒剂，其中黄连解毒汤最常用，合金银花为栀子金花汤，用于辨证为三焦实热，发热烦躁，淋巴结肿痛，或肛周肿痛，舌红苔黄，脉数大有力，或合并阴虚内热者，舌干红，可以合并生地、知母养阴生津；凉膈散有通利导热下行的作用，用于热聚胸膈，身热口渴，口腔溃疡，大便闭结，其中连翘、黄芩、栀子清热解毒，清郁热泻火，薄荷、竹叶外疏风邪，内清里热，大黄、芒硝除胸膈邪热，导热下行，配白蜜、甘草缓缓泻下，固护脾胃。若合并出血，则联合凉血止血药，瘀血阻络，加化瘀散结药。

（许毅整理）

案五

【病例概要】

乔某，女，36 岁。入院时间：2006 年 4 月 7 日，查房时间：2006 年 4 月 20 日。

主诉： 皮肤紫癜伴月经量多 17 个月，加重 2 个月余。

现病史： 患者 2004 年 11 月染发后出现四肢瘀斑瘀点，

伴月经增多，查血常规示白细胞计数增高，血红蛋白浓度及血小板计数减少，骨髓涂片示“急性髓细胞白血病部分分化型”。予DA方案化疗后获完全缓解，随后又行5次化疗。2006年2月复查骨髓象示：骨髓增生明显活跃，原始细胞53%，提示白血病复发，再次化疗无效。

既往史：否认高血压、糖尿病等内科病史，否认肝炎、结核等传染病病史。

刻下：乏力明显，自汗、盗汗，畏热，微咳无痰，齿衄，月经量多，淋漓不尽，持续半月，血色淡红，伴有血块，纳眠可，饱食后便次多，小便调。

体格检查：重度贫血貌，体形虚胖，面色萎黄，四肢皮肤散在淡红色出血点。浅表淋巴结未及肿大，咽部充血。胸骨无压痛。脾肋下二指。舌质淡暗而胖，苔薄黄腻，脉沉细。

辅助检查：2006年4月7日血常规：白细胞 $4.2\times10^9/L$，中性粒细胞 $1.1\times10^9/L$，血红蛋白41 g/L，血小板 $1\times10^9/L$。

西医诊断：急性髓细胞白血病部分分化型（复发难治型）。

中医诊断：急劳（气阴两虚，邪毒内蕴证）。

诊治经过：入院后以对症支持治疗为主，多次输注红细胞及血小板悬液，并予卡巴克络水杨酸钠、酚磺乙胺、维生素 K_1 等止血治疗，但患者血小板持续 $5\times10^9/L$ 以下，仍齿衄，月经淋漓不止。

【病例分析】

患者2000年房屋装修，发病前两三年反复咽痛，平均每

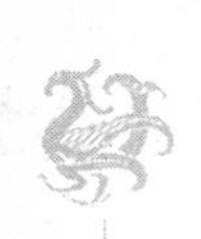

月服用六应丸 3～4 日，发病后多次化疗。皮肤瘀斑瘀点，齿衄，月经淋漓不尽，乏力，自汗、盗汗，畏热，微咳无痰，纳眠可，饱食后便次多，小便调。形体肥胖，颜面虚浮、萎黄，周身皮肤瘀斑瘀点。脾肋下刚及。舌质淡暗而胖，苔中薄黄腻，边薄黄，有血疱。脉沉细，尺脉甚。

该病中医证属“急劳”范畴。患者素体肾精亏虚，复因外邪（漆毒、药毒）之毒乘虚入侵，更伤骨髓。肾主骨藏精而生髓，肾精不能化生气血，而致血虚。血虚里热可致风动化热，迫血妄行；水不涵木，肝木失其条达，可生内风，亦可动血，迫血妄行。疾病迁延不愈，损伤脾脏。脾为后天之本，脾虚生化乏源，气血生化不足，亦可致血虚。综上所述，患者精亏于内，邪毒内蕴，正邪交争，邪毒伤正，脾肾亏损，肝木失调，火热内扰，耗血动血，迫血妄行。

证属：脾肾亏损，肝木失调，火热内扰。

治则：补益精气，调达脾肾，扶正以治本；平泄肝木，清泄邪毒，祛邪以治标。

方药：黄芪异功散、黄连解毒汤、犀角地黄汤合荆芥饮加减。

黄芪 15 g　太子参 15 g　炒白术 10 g　茯苓 15 g
薏苡仁 15 g　陈皮 5 g　炒丹皮 15 g　墨旱莲 15 g
生地 15 g　熟地 15 g　水牛角[先] 30 g　赤芍 15 g
白芍 15 g　炒黄柏 15 g　黄连 5 g　黄芩 15 g
荆芥炭 10 g　山栀炭 10 g　槐花 30 g　蒲公英 30 g
蛇舌草 30 g　生甘草 5 g　炙甘草 5 g

煎服法：加水 400 ml 煎煮至 200 ml，分次温服，每日 2 次。

【按】

方义分析：方由黄芪异功散、黄连解毒汤、犀角地黄汤、荆芥饮四方化裁而来。黄芪甘温，用量宜少，补气升阳而不助邪，不助火；若齿衄、月经量多，出血倾向明显，剂量也要小；白术具有抗凝作用，量多亦可动血出血。患者便溏，日 2 行，脾虚湿胜，用白术、茯苓、太子参、甘草，四君健脾利湿。热邪与水湿互阻，热挟湿，清热利湿可选茯苓、薏苡仁，湿去热除，渗湿于热下。血中伏热，应与摄血止血药同用。丹皮清泄血中肝胆之火，并去瘀热，引火下行，但用量须权衡，经期不宜用，用之易动血。熟地甘温，生地、墨旱莲甘凉，配合水牛角可补血滋阴，凉血清热。黄芩、荆芥、山栀子、槐花四药取自《普济方》中荆芥饮，可清上焦风热。荆芥炒炭，祛风除湿，透泄血中之风；山栀子清泄三焦之风。黄柏、黄连、黄芩苦泄清利，清三焦之火。蒲公英、蛇舌草苦甘寒，入三焦及肝肾，清热解毒，化瘀制水，清泄三焦湿火之动。综合全方，滋肾健脾，补益精气治本，配合平泄肝木，清利三焦湿毒，透泄血中风火热毒治标。

同时加强输血支持，特别是需要连续输注血小板悬液。

【经典发微】

《圣济总录 · 热劳》论曰“热劳之证，心神烦躁，面赤头疼，眼涩唇焦，身体壮热，烦渴不止，口舌生疮，食饮无味，肢节酸疼，多卧少起，或时盗汗，日渐羸瘦者是也”，方选取犀角汤方（犀角、胡黄连、柴胡、人参、赤茯苓、羌活、桔梗、川芎、前胡、白芷、鳖甲、炙甘草）之类，同时“急劳之病，其证与热劳相似，而得之差暴也，缘禀受不足，忧思气结，营卫俱虚，心肺壅

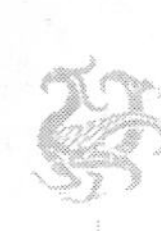

热，金火相刑，脏气传变，或感外邪”，治疗选用退热汤方、犀角汤方（犀角、防风、柴胡、知母、桔梗、人参、黄芩、木通、半夏、玄参、石膏、麦冬、生姜），说明当时提出的“急劳”与“热劳”皆由热毒入侵，脏腑传变的病机特点与共同的治疗原则，临床症状多有发热盗汗、口舌生疮、骨节酸疼、面色萎黄、形体羸瘦等，然“急劳”较之“热劳”起病更急，传变更为迅猛，这些类似急性白血病的证候。

【师生讨论】

学生：本患病程日久，涉及脏腑众多，如何删繁就简，抓住主次？

教授：首先血液病与脾、肾二脏关系最为密切。肾主骨，藏精生髓。肾精能生髓，髓可化血，精髓乃为血液化生之源，故有“血之源头在乎肾”之说（《病机沙篆·虚劳》）。脾为后天之本，气血生化之源，血液的生成有赖于脾胃所化生的水谷精微。《灵枢·决气》篇：“中焦受气取汁，变化而赤，是谓血。”而本病患病之初，反复咽痛，服用六应丸，复感漆毒，均属外感风热邪毒，内伏血分，动风动血。肾阴亏虚，水不涵木，肝木受损，失于条达，生内风。肾精亏虚，血不养气，致脾气亏虚；肝木克土，药物之毒伤脾土。治疗上补肾第一，调脾第二，祛邪调肝第三。

学生：本方中用及清热利湿之品，是如何考虑的？

教授：血液病湿热证多见。内湿多由饮食不节，邪毒伤脾，脾胃受损，水饮内停为湿，内湿可生痰、化风、化热。少部分病例受外湿，如淋雨、涉水、长夏季节等因素的影响，可分别侵袭三焦及肺、脾胃、肾诸脏。本病在治疗上，补脾基础上兼顾治湿化痰。本患者治湿当则之于脾、肺二脏。

学生：请谈谈急性白血病的治疗经验。

教授：近年来所见到的急性白血病，绝大多数是已经接受化疗而未获效的患者，临床上表现出一派正气戕伤之象，接受中医中药治疗时，多已停用化疗药物。如见面色无华，唇舌淡白，形削气怯，脉象细数或濡数者，采用两仪膏合当归补血汤以扶助正气，或用三才封髓丹合六味地黄丸以清滋肾气，部分患者可以再次获得缓解。如见鼻衄、牙宣、口舌血疱、皮肤瘀斑等血不循经而妄溢之候者，虚证可用当归、龙眼肉引血归经，山茱萸、龙骨、牡蛎、阿胶等固涩止血；热证可用水牛角、丹皮、鲜生地、侧柏叶、荷叶等凉血止血之品，但在临床上往往虚实错综，难以分辨，不妨以上述两法合用，亦有获得缓解者。如见形寒(或寒战)、身热，有汗不解，寒热日作二三次者，多为火热之邪乘虚进入，除按照温病之卫、气、营、血辨证论治外，亦可重用五味消毒饮、黄连解毒汤合独参汤进行治疗，亦有侥幸脱险者。若见牙龈、口咽、肛门等处糜烂穿溃者，除用扶正托毒的内服药外，还须采用外治诸法。至于在终末期见到弥漫性血管内凝血证候的，患者面色灰白，斑色紫暗，虽用活血化瘀之法，然其效果极差，不免于死亡。

【随访情况】

经服上方 7 剂，及再次连续输注 2U 单采血小板悬液，患者月经止，齿衄几愈。后因经济原因停止治疗，未几于院外死亡。

（朱文伟整理）

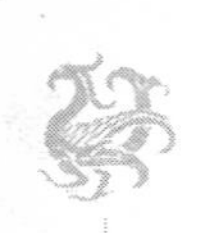

案六

【病例概要】

张某，男，76岁。入院时间：2009年7月14日，查房时间：2009年7月23日。

主诉：乏力2月，双颌下淋巴结进行性肿大2周。

现病史：患者2个月前到地段医院配药，因乏力、甲床苍白，查血常规提示二系减少(2.4×10^9/L)，血红蛋白降低(具体不详)，血小板正常，遂到外院就诊，给予骨穿检查，5月5日骨穿示：骨髓有核细胞增生活跃，片上原幼细胞比例异常升高占73.5%，其中22%形似粒细胞系统(原始粒细胞20%，早幼粒细胞2%)，另外51.5%形似单核细胞系统(原始单核细胞41.5%，幼稚单核细胞10%)，偶见Auer小体，粒系早幼粒以下阶段细胞比例明显减少，红系比例偏低。提示：急性粒单核细胞白血病-M4b。建议行化疗，考虑患者年高，且家属拒绝化疗，后在外院口服中药治疗。1个月前，患者出现右腮部肿痛，外院口服中药治疗及消瘤粉外敷后情况好转；2周前，患者出现右颌下淋巴结肿大，后双颌下淋巴结肿大伴疼痛，无发热，无牙龈出血，无口腔溃疡。遂到医院复查骨穿，报告未回。7月14日血常规：白细胞18.08×10^9/L，血红蛋白80 g/L，血小板112×10^9/L，红细胞2.3×10^{12}/L。今患者为求进一步中西医结合治疗，经门诊收入我院。

既往史：有高血压病史6年，冠心病史3年，否认结核病史。

刻下：乏力，时有头晕，双颌下淋巴结肿大，疼痛，有发热，纳差，夜寐尚可，大便调，小便频数。

体格检查：体温38.4℃，神清，中度贫血貌。两肺呼吸音清，未闻及干湿啰音。HR：100 次/min，律齐，各瓣膜听诊区未及病理性杂音。腹软，肝脾肋下未及，神经系统检查(一)，双下肢无浮肿。舌质红，苔白腻，脉弦细。

辅助检查：2009 年 7 月 20 日外院 BM 示：原始单核细胞占 82%，提示急性粒单核细胞白血病未缓解骨髓象。

西医诊断：(1) 急性粒单核细胞白血病-M4b；

(2) 2 型糖尿病。

中医诊断：急劳(气阴两虚，邪毒内蕴证)。

诊治经过：入院完善相关检查，因发热、双颌下淋巴结红肿疼痛，予头孢噻肟钠加左氧氟沙星抗感染，营养支持及清热解毒等治疗。

【病例分析】

患者目前主要临床表现为乏力，双颌下淋巴结红肿疼痛，发热甚者高热，纳差，舌淡，舌体胖大，苔厚，脉弦细。外周白细胞增高，骨髓原始细胞比例增高。

西医治疗本患老年男性，病程较短，疾病进展快，发病时白细胞偏高，原始细胞百分比高，体温偏高，双颌下淋巴结肿痛，质硬，考虑炎症以及淋巴结浸润，一方面要抗感染，另一方面治疗原发病，患者老年男性，有糖尿病史，原始细胞偏高，考虑联合小剂量化疗，目前考虑 TAG 方案，可能取得缓解。化疗过程中要注意抗感染治疗，控制血糖。颌下淋巴结肿大，一方面考虑炎症，另一方面考虑淋巴结浸润，治疗原发病的同时，可局部用药，用金黄散外敷，可缩小局部炎症，消肿。

中医辨证患者年事已高，精气亏虚，故本病发病之初与

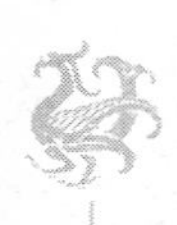

脾、肾二脏关系最为密切，肾藏精，精生髓，髓化血，精髓乃血液化生之源，固有“血之源头在乎肾”(《病机沙篆·虚劳》)之说，脾为后天之本，气血生化之源，血液的生成有赖脾胃所化生的水谷精微，《灵枢·决气》中也讲到“中焦受气取汁，变化而赤，是谓血”。本病例属于在脾肾亏虚的基础上，复感风热邪毒，热毒内伏伤阴耗气，甚至骨髓瘀滞，肾阴不足，水不涵木，肝木失调达，肝气瘀滞结为双颌下肿块，或肾阴亏虚，虚火内生，炼液为痰、瘀血内生结于颌下，下颌归属与肝胆两经，瘀毒外发，则出现颌下红肿疼痛；热毒耗气，故见乏力明显；肝郁不达致脾虚不运，故见纳差。根据患者临床表现，患者此次发热主要为外邪引起，热邪内生，故见高热。舌质淡，舌体胖大，苔厚，脉弦细，乃气阴两虚，邪毒内浸，肝气不舒的表现。本病的根本在于脾肾亏虚，复感外邪，邪热内伏，伤阴耗气，肝气瘀结为主要病机，脾肾亏虚为本，火热之毒为标。治疗时《医学心悟·火字解》认为“贼火可驱不可留”，所以当下治宜清解邪毒。

证属：脾肾亏虚，邪热内伏，肝气瘀结。

治则：清热解毒，柔肝解郁，行气散结。

方药：自拟方。

桑叶 10 g　薄荷后 3 g　大力子 30 g　黄芩 15 g
炒黄柏 15 g　山栀子 10 g　半枝莲 30 g　虎杖根 30 g
炒赤芍 15 g　炒丹皮 15 g　柴胡 10 g　炒枳壳 10 g
白芍 12 g　生地 15 g　半夏 10 g　茯苓 15 g
陈皮 10 g　炙甘草 5 g　太子参 20 g　竹茹 5 g
白蔹 15 g　象贝 30 g　夏枯草 15 g　三棱 15 g
郁金 12 g

煎服法：加水 400 ml 煎煮至 200 ml，分次温服，每日2次。

【按】

方义分析：方用桑叶、薄荷、大力子疏风清热；黄芩、黄柏、山栀子清泄三焦之火；半枝莲、虎杖根清热利湿；赤芍、丹皮入肝经血分，清热凉血；诸药合用，共收驱“贼火”之功。“肝喜调达，恶抑郁”，柴胡入肝胆经，疏肝解郁，透邪外出，使肝气得以调达，枳壳理气解郁，泄热破结与柴胡为伍，一升一降，加强舒畅气机之功；白芍、生地养血敛阴，柔肝缓急，两者与柴胡同用补肝体而助肝用，血充则肝柔；二陈汤加太子参理气和中，补气健脾，既能实脾土以御木侮，又能使气血有化生之源；象贝、白蔹、夏枯草清热散结；《本草经疏》中云：“三棱从血药则治血，从气药则治气，老癖癥瘕积聚结块，未有不由血瘀、气结、食停所致，苦能泄而辛能散，甘能和而入脾，血属阴而有形，此所以能治一切凝结有形之坚积。”所以方中重用三棱，取其破血行气，消积止痛之功；郁金味辛，能行能散，既能活血，又能行气，可治气血瘀滞止痛。

【经典发微】

根据急性白血病的症状和体征，可将其归属于中医学的“急劳”“血证”“温病”“癥瘕”等范畴。《素问·六元正纪大论》提到了类似白血病高热、出血的临床表现：“火郁之火……故民病少气……血溢流注。”在病机方面，《灵枢·百病始生》篇中指出：“风雨寒热不得虚，邪不能独伤人……此必因虚邪之风与其身形相得乃客其形。”元代张洁如云：“壮

人无积，虚人多有之。”强调内在正气不足为其发病基础，由气血邪毒相互搏结而引发本病。

【师生讨论】

学生：请教授谈谈急性白血病的历史沿革。

教授：清末何廉臣撰写《重订广温热论》，在“论温热四时皆有”篇中说：“温热，伏气病也，通称伏邪，病之作，往往因新感而发，所谓新邪引动伏邪也。”“论温热伏气与新感不同”篇进一步指出：“新感温热，邪从上受……伏气温热，邪从里发，必先由血分转入气分，表证皆里证浮越于外也。新感轻而易治，伏气重而难疗，此其大要也。”伏气温热多见病情严重，错杂多变，气血俱伤等临床特点，与血液病重证诸如急性白血病、重型再生障碍性贫血严重感染的发病机制、临床表现及病变转化趋势，有不少相似之处。故对于急性白血病的辨治有重要参考价值。

学生：急性白血病中医归属什么范畴？

教授：“急性白血病”这个病名在中医古籍中虽无具体的命名，但对其发热、出血、贫血、浸润等临床表现却早有论述。根据急性白血病的症状和体征，可将其归属在“急劳”“血证”“温病”“癥瘕”等范畴。通过长期的临床实践，分析急性白血病的中医病机是邪毒伏火，少阴亏虚。故有伏气温热学说、邪实正虚学说、脏腑亏损学说。

学生：如何进行急性白血病的中医治疗？

教授：白血病的中医辨证应以虚实为纲，治疗以攻邪为主，采用扶正祛邪的治疗原则。分型论治中分邪实证、正虚证加以分别论治，具体有：① 热毒论治：急性白血病各型的发展过程中多见发热、头痛、咽痛、口腔溃疡，此乃火热炽盛所致，治当采用清热解毒，在急性白血病的整个治疗过程中清热解毒法可贯穿始终，方药可用黄连解毒汤等，药物可选用石膏、知母，山栀子、黄连、黄芩、凤尾草、蛇舌草、大青叶等清三焦之火。② 伏火论治：证见热入营血，邪陷心包之证，此乃阴津亏耗，邪实正衰，里热炽盛，治疗以养阴扶正，清热凉血，方用白虎汤、清营汤、犀角地黄汤，加入青黛、山豆根、急性子、生地、麦冬、黄芪、太子参等，透达气分、营分、血分。③ 肾虚论治：急性白血病进展常见肾阴亏虚，又有伏热，邪毒损及骨髓，表现为低热心烦，盗汗，咽痛口渴，口干尿赤，出血不甚，脉细数或弦细数，舌红少苔。治拟滋肾填精，益气养阴，方用三才封髓丹、大补阴丸、杞菊地黄丸、左归饮加减。倡导中医中药对白血病的治疗以改善患者的全身的症状，延长生存期，提高缓解率为治疗原则。

【随访情况】

患者经过治疗，发热已退，颌下淋巴结稍肿大，白细胞 3.08×10^{9}/L，血红蛋白 89 g/L，血小板 102×10^{9}/L，红细胞 2.8×10^{12}/L。舌淡红胖，苔薄黄腻，脉弦细。处方：太子参 20 g、黄芩 15 g、炒黄柏 15 g、山栀子 10 g、半枝莲 30 g、虎杖根 30 g、制首乌 15 g、当归 15 g、炒赤芍 15 g、炒丹皮 15 g、柴胡 6 g、炒枳壳 10 g、白芍 12 g、生地 15 g、半夏 10 g、茯苓 15 g、陈皮 10 g、炙甘草 5 g、竹茹 5 g、蛇莓 15 g、象贝30 g、夏枯草 15 g、三棱 15 g。

患者中医辨证围绕脾肾亏虚、精气不足，肝郁气滞、热毒内蕴，治疗扶正祛邪，补益精血，疏肝理气，化瘀解毒，清热利

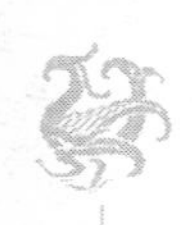

湿,期间化疗 2 次,总生存期为 1 年 5 个月,死于肺部感染。

(周韶虹整理)

案七

【病例概要】

唐某,男,42 岁。入院时间:2005 年 11 月 30 日,查房时间:2005 年 12 月 9 日。

主诉:乏力 3 个月,反复发热 1 个月余。

现病史:患者 2005 年 9 月无诱因出现乏力、脾区胀痛,当地医院查血常规示白细胞、血小板减少,予单采血小板悬液2 U 输注防止出血。后至外院,10 月 12 日骨穿回报:增生显著活跃。单核系增生显著活跃,原、幼单核细胞占73.5%,此类细胞胞体大小不一,以大细胞为主,染色质细致疏松,核仁可见或隐匿,胞质量中等,偶见 Auer 小体。POX(-)100%,PAS(-)82%、(±)1%、(+)15%、(++)2%,CE(-)100%,AE(-)3%、(±)82%、(+)14%、(2+)1%,tNaF(-)75%、(±)25%、抑制率 77%。粒系增生受抑。红、巨二系尚增生,血小板散在少见。根据形态及组化,提示急性非淋巴细胞白血病-M5(分化差)之骨髓象。骨髓活检示:急性粒细胞白血病。10 月中旬出现发热,10 月 21 日于我院行 MAG 方案(MTN 4 mg d1~d3,Ara-c 100 mg d1~d7,G-CSF 225 μg d1)化疗。11 月 18 日复查骨穿:骨髓有核细胞增生极度活跃,粒、巨二系增生减低,红系增生活跃,全片原始细胞占43.5%。11 月 23 日第 2 次化疗,予 TA 方案(THP 20 mg d1~d3,Ara-c 100 mg d1~d7)。再次出现发热,体温 39.5℃,经对症处理体温降至正常,经急诊再次收入院。

既往史: 否认高血压、糖尿病等内科疾病史,否认肝炎、结核等传染病病史。

刻下: 发热,咳嗽,咯白黏痰,咽部不适,鼻塞,乏力,时有头晕,口干,脐周隐痛,胀气,大便不畅,纳眠一般。

体格检查: 神志清,精神差,贫血貌,全身皮肤黏膜无黄染,腹部少量陈旧性出血点,浅表淋巴结未及肿大。咽腔充血。胸骨无压痛,两肺呼吸音粗,左下肺可闻及细小湿啰音。心浊音界无扩大,HR: 86 次/分,律齐,各瓣膜听诊区未及病理性杂音。腹软,肝脾肋下未及,双下肢无水肿。舌质红,苔黄腻,脉弦细。

西医诊断: (1) 急性非淋巴细胞白血病-M5;
(2) 肺部感染。

中医诊断: 急劳(气阴两虚,痰毒内结证)。

诊治经过: 患者入院后完善相关检查,予清开灵、头孢哌酮钠-舒巴坦钠合依替米星清热解毒抗感染,鱼腥草、氨溴索止咳化痰,G-CSF 升白细胞,中药益气养阴,清热解毒及输血等对症支持治疗后,体温仍在 37.5℃左右,伴有咳嗽,咯白黏痰,咽痛鼻塞,12 月 5 日复查血常规示中性粒细胞 0,并且出现口腔血疱,遂改用头孢噻肟钠及克林霉素继续抗感染,改用 rh GM-CSF 和 G-CSF 继续升白细胞,并输血等对症支持治疗。12 月 7 日患者出现脐周隐痛,西外会诊诊断"慢性阑尾炎",加强抗感染治疗。辅助检查回报:入院后查胸部正侧位右侧叶间裂增厚,两肺纹理增多。B 超:肝区光点改变。

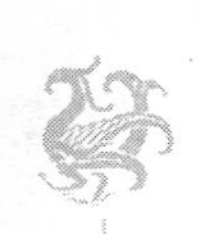

【病例分析】

补充询问患者起病有无理化毒物的接触史，发热的热型，有无采用解热镇痛药，有无慢性阑尾炎病史，并行全身查体，建议做高热血培养、痰培养，复查BM，行胸部及腹部增强CT。同意目前诊断，补充慢性阑尾炎。

此患者西医诊断明确。目前主要矛盾：急性非淋巴细胞白血病-M5，化疗后重度粒细胞缺乏、血小板重度减少，肺部感染及阑尾炎。解决矛盾的主要方法：① 加强升白细胞，纠正粒细胞缺乏。② 抗感染：在使用广谱抗生素的同时应注意防止真菌感染。③ 注意加强输血等对症支持治疗，防止心脏衰竭、休克、出血等。

患者目前主要矛盾为发热，咳嗽，咯白黏痰，咽部不适，鼻塞，乏力，时有头晕，口干，脐周隐痛，胀气，大便不畅，纳眠一般，舌苔黄腻，脉弦细。

急性白血病的病因有三个方面，其一，精气不足，邪伏于里，以致阳虚阴亏，邪毒浸淫诸脏；其二，新感外邪，引动伏火，再致火热邪毒内犯营血；其三，火伤经络气血，而致脏腑功能失常，瘀血邪毒外淫骨节。中医辨证应以虚实为纲，治疗攻邪为主，采用扶正祛邪的治疗原则。故急性白血病的中医病机是邪毒伏火，少阴亏虚，治疗上以泻火解毒，滋阴填精为主要治则。在急性白血病的整个治疗过程中清热解毒法可贯穿始终。

本患者为中年男性，以乏力起病，化疗后出现发热、咳嗽咳痰，腹痛胀气，大便不畅，舌苔黄腻，脉弦细。中医辨证属于气阴两虚，湿毒热伏。禀赋不足，脾肾亏虚，加之反复化疗后元气耗伤，阴津受损，故见头晕乏力、口干。正虚易感外邪，正虚邪恋，虚实错杂，正虚夹邪，邪为湿邪，风邪侵袭，导致痰湿蕴毒。痰湿内蕴，热毒内伏，气机阻滞，气虚夹滞，邪恋肺脏，肺气失宣，故见久咳，易引发外感；湿阻脾胃，故见腹胀、大便不畅而少；舌苔黄腻，提示湿郁气滞化为热毒。本病病位在肺、脾、肾三脏，病机为外邪侵袭，风火之邪化为热毒，痰湿气滞郁久不去化热，疾病与西医药、感染有关，同时考虑环境、化学毒物等因素，邪侵内脏，化为热毒。本病病机错杂，影响多脏器（肺、脾胃、下焦肾），须分清主次，治疗较复杂，要多环节配合。治疗要扶正为主，补气为重，辅以补阴。

证属：气阴两虚，湿毒热伏。

治则：益气养阴，调治肺脾肾，清热利湿，化痰解毒。

方药：补中益气汤、温胆汤合黄连解毒汤加减。

黄芪 30 g	太子参 30 g	炒白术 10 g	柴胡 15 g
茯苓 15 g	炒白芍 10 g	制半夏 12 g	瓜蒌仁 15 g
黄连 3 g	杏仁 9 g	广郁金 10 g	沉香[后] 1.5 g
乌药 10 g	枳实 5 g	竹茹 5 g	炒黄芩 15 g
山栀子 5 g	炒黄柏 5 g	生地 12 g	炙甘草 5 g

煎服法：加水 400 ml 煎煮至 200 ml，分次温服，每日 2 次。

【按】

方义分析：黄芪、柴胡益气升阳，太子参、炒白术健脾益气，茯苓、制半夏健脾利湿，瓜蒌仁、杏仁化痰通利，黄连、山栀子、炒黄芩、炒黄柏清三焦热毒，广郁金、枳实疏肝理气，沉香、乌药、竹茹行气降逆。本方治疗白血病化疗后，粒细胞缺

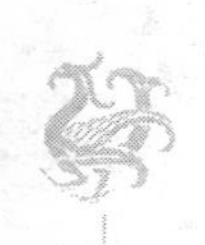

乏、呼吸道感染、消化道症状，为过渡方，不宜久用。

【经典发微】

《圣济总录》具体描述“热劳”的表现，与急性白血病的临床表现有发热或低热、烦躁、口舌生疮、乏力头晕相类似，“热劳之证，心神烦躁，面赤，头疼，眼涩，唇焦，身体壮热，烦渴不止，口舌生疮，食饮无味，肢体酸疼，多卧少气，日渐羸瘦者是也”。

《太平圣惠方·治虚劳寒热诸方》谓：“夫劳伤之人，血气俱虚，使阴阳不和……治虚劳寒热，不能饮食，四肢羸瘦少气，宜服黄芪散方。”对于白血病化疗后气阴两虚，可用黄芪，但剂量应小，不应超过 30 g。

【师生讨论】

学生：如何理解清热解毒法可贯穿急性白血病治疗的始终？

教授：急性白血病各型的发展过程中多见发热、头痛、咽痛、口腔溃疡，此乃火热炽盛所致，治当清热解毒。方药可用黄连解毒汤等，药物可选用石膏、知母、山栀子、黄连、黄芩、凤尾草、蛇舌草、大青叶等，以清三焦之火。本病发病时及缓解期，均存在热毒之邪，发病初热毒内蕴表现突出，而缓解期，以本虚为主，热毒之邪表现为潜伏，伏于少阴，扶正同时联合祛邪，解毒利湿。从我们以往总结过的治疗急性白血病获长期缓解病例，可以得出清热解毒法可贯穿急性白血病治疗的始终。

学生：请教授谈谈血液病火邪为病理机制的特点。

教授：根据历代文献关于火邪的论治，我们认为中医血液病证中归属于火的较多，因邪气久留，迁延不愈，或因选药不当，误治而耗伤精气，损及骨髓，或因过用化学药物，或有毒物质（放射线等），皆有伏邪伏火之害，而致外感邪热引发；又因脾肾不得相协，肾阴亏虚则阴不敛阳，相火妄动，热从内生，或感受病邪或情志伤肝或劳损脾肾，其火热邪毒乘虚内伏少阴，肾阴亏则肝火失制，肝火扰动，或温热蕴毒之邪由表入里，或直犯中焦，引起脾胃运化失司，湿热熏蒸不得发越，而致肝失疏泄，肝火郁结而成伏热。故我们发现中医血液病的病因病机中伏邪伏热由外感邪毒所致，也可因内而生，既是病理产物，又是致病因子。

【随访情况】

经过中西医治疗，患者体温渐退至正常，右下腹胀痛、胃脘部不适均好转，无咳嗽、咳痰、鼻塞，胃纳可，夜寐安，大便溏，小便量可，舌淡，苔白，脉细。

（孙伟玲整理）

案八

【病例概要】

李某，男，19岁。入院时间：2007年1月18日，查房时间：2007年2月2日。

主诉：反复发热乏力2周余。

现病史：患者2006年12月28日起出现鼻塞流涕、咽痛、发热等症状，体温最高达39.7℃，后于外院治疗，予服泰诺酚麻美敏片共3粒、吲哚美辛2次，并予头孢及磺胺甲噁唑等抗

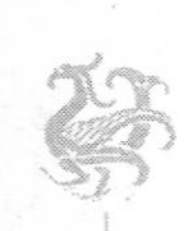

感染治疗,体温略有下降,于外院就诊,1月2日血常规:白细胞 1.6×10^9/L,血红蛋白 108 g/L,血小板 124×10^9/L,患者当时拒行骨穿,予利可君、螺旋藻等升高白细胞、纠正贫血等治疗,利巴韦林抗病毒治疗,后体温回复至正常,1月10日血常规:白细胞 2.7×10^9/L,中性粒细胞百分比 37.4%,淋巴细胞百分比 58.2%,中性粒细胞计数 1×10^9/L,血红蛋白 102 g/L,血小板 226×10^9/L。遂于1月10日行骨穿,BM 示:增生明显活跃,涂片中原幼淋巴细胞占 74.5%,此类细胞大小不一,圆或类圆形,核形不规则,偶见凹陷,染色粒细致,核仁一至多个,胞质量中等,染淡蓝色,无颗粒,部分可见空泡。POX(-)100%,PAS(-)8%、(±)7%、(+)30%、(++)45%、(+++)45%、(+)10%,CE(-)100%,AE(-)3%、(±)70%、(+)26%、(++)1%,NaF(-)12%、(±)67%、(+)16%、(++)5%,抑制率 6%;粒系增生受抑,AKP 积分 50 分/100N.C;红系增生尚活跃,以中晚幼红细胞为主,成熟红细胞大小不一,巨系增生活跃,血小板散在可见,外周血片中原幼淋巴细胞占 10%,偶见幼粒、幼红细胞。结论:根据细胞形态及组化染色提示急性淋巴细胞白血病-L2之骨髓象。患者近2日仍有夜间发热,体温最高达 38.9℃,现无明显咳嗽咳痰等症状,明确诊断至今未服药治疗。现为求进一步诊治,收治入院。

既往史: 既往体质较差,易感冒,否认其他糖尿病、高血压、冠心病等内科疾病病史。轻度贫血多年(具体不详),未服药治疗。2006年11月曾有外生殖器疥疮病史,用药后缓解(具体用药不详),现无溃破、红肿等症状。

刻下: 低热,神疲乏力,腰酸,纳可,二便调。

体格检查：神清，贫血貌，全身无明显出血点及瘀斑。扁桃体略有红肿，咽部黏膜稍红。颌下、颏下、颈前及颈后均可及多个小淋巴结，余浅表淋巴结未及肿大。肝脾肋下未及。舌淡暗红，脉弦沉数。

辅助检查：入院后出现发热38～39℃，1月18日血常规：白细胞3.0×10^9/L，中性粒细胞14.2%，血红蛋白78 g/L，血小板95×10^9/L。肝肾功能电解质正常，凝血功能正常，尿常规正常，Rous试验(－)，Hams试验(－)，巨细胞病毒标记(－)，EB病毒标记(－)，红细胞沉降率90 mm/h，Coomb's试验(－)，咽拭子培养(－)，血清铁蛋白大于1650 μg/L。1月31日谷丙转氨酶99 u/L，谷草转氨酶59 u/L，谷氨酰转肽酶117 u/L，乙肝七项(－)。2月12日血常规：白细胞0.4×10^9/L，中性粒细胞0.1×10^9/L，血红蛋白68 g/L，血小板80×10^9/L。2月19日白细胞4.5×10^9/L，中性粒细胞2.0×10^9/L，血红蛋白102 g/L，血小板108×10^9/L。2月28日白细胞4.8×10^9/L，中性粒细胞2.8×10^9/L，血红蛋白111×10^9/L，血小板184×10^9/L。B超：双侧颈旁及颌下见淋巴结肿大，腹部B超：肝内回声改变，肝肿大，脾肿大，右肾小结晶。胸片及心电图正常。

西医诊断：急性淋巴细胞白血病-L2。

中医诊断：急劳(气阴两虚，邪毒内蕴证)。

诊治经过：入院后完善相关检查，咽部红肿，考虑存在感染，予抗感染治疗。1月19日开始化疗MVPG方案(MTN 8 mg d1～d3，NVB 30 mg d1、d8、d15、d21，PRED 20 mg每日3次d1～d28)，G-CSF等升高白细胞，雷贝拉唑钠保护胃黏膜，甲氧氯普胺止吐后化疗，化疗后过程中出现粒细胞缺乏，予升

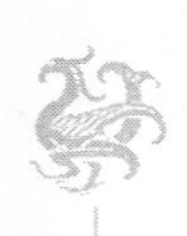

高白细胞药促进白细胞总数上升。另有肝脏损伤、汗出等均予相应治疗。

【病例分析】

黄振翘教授查房重点了解患者理化毒物接触史(该患者进入大学学习,其校园有近期装修史)、发病前药物史,详细查体,了解骨穿情况及血常规变化情况。建议必要时补充胸部CT检查。同意目前诊断,补充上呼吸道感染。

西医诊治认为患者目前症情复杂,VP继续用4~6周,考虑肝脏损伤,则MTN不用,延到3~4周再用,改为6 mg用3日,加强保肝治疗,加G-CSF,待完全缓解后,行脑白预防性治疗,可行6次,每周2次。

患者目前主要矛盾为原发病化疗后14日,复查骨穿提示,增生明显活跃,原幼淋巴细胞15.5%;化疗后出现肝脏损伤;粒细胞缺乏症,存在明显感染倾向;舌淡暗红,脉弦沉数。

本患者确定中医诊断属于“急劳”,起病时发热,有上感症状,现发热日久,不独外感引起,有乏力症状,有三系减少,幼稚细胞出现,为内伤夹感,邪热侵袭,上焦肺热,药毒与染料毒蛰伏于里,损伤骨髓,邪伏于肝。患者面色潮红,盗汗,为毒素引起木火偏旺,脉弦沉数,邪毒内耗,阴液亏虚,木火旺灼津为痰,痰瘀互结,蛰伏于肝胆,同时舌淡暗红,有肺脾气虚,气不化水,水湿内停,伏于脾胃,生湿为痰,痰的形成两方面都有。毒结少阳,风火痰毒留恋少阳肝胆,邪毒侵袭骨髓,伤其阴精。治疗方面粒细胞缺乏属气虚脾弱;肝脏损伤涉及肝、肾二脏,有湿热痰毒;痰火邪毒,结合辨病,观其正气,须扶肺、脾、肾三脏,兼以祛邪。

证属：气虚脾弱，湿热痰毒内蕴。

治则：补气养阴，祛邪保肝，清热解毒，化湿祛风。

方药：防己黄芪汤、蒿芩清胆汤、二陈汤合黄连解毒汤加减。

黄芪 30 g	太子参 15 g	炒白术 15 g	茯苓 15 g
汉防己 10 g	薏苡仁 30 g	猪苓 15 g	炒黄芩 15 g
青蒿 12 g	制半夏 15 g	陈皮 15 g	生龙、牡各 30 g
泽泻 15 g	黄连 5 g	炒黄柏 10 g	山栀子 10 g
墨旱莲 30 g	熟女贞 30 g	北沙参 15 g	蛇舌草 30 g
半枝莲 30 g	生、炙甘草各 10 g		苏梗 12 g

煎服法：加水 400 ml 煎煮至 200 ml，分次温服，每日 2 次。

【按】

方义分析：主要取防己黄芪汤、蒿芩清胆汤、二陈汤、黄连解毒汤等。其中黄芪、太子参补肺、脾之气，共为君药，汉防己祛风行水，用于白血病治疗时，可以提高化疗药物的敏感性，白术、茯苓、猪苓健脾利水湿，为佐药，助黄芪、太子参健脾利水，祛风湿固表虚。蒿芩清胆汤清少阳肝胆之火，二陈汤和胃化湿，减轻化疗副作用，黄连解毒汤清热解毒。炒黄柏泻肾中相火，山栀子清肝胆之火，蛇舌草清热保肝。

【经典发微】

根据病证分析急性白血病多属于中医学“急劳”“热劳”“血证”“温病”范畴。本病多为本虚标实，虚实夹杂之证，其病情复杂不易诊治。如《圣济总录》中云：“急劳者……缘禀受不足，忧思气结，营卫俱虚，心肺壅热，金火相刑，脏气传

克,或感受外邪,故烦躁作热,颊赤心怯,头痛盗汗,咳嗽咽干,骨节酸痛,久则肌肤销铄,咳涎喷血者皆其候也。"故病例属于"急劳"。因此,对于白血病的辨证,提出了伏气温热学说、邪实正虚学说、脏腑亏损学说,尤其伏气温热学说,临床运用较多。

【师生讨论】

学生:请教授讲解一下首次处方的方解。

教授:该方主要取防己黄芪汤、蒿芩清胆汤、二陈汤、黄连解毒汤等,其中黄芪、太子参补肺、脾之气,共为君药,汉防己祛风,白术、茯苓利水湿,蒿芩清胆汤清肝胆之火,二陈汤和胃化湿,黄连解毒汤清热解毒,炒黄柏泻肾中相火,山栀子清肝胆之火,蛇舌草清热保肝等。

学生:急性白血病的病因有哪些?

教授:急性白血病的病因主要有以下三个方面:一是精气不足,邪伏于里,以致阳虚阴亏,邪毒浸淫诸脏,临床上可见癥瘕积聚(如肝脾肿大、淋巴结肿大);二是新感外邪,引动伏火,再致火热邪毒内犯营血,病位在气阴血分,邪犯三焦,热入营血,见湿热邪毒证候,如临床急性白血病高热或严重出血;三是火伤经络,损伤脉络气血,而致脏腑功能失常,瘀血邪毒外淫骨节。

【随访情况】

经过中西医治疗,发热渐退,偶有低热,白细胞及中性粒细胞升至正常,出现干咳。处方:太子参 20 g、白术 12 g、白芍 12 g、制半夏12 g、陈皮 6 g、茯苓 15 g、黄连 3 g、吴茱萸

3 g、炒丹皮 12 g、炒枳壳 10 g、生山楂 15 g、炙甘草 6 g、浙贝母 18 g、薏苡仁 30 g、玉竹 10 g、蛇舌草 30 g、半枝莲 30 g、三棱 12 g、莪术 12 g、丹参 20 g、桑寄生 20 g、杜仲 20 g、桔梗 6 g、蒲公英 30 g、杏仁 9 g，水煎服，每日分 2 次服用。

患者经数次化疗及中医药治疗后，原发病缓解，完成学业，至今已上班工作。

（鲍计章整理）

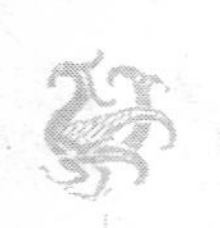

紫 癜

紫癜相当于紫斑，血液溢出于肌肤之间，皮肤表现青紫斑点或斑块的病证。系因感受外邪、饮酒过多或嗜食辛辣厚味、情志过极、劳倦过度和久病或热病之后，导致火热熏灼、迫血妄行，气虚不摄、血溢脉外及瘀血阻络、血不循经所致发病。本章讨论免疫性血小板减少症、继发性血小板减少症，归属于中医学“紫癜”范畴。

案一

【病例概要】

周某，女，77 岁。入院时间：2013 年 8 月 10 日，查房时间：2013 年 8 月 22 日。

主诉： 反复乏力 23 个月余，伴皮肤瘀点 1 年，双下肢肿胀 3 周。

现病史： 患者于 2011 年 8 月腔隙性脑梗死后遗症查血象示血小板 82×10^9/L，未予治疗，后随访 2011 年 10 月血常规血小板进行性下降至 33×10^9/L，因高龄，未行骨穿。予宁血络片联合激素治疗后，血象监测血小板波动于（40～80）$\times10^9$/L，激素减量后血小板下降明显。于我院住院，当时双下肢浮肿，查双下肢静脉彩超：双侧股浅静脉不完全栓塞可能。双下肢动脉彩超：双下肢动脉硬化伴多发斑块形成，双侧股浅动脉硬化性闭塞，左腘动脉不全闭塞。3 周前开始出现乏力、双下肢肿胀明显，2013 年 7 月 26 日血常规：白细胞 7.9×10^9/L，血红蛋白 123 g/L，血小板 54×10^9/L，红细胞

4.47×10^{12}/L。2013 年 7 月 30 日凝血功能：INR 0.9，D-二聚体 1.09 mg/L。外院予低分子肝素钙 0.4 ml 隔天皮下注射抗凝，迈之灵（每次 2 片，每日 2 次，口服）治疗，乏力及双下肢浮肿未见明显好转，现患者为求进一步中西医结合治疗，门诊拟"血小板减少症"收治入院。

既往史：20 余年前行子宫加双侧附件切除术；有慢性支气管炎病史 20 年余，高血压病史 30 余年，冠心病史 10 余年，分别于 2008 年 4 月及 2009 年于我院行 PTCA+STENT 术，共植入三枚支架（具体不详）；2009 年因Ⅱ度Ⅱ型房室传导阻滞行永久性 DDDR（Vitaron T60A1）心脏起搏器安装术。糖尿病史 16 年余，2009 年 9 月诊断"糖尿病肾病"，胰岛素控制血糖。2011 年 12 月患者因带状疱疹于我院伐昔洛韦片抗病毒等治疗。

刻下：乏力头晕，劳累后偶有胸闷心悸，双上肢大量散在陈旧性瘀斑瘀点，右下肢内踝上 3 cm 位置两处 1 cm 左右新发皮损，色红，偶有咳嗽、痰少难咳，咽痒，胃纳可，双下肢浮肿，伴有疼痛，周身骨痛，腰背部明显，小便混浊，尿少，夜寐可。

体格检查：体温 36.7℃，精神可，巩膜及全身皮肤黏膜无黄染，双上肢大量散在陈旧性瘀斑瘀点，右下肢内踝上 3 cm 位置两处 1 cm 左右新发皮损，色红，浅表淋巴结未触及肿大。胸骨无压痛，两肺呼吸音清，未闻及湿啰音。心浊音界无扩大，HR：78 次/min，律齐。腹软，无压痛，无反跳痛及肌卫，双下肢浮肿。舌暗，苔薄，脉弦滑。

辅助检查：2013 年 8 月 9 日血常规：中性粒细胞 4.0×10^{9}/L，白细胞 5.4×10^{9}/L，血红蛋白 108 g/L，血小板 $86 \times$

10^9/L。

西医诊断：(1) 血小板减少症；

(2) 高血压；

(3) 糖尿病，糖尿病肾病；

(4) 冠心病；

(5) 下肢静脉血栓，下肢动脉硬化性闭塞。

中医诊断：紫癜(瘀血阻络证)。

【病例分析】

黄振翘教授查房，补充询问患者有无发热，有无情志因素，反复烦躁或情绪低落病史。

该病属于中医“血证”“紫癜”，患者高龄，反复出现脑梗、冠心病、下肢血管栓塞等血栓性疾病。同时反复血小板低下，皮肤散在瘀斑瘀点。中医辨证，考虑由正气亏虚，肝郁气滞，气血阻滞，邪毒内伏，痰湿之邪内聚而成瘀邪，侵犯五脏。清阳不能上承头目，故乏力头晕；新血不生，血不养心，血行受阻而溢出脉外，故出血与瘀血并存，皮肤多处陈旧瘀斑，难以吸收；气血不畅，经络瘀阻，气血不能疏布，导致肢体疼痛，骨节酸痛；亦导致外邪流连，风邪上受，首先犯肺，故反复咳嗽咯痰；邪毒下注，故尿少，尿浊。加之患者情绪反复无常，常悲喜泣，气血内结，肝木失调，导致肝火上炎，灼伤血络，使出血反复，舌脉皆为肝气不和，瘀血阻滞，新血不生之象。

证属：正气亏虚，肝郁气滞，气血阻滞。

治则：疏肝解郁降火，活血散瘀止血。

方药：柴胡疏肝散合黄连解毒汤加减。

桑寄生 30 g　杜仲 24 g　半夏 15 g　牡丹皮 20 g

茜草 15 g　黄连 12 g　络石藤 15 g　卷柏 15 g
黄芩 12 g　虎杖 15 g　郁金 10 g　延胡索 10 g
蒲公英 15 g　徐长卿 10 g　丝瓜络 12 g　白芍 15 g
甘草 6 g　车前子 15 g　泽泻 10 g　柴胡 6 g
紫草 15 g　蒲黄[包] 15 g　焦山栀 12 g　枳壳 10 g
陈皮 6 g　景天三七 15 g

煎服法：加水 400 ml 煎煮至 200 ml，分次温服，每日 2 次。

【按】

方义分析：考虑疏肝行瘀为主治疗，解毒散邪辅助。于柴胡疏肝散加减，其中柴胡、白芍为疏肝要药，行气疏肝，柔肝养阴；枳壳、陈皮行气化痰；加之半夏降气消痰；加郁金、延胡索活血散瘀止痛；徐长卿、络石藤、丝瓜络通络止痛；茜草、蒲黄、紫草、景天三七均为止血宁络。丹皮配卷柏散瘀凉血，卷柏生用止血，炒用止血，《分类草药性》中描述："治跌打损伤，行气，炒黑止吐血。"加用卷柏行血止血；车前子、泽泻利水消肿；黄连、黄芩、山栀子清热散邪解毒，防止瘀血久留伤络，阻滞新血；甘草调和诸药。疏肝行气，化痰散瘀解毒，诸法共进，以解肝郁邪毒之证。

【经典发微】

《灵枢·营卫生会》"营卫者，精气也；血者，神气也，故血之与气，异名同类焉"，认为气之于血关系密切，血不离乎气化，血气贵于疏通，血气内结，则化为痰瘀。痰瘀久结，耗伤气血，导致新血不生，血溢脉外，加重瘀血留滞。其中脾虚肝

郁，肾精亏耗，气火失调均可导致瘀血留存而加重出血。故血瘀证的血小板低下患者须先祛瘀，后能止血。可于辨证基础上加用赤芍、鸡血藤、当归、地龙、丹参等药味。

【师生讨论】

学生：活血止血药物如何选用?

教授：该患者之血瘀出血类证型可考虑使用血府逐瘀汤为基础方辨治，在使用生地、当归、丹参、赤芍、桃仁等药物同时，可加用三七、蒲黄、五灵脂、阿胶等，亦可加入通络化瘀之药，如地龙、夜交藤等。其中蒲黄性味甘辛凉，入心肝经，药理证明蒲黄浸液有提升血小板数量，缩短凝血时间，对动脉出血有止血作用。《本草正义》提示其转入血分，以清香之气，专行气分，故能散瘀结而止气血凝滞之痛。多本著作中均论及蒲黄的祛瘀止血作用，故对于易发生栓塞的血小板低下患者，蒲黄为上佳之选。其另有消痈止痒作用，对于使用激素后反复感染的患者亦是常用之药。

学生：该患者治疗中应注意哪些问题?

教授：经详细问诊，该患者在发病过程中反复发生冠状动脉、下肢血管、脑血管多处血栓，长期卧床，导致情绪低落，反复发生浮肿疼痛症状，以致易怒，喜泣。故治疗中除需要活血散瘀止血外，须加强疏肝解郁降火，防止火邪灼络，加重瘀血及出血。疏肝解郁方面，可以柴胡疏肝散或《重订通俗伤寒论》中的清肝达郁汤为主加减。处方：柴胡 10 g、当归 12 g、丹皮 15 g、清炙甘草 6 g、焦山栀 10 g、白芍 15 g、广陈皮 6 g、薄荷 3 g、滁菊花 6 g、鲜青橘叶 5 片、川芎 3 g、枳壳 10 g、泽兰叶 10 g、淮小麦 30 g、大枣 10 g。合用此方功能疏肝解郁，降火行气，宁络止血。

【随访情况】

近2个月血小板一直稳定在(60～80)×10^9/L水平，未见新发出血及栓塞表现。

（胡令彦整理）

案二

【病例概要】

贾某，男，48岁。入院时间：2009年5月29日，查房时间：2009年6月21日。

主诉：发现血小板减少半年余，伴四肢瘀斑1个月。

现病史：患者2008年11月因感冒时查血常规发现血小板减少，达25×10^9/L，白细胞及血红蛋白均正常，当时无牙龈及鼻腔出血，也未有皮肤瘀斑瘀点，故未引起重视。2008年12月复查血小板提示血小板66×10^9/L，仍未引起重视。2009年再次因皮肤瘀斑瘀点加重至外院就诊，当时查血常规血小板10×10^9/L，伴有齿龈出血，进一步完善抗血小板抗体及骨穿检查。抗血小板抗体筛查：PAIgG(+)。骨穿提示：骨髓有核细胞增生活跃，粒、红比降低，粒、红、巨三系均增生活跃。结合病史考虑"特发性血小板减少性紫癜"，开始服用泼尼松片（每次20 mg，每日1次，口服）治疗。2009年4月30日因四肢瘀斑明显加重伴口腔血疱至医院急诊，予甲泼尼龙（每次80 mg，每日1次，静脉滴注），输注单采血小板及丙种球蛋白治疗，血小板升至正常后出院。之后激素逐渐减量维持（每次20 mg，每日1次，口服），2009年5月中

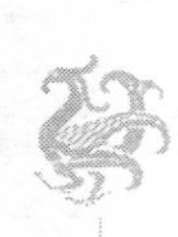

旬再次出现四肢瘀斑瘀点加重，在外院治疗，期间再次使用皮质激素、长春新碱、静注人免疫球蛋白、输注血小板等治疗，病情时有反复，查风湿免疫指标示 SSA、SSB(＋)，唇腺活检(±)，考虑"干燥综合征不能排除"，现为求中西医结合治疗，拟"免疫性血小板减少症"收治入院。

既往史： 2005 年痔疮手术史。2007 年因自发性气胸行胸腔闭式引流术。有期前收缩史，未系统诊治。有桥本甲状腺炎史。否认高血压、糖尿病、肝炎等慢性病病史。磺胺类药物过敏。

刻下： 肢倦乏力，头晕，自汗，皮肤散在瘀斑瘀点，无鼻衄齿衄，无头痛呕吐，纳尚可，小便调，大便略干，寐欠安。

体格检查： 神清，精神软，发育良好，体型偏胖，对答切题，语言流利，步入病房。浅表淋巴结均未及肿大，头颅无畸形，双侧瞳孔等大、等圆，对光反射灵敏，巩膜无黄染，口唇略发绀，咽部黏膜无明显充血及红肿，伸舌举重。颈软，颈静脉无怒张，肝颈静脉回流阴性，颈部血管未及杂音。两肺呼吸音清，未及干湿啰音。HR：95 次/min，律齐。肝脾肋下未及，神经系统检查(－)，双下肢无浮肿。舌质红，苔黄厚腻，脉滑。

西医诊断： (1) 免疫性血小板减少症；
(2) 干燥综合征。

中医诊断： 紫癜(脾肾亏虚，血热内蕴证)。

诊治经过： 入院后完善相关检查，包括复查风湿结缔组织系列指标、甲状腺功能、癌胚指标及相关影像学检查，激素维持，并予护胃、补钙、监测血压血糖等对症治疗。

【病例分析】

补充询问患者之前有无病毒感染或药物因素，患者发病之初有感冒病史，有无关节疼痛、口腔溃疡、口干、眼干等症状。有无腰膝酸软，有无腹胀腹泻、喜温饮或冷饮等。

患者男性，48 岁，有明显出血倾向，表现为皮肤瘀斑瘀点，风湿指标 SSA、SSB(＋)，唇腺活检(±)，临床上需要排除系统性红斑狼疮、埃文斯综合征。前者患者往往合并特征性皮损，关节活动不利，主要表现为晨僵，口腔溃疡，肾功能损害等其他典型特征；后者患者则合并有溶血，出现贫血。在询问病史中要补充询问患病之前有无病毒感染或药物因素，患者发病之初有感冒病史，且当时白细胞总数正常。急性血小板减少多发于病毒感染恢复期，血小板破坏可能由于病毒感染所致抗原抗体复合物与血小板结合，导致血小板被自身抗体破坏。该患者虽未有病毒相关抗体检测，但综合病史，由病毒感染继发血小板减少不能排除。当然，无论目前患者的免疫性血小板减少性紫癜为原发还是继发，终其原因还是与免疫失调有关。

患者目前主要矛盾为乏力明显，头晕自汗，皮肤散在瘀斑瘀点，小便调，大便略干，寐欠安，舌质红，苔黄厚腻，脉滑。表现为血小板减少，出血性紫癜，病程中间见黏膜出血。该患者表现为表里同病，表证为外感风热之邪侵袭由气至血，所以表现为血热为主，“气有余便是火”，脏腑气机失调，血热内蕴，使血不循常道，妄行于脉外，表现为皮肤黏膜出血；血热炽盛，耗伤气阴，气不足则升清无权，固摄无力，可见乏力、头晕、自汗；阴不足则虚火内扰，虚热扰动心神，故夜寐欠安。脾为气血生化之源，日久则脾失健运，肾精亏耗，故其辨证脾

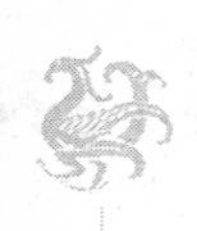

肾亏虚为本，血热为标，舌脉为佐证，病之根本在于脾、肾。在辨证中要考虑虚实辨证，标本兼顾。

证属：血热内蕴，肝郁气滞，脾气亏虚。

治则：清气凉血，气血兼顾，调理肝脾。

方药：犀角地黄汤、黄芪四君子汤合四逆散加减。

水牛角先 30 g	白芍 12 g	炒丹皮 15 g	生地 20 g
墨旱莲 15 g	大青叶 15 g	茯苓 15 g	蒲公英 30 g
连翘 15 g	薏苡仁 15 g	白蔹 12 g	柴胡 6 g
蛇舌草 15 g	白术 15 g	炒枳壳 15 g	木香 5 g
黄芪 15 g	太子参 15 g	炒黄芩 15 g	槐花 6 g
荆芥炭 5 g	山栀炭 5 g	炙甘草 6 g	

煎服法：加水 400 ml 煎煮至 200 ml，分次温服，每日 2 次。

【按】

方义分析：犀角地黄汤出自《备急千金要方》，用于治疗热毒深陷血分而见耗血、动血证。方中水牛角味咸，直入血分而凉血，且寒而不遏；地黄清热凉血，养阴生津；白芍去恶血、生新血；丹皮泻血中伏火。黄芪四君子汤健脾益气，鼓舞生化之源；四逆散疏肝理气降火，有釜底抽薪之意；更加大青叶、蒲公英、蛇舌草、黄芩、槐米等以助清解邪毒之力，少佐木香防药太过寒凉。荆芥、山栀炭去性存用，既可清热祛瘀，又可收敛防血溢脉外。

【经典发微】

中医无特发性血小板减少性紫癜、免疫性血小板减少性紫癜之名，据其临床表现，可将其归属于“血证”“发斑”等范畴。《灵枢·百病始生》篇云：“卒然多食……起居不节，用力过度则络脉伤。阳络伤则血外溢，血外溢则衄血；阴络伤则血内溢，血内溢则后血。”在《内经》看来，“衄血”病因主要是“火热”之邪和气虚。张仲景对《内经》“火热气虚致衄”做了进一步补充，《金匮要略·血痹虚劳病脉证并治》云：“虚劳里急，悸，衄……手足烦热，咽干口燥。”

【师生讨论】

学生：在紫癜辨证中，主要着眼于哪几脏的辨证？

教授：在五脏中，脾为气血生化之源，主运化，司统血，主肌肉四肢；肝藏血，主疏泄；肾为真阴所居，藏精生髓，髓为血海。故本病与脾、肝、肾关系最为密切。脾之运化失职，则水谷精微不能输布以奉养他脏，日久可累及元阴元阳，肾阳虚，脾土失养，则脾阳不足，脾阳虚终成脾肾阳虚，肝郁化火，耗损肾阴，阴亏肝木不养，也终可出现肝肾阴亏。在病程中，肝、脾、肾功能失调，藏血无权，统血无力，终见血溢脉外，而外感热毒之邪或风寒湿邪入里化热是导致本病发生的诱因。

学生：如何看待糖皮质激素在免疫性血小板减少性紫癜中的应用？

教授：西医学中，糖皮质激素是治疗免疫性血小板减少性紫癜的首选药物，尤其在急性期控制出血，避免重要脏器自发出血所致的并发症方面有一定作用，但在临床中，有相当比例的患者在激素撤减的过程中出现血小板迅速下降，合并明显出血现象的情况，本病患者亦如此。中医学研究指出，激素相当于很强的温阳药，长期使用可导致机体阴阳失

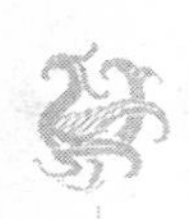

衡,出现阴虚火旺之势,在撤减过程中,可能会导致肾上腺皮质功能低下,此时反而出现脾肾阳虚,温煦推动固摄无力,继而血不循经,故在联合激素协同治疗期间,可选用滋阴药物,随激素减量停用,酌情可选用补阳,间或养阴药物,平衡阴阳,和血宁络。

【随访情况】

经过中西医治疗,激素逐渐减量中,血小板维持在(30～50)×10^9/L,皮肤黏膜出血改善较明显,乏力略有好转,大便仍略干。守方加减:水牛角 30 g、白芍 12 g、炒丹皮 15 g、生地30 g、墨旱莲15 g、全瓜蒌20 g、仙鹤草15 g、蒲公英30 g、连翘 15 g、薏苡仁 20 g、柴胡 6 g、肉苁蓉 15 g、蛇舌草 15 g、白术15 g、炒枳壳15 g、木香5 g、黄芪15 g、太子参15 g、炒黄芩15 g、炙甘草 6 g,水煎服 14 剂,一日 2 剂。

之后随访,症情平稳,激素逐渐减停,中药维持治疗中。

(王婕整理)

案三

【病例概要】

张某,女,67 岁。入院时间:2006 年 5 月 10 日,查房时间:2006 年 5 月 18 日。

主诉:反复皮肤瘀斑瘀点 10 年,加重 3 日。

现病史:患者 1996 年 3 月出现皮肤瘀斑瘀点,伴乏力,查血常规示血小板 6×10^9/L。经系统检查,明确诊断为“特发性血小板减少性紫癜”,激素、免疫抑制剂治疗无效,于 1999 年 2 月行脾切除术,仍无效,血小板长期 10×10^9/L 以下，反复肌衄、齿衄，静注人免疫球蛋白冲击联合血小板悬液输注可使血小板短暂升至 $20\times10^9/L$ 左右。2006 年 4 月 2 日患者出现上消化道大出血、失血性休克，经连续输注单采血小板悬液联合静注人免疫球蛋白冲击治疗后出血控制，但血小板无明显上升。5 月 7 日患者再次口腔多发血疱、齿衄、皮肤密布出血点，查血小板 $4\times10^9/L$，遂经急诊收入我院。

既往史：高血压病史 30 余年，乙型肝炎病史 20 年，冠心病、心律失常病史 12 年。患者 1978 年因反复高热、皮肤结节，明确诊断为“非何杰金淋巴瘤（皮肤型）”，先后化疗 12 次，获痊愈。

刻下：肌衄，齿衄，头晕，乏力，胸闷短气，纳呆，眠一般，大便色偏黑，质溏，每日 3～4 次，小便调。

体格检查：满月脸，周身皮肤散在瘀点瘀斑。肝脾肋下未触及。下肢无浮肿。神经系统检查正常。舌质淡，苔薄腻，脉细数。

辅助检查：血常规：白细胞 $9.8\times10^9/L$，血红蛋白 126 g/L，血小板 $3\times10^9/L$。

西医诊断：难治性特发性血小板减少性紫癜。

中医诊断：紫癜（脾肾阴虚，虚火灼络证）。

诊治经过：入院后连续查粪隐血阴性，予甲泼尼龙 40 mg/日静脉滴注，并予血小板悬液输注，齿衄稍有减轻，皮肤仍有新鲜出血点，血小板持续 $5\times10^9/L$ 以下。

【病例分析】

患者素体亏虚，又经化疗，正气更伤，邪毒内伏，痰毒、湿毒乘虚入侵，犯及肺、脾、肾三脏。另患者久病，情志不畅，肝

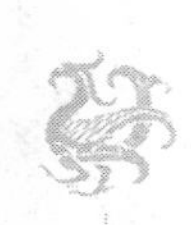

木失调,可诱发或加重病情。肝木之火偏旺,热入血分,迫血妄行。久病痰毒之邪伤及脾脏;肝木失于条达,亦可横逆犯脾;药物之毒亦伤脾土。久病肾阴虚,肾藏精生髓,肾阴亏虚,精血化生不足,又阴虚火旺,迫血妄行。综上所述,该病中医属"血证"范畴。本病涉及肺、脾、肾、肝诸脏,证属虚实夹杂,风、痰、湿、毒为其标,肝、肺、脾、肾脏腑失调为其本。

证属: 脾肾阴虚,虚火灼络。

治则: 祛风化痰,清热利湿,凉血止血;调达肝木,健脾补肾。

方药: 荆芥饮、拔萃犀角地黄汤合六味地黄丸加减。

荆芥 12 g　槐米 30 g　山栀子 5 g　茯苓 15 g
薏苡仁 15 g　半枝莲 30 g　青蒿 10 g　竹茹 5 g
浙贝母 30 g　凤尾草 30 g　茜草炭 12 g　水牛角先 30 g
炒丹皮 10 g　黄芪 30 g　墨旱莲 10 g　炒白术 15 g
生地 12 g　熟地 12 g　太子参 15 g　当归 10 g
陈皮 10 g　白芍 15 g　生甘草 5 g　炙甘草 5 g

煎服法: 加水 400 ml 煎煮至 200 ml,分次温服,每日 2 次。

【按】

方义分析: 方由荆芥饮、拔萃犀角地黄汤合六味地黄丸加减而来。荆芥、山栀子、槐花取自《普济方》中荆芥饮,可祛风清热,用于发热出血,病邪留恋上焦。常用于特发性血小板减少性紫癜,风热伤于肺卫,气热所致发热、鼻齿衄血,皮肤瘀点、紫癜等。荆芥炒炭,祛风除湿,透泄血中之风;山栀子清泄三焦之风。拔萃犀角地黄汤取自《仁斋直指方》为气血双清之剂，清气分热，凉血止血。黄芪补肺、脾、肾三脏之气。六味地黄丸加二至丸补脾益肾，兼凉血止血。白芍条达肝木，调肝泻肝；半枝莲、青蒿、凤尾草清利湿毒。

【经典发微】

《素问·示从容论》中云“脾气不守，胃气不清，经气不为使，真脏坏决，经脉傍绝，五脏漏泄，不衄则呕”，这便是后世“气虚不能摄血”理论的根源。本患素体亏虚，罹患多疾，加之情志不畅、饮食失调，后有病毒、药毒克伐，故见出血反复，纳呆、便溏等正虚邪恋之象，治疗须祛邪勿乏正气。

【师生讨论】

学生：该患发作时起病急骤、病势凶险、出血明显；缓解时一般情况可，无明显出血症状，似无证可辨，如何针对这截然相反的两阶段进行辨证施治？

教授：本病从病程上讲，分发病初期及后期；从病势上讲，分发作期及缓解期。发病初期，以皮肤发痰毒病起病，盖因外邪侵袭(湿热之邪)，肺主皮毛，肺脏失调，气机阻塞，水液停积，化湿为痰，痰毒、湿热搏结，表现为实证为主。后病情迁延，反复化疗，致脾肾亏虚，又情志不畅，肝木失调。表现为脏腑功能失调，以虚证为主。发作时与血分之热相关，反复急骤出血，又与邪毒密切相关(痰毒生湿、化火；湿毒侵及血分，迫血动血；肝火旺，迫血动血)，遵急则治其标，故应化痰利湿，凉血调肝。缓解期，以内脏受损为主，治亦以调整脏腑功能为主。而久病反复，必责之脾、肾。故不同阶段侧重当不同。如出血得到控制，可酌加熟女贞、仙灵脾等药，剂

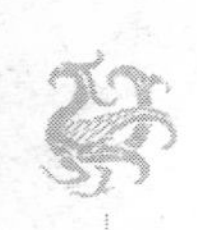

量当从小到大。

学生：特发性血小板减少性紫癜发病缘于患者血液中存在抗血小板抗体，输注血小板悬液是否会增加血小板抗体的生成？如何从中西医结合的角度理解发作期治以凉血解毒法而缓解期治以补益脾肾法？

教授：特发性血小板减少性紫癜的发病既存在血小板破坏过多的因素，也存在血小板生成不足的因素。输注血小板悬液可能会增加患者血液中血小板抗体的数量，但是也能够直接增加患者血小板的数量，用以防治严重出血。权衡利弊，应该是利大于弊。临床实践表明，凉血解毒方药能够有效降低特发性血小板减少性紫癜患者血小板抗体的水平，而补益脾肾方药能够有效增加特发性血小板减少性紫癜患者血小板的数量。两者相辅相成，具有协同作用。

【随访情况】

经服上方 7 剂，未予丙种球蛋白输注，患者血小板升至 $23\times10^9/L$，齿龈出血停止，皮肤出血逐步消退，激素直接减为维持量。以上方为基本方，门诊治疗 2 年余，血小板 $(20\sim70)\times10^9/L$ 波动，未再出现需要住院的严重出血。

（朱文伟整理）

案四

【病例概要】

李某，女，56 岁。入院时间：2009 年 10 月 28 日，查房时间：2009 年 11 月 5 日。

主诉：反复皮肤瘀斑瘀点 11 个月余，加重 3 日。

现病史：患者于2008年11月因体检查血常规示血小板28×10^9/L，后出现皮肤散在瘀斑瘀点，在当地医院行骨穿确诊为“特发性血小板减少性紫癜”，给予地塞米松30 mg治疗5日后血小板上升到50×10^9/L，后改为地塞米松10 mg，血小板上升至160×10^9/L出院，出院后激素减量过程中再次出现皮肤黏膜出血点。骨穿示：骨髓增生活跃，全片见巨核细胞83个，血小板少见。后患者再次出现双下肢出血点，牙龈渗血，2009年7月12日外院就诊，查血常规提示血小板6×10^9/L，给予输血小板，重组人白细胞介素-11（每次3 mg，每日1次，皮下注射），地塞米松（30 mg，冲击治疗）4日，血小板上升至52×10^9/L后出院。出院后口服地塞米松（每次3 mg，每日3次）治疗。2009年8月患者再次出现皮肤瘀点瘀斑，于外院入院，予以达那唑、干扰素、静注人免疫球蛋白等治疗后，血小板升至180×10^9/L后出院。近3日，患者再次出现双下肢皮肤黏膜新发性瘀点瘀斑，伴有牙龈少量渗血，胃脘部偶有不适，大便日行1次，色黑，于我院门诊就诊查血常规示血小板7×10^9/L，为求进一步诊治收入我院。

既往史：患者有2型糖尿病病史，脂肪肝病史，子宫肌瘤病史，否认高血压、冠心病等其他内科疾病史。

刻下：双下肢皮肤黏膜瘀点瘀斑，伴有牙龈少量渗血，胃脘部偶有不适，纳尚可，大便日行1次，色黑，小便调，夜寐欠佳。

体格检查：神清，中度贫血貌。两肺呼吸音清，未闻及散在干湿啰音。双下肢皮肤广泛新发瘀斑瘀点，腹部触诊无明显压痛、反跳痛及肌紧张，肝脾肋下未及，双下肢浮肿（—）。舌暗淡胖，苔根部黄腻，中间薄腻，脉细数。

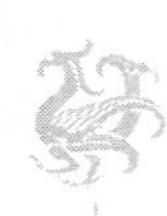

西医诊断：特发性血小板减少性紫癜。

中医诊断：紫癜(脾肾阴虚证)。

诊治经过：患者多次血常规示血小板减少，骨穿示：特发性血小板减少性紫癜，予激素治疗后，血小板曾上升至正常，但均未能维持正常，后症情反复，经白介素、干扰素、静注人免疫球蛋白等多种药物治疗后，血小板水平仍不甚理想，目前患者治疗予甲泼尼龙(20 mg，静脉滴注)，曲安西龙(每次 12 mg，每日 2 次，口服)，麦考酚钠肠溶片抑制免疫，血美安胶囊滋阴凉血止血及中药治疗，血小板维持 20×10^9/L 左右，密切监测血象变化及凝血功能情况，必要时及时输注血小板，防止因血小板减少而引起的颅脑出血及其他脏器大出血可能。

【病例分析】

归纳四诊，患者双下肢皮肤新发瘀点瘀斑，牙龈少量渗血，面红、口干、形体肥胖，舌暗淡胖，苔根部黄腻，中间薄腻，脉细数。属中医“紫斑”范畴。《医学入门·斑疹》说：“内伤发斑，轻如蚊迹者，多在手足，乃胃虚火游于外。”患者有消渴病史，乃胃阴虚体质，阴不敛阳，虚火扰动阴血，血出于肌腠间，故皮肤瘀斑瘀点；虚火灼伤胃肠脉络，血液随大便而下，故见黑便；虚火循胃经上扰，则见齿衄，阴津内亏无以上承口唇，故口干；胃阴虚日久累及肾阴，阴精内虚而致肝阳上亢，故症见面红。患者形体偏盛，痰湿内蕴，脾运不及，运化失职，水分之精微不能输布以奉养他脏，日久累及肾脏，肾阳虚，无以温养脾土，使脾阳亦虚而成脾肾阳虚证，痰湿蕴结，日久郁而化热，可进一步耗损肾阴，肝木失其滋荣，亦可出现肝肾阴亏。

证属：脾肾阴虚，火伤血络。

治则：滋肾益精，养阴降火，凉血止血。

方药：左归丸、黄芪异功散、当归补血汤、天麻钩藤饮、龙胆泻肝汤合犀角地黄汤加减。

熟地 15 g　淮山药 15 g　山茱萸 12 g　鹿角片[先]12 g
炙龟板[先]18 g　菟丝子 15 g　枸杞子 15 g　当归 10 g
川牛膝 10 g　黄芪 15 g　柴胡 10 g　炒枳壳 10 g
龙胆草 10 g　黄芩 15 g　天麻 15 g　钩藤 15 g
炒丹皮 15 g　车前子[包]15　水牛角[先]30　白芍 12 g
茯苓 15 g　黄连 6 g　生地 15 g　熟女贞 30 g
生山楂 30 g　泽泻 15 g　炒赤芍 15 g　益母草 30 g
炒杜仲 12 g　青黛[包]9 g　竹茹 15 g　天竺黄 10 g
茯神 15 g　炙甘草 6 g　羚羊角粉[吞]0.6 g

煎服法：加水 400 ml 煎煮至 200 ml，分次温服，每日 2 次。

【按】

方义分析：《景岳全书·血证》云："凡治血症，须知其要，而血动之由，惟火惟气尔。"不难发现，此患者的关键是虚火内炽，故滋阴降火，凉血止血是治疗的首要任务，同时兼顾补益精气，平肝潜阳。补益精气予左归丸，益气生津予黄芪异功散、当归补血汤。黄芪甘温，用量宜少，补气升阳而不助邪、不助火；有齿衄、月经量多，出血倾向明显者，剂量也要小。平肝化痰予天麻钩藤饮、龙胆泻肝汤。清热解毒，凉血散瘀，泻火定惊予犀角地黄汤、羚羊角粉、青黛。

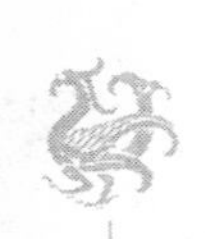

【经典发微】

《景岳全书》归纳出血原因为火、为气两个方面，指出："盖动者多由于火，火盛则逼血妄行，损者多由于气，气伤则血无以存。"清代《血证论》提出气血水火理论，认为气血水火之间心生火，肾生水，水火失调，其枢在脾，称之为"脾肾气火相关理论"。难治性血小板减少性紫癜多为气火失调，阴阳不和，所累及脏腑主要是肝、脾、肾。初期风热之火邪外袭之后，损伤血络引起出血，内有伏热，肝火偏旺，热在血分，风动出血，表现紫癜反复发作。火邪上扰，此乃实火，久病可见舌紫红而干，乃血虚阴亏，为脾肾阴虚，肝木失其濡养，阴精亏虚，不能制火，而见虚火，气与火不相立，气虚生内火，内火耗气，表现气火失调。

【师生讨论】

学生：请问教授血液病中血证的病机特点？

教授：血液病中血证的病机主张十之八九为火，火热损伤血络，而成出血病证。火热之邪导致出血的原因，一为感受风热之火邪，内犯肝脏，损伤血络；二为过食温热、辛辣食物，引起胃火上冲，湿热内生，肝木之火上逆；三为情志所伤，木失条达，木郁为火，肝火伤络；四为感受邪毒，初发寒伏，伏而化火，肝火损精，此均为实火。另有内虚生风，损及肾精，日久下元虚寒，出现本寒标热，精损不化，便为血虚阴亏，在于脾肾两脏，出现本虚标实之证。若阴精亏虚不能制阳，火动于上，往往夹有实火，水亏肾阴不足，水火失济，阴虚火旺，由于相火寄于肝胆，故肝胆之火旺，肝木失于条达，血络损伤，出血不止。血液病往往内风与外风相合侵犯，不单独为病。内风为病多与肝、肾关系密切，内风还与痰有一定关系，内有痰火郁结，则更易生风。故血液病多见到寒热错杂，虚实相间的病证。

学生：请问教授，难治性血小板减少性紫癜的临床特点及病机特点？

教授：难治性特发性血小板减少性紫癜患者，由于长期药物副作用，往往乏力气短，头晕肢软，口渴尿频，目衄齿衄，肌衄反复，瘀斑色紫，甚则大便出血，舌紫暗红，苔薄腻或黄腻，脉细数或弦大数或无力，血小板计数低于 $20\times10^9/L$。这类患者因病程较长，长期服用激素，造成阴虚里热，或因失治，或因误治，反复出血，离经之血成为瘀血，耗其阴精，导致阴虚火旺更重，成为阴精亏虚、里有瘀热之证。由于本病气虚血亏易治，阴虚里热难调，故成为难治之证。

学生：如何进行难治性血小板减少性紫癜的中医治疗？

教授：可以采用中西医结合方法治疗，目前控制患者出血症状，并逐步撤减激素，中医药治疗可以分步骤进行。治疗初期反复出血，舌紫红，脉弦数。火盛木旺，伏热伤阴，泻火凉血，健脾养阴合用，选用水牛角、槐花、茜草、茅根凉血泻火，太子参、党参、白术、墨旱莲、白芍健脾养阴，苏梗、甘草、陈皮和胃调中。出血已止，舌紫红胖而干，脉弦滑数。脾肾亏虚为主，内有伏热，治虚不离调补精气以生血，健脾补肾兼清伏热，选大补元煎，黄芩、黄柏清伏热，牡蛎平熄肝木。经过一段时间治疗后，火邪之势已减，阴血渐得以恢复，然而，病已日久，阴精已亏，须得阳化才能化生精血，故拟参入甘养温化之品，以求收效，再继以脾肾调治，补泻兼施，寒温并用，而不能单用温补法，因为伏热尚未尽除，肾水亏虚须缓慢渐

复，瘀热有待清化，故仍守补气益精，调治脾肾，化瘀泄热巩固治疗，以求疾病进一步恢复。

【随访情况】

患者随访至今，白细胞上升达 42×10^9/L。

（周韶虹整理）

案五

【病例概要】

徐某，男，75 岁。入院时间：2006 年 10 月 7 日，查房时间：2006 年 10 月 13 日。

主诉：齿衄伴皮肤瘀点 2 年，皮肤出血加重 1 周。

现病史：患者 2004 年 7 月因头晕、目眩，恶心欲吐，至外院就诊，查头颅 CT 诊断“脑梗死”，给予丹参、阿司匹林等治疗 17 日后出院。出院前查血常规示：血小板 1×10^9/L，伴轻度鼻衄、齿衄。后转院血液科就诊，复查血象同前，查骨穿提示“特发性血小板减少性紫癜”，血小板抗体增高。予复方皂矾丸(每次 8 片，每日 3 次)口服 2 周，效果不明显。后加用曲安西龙治疗 2 个月，血小板 $(1\sim20)\times10^9$/L 之间波动。于 2005 年 4 月行中西医结合诊治，曾用静注人免疫球蛋白 20 g 治疗 5 日，血小板上升至 20×10^9/L 后复降。后输注血小板联合使用静注人免疫球蛋白，血小板最高升至 50×10^9/L。后加用环孢素每日 8 片，服用 4 个月后，血小板无明显改善，且出现高血压，最高 160/90 mmHg，肝脏损伤等不适，遂停药。仅中药维持，期间血小板始终小于 10×10^9/L，后来我院诊治，曾用重组人白细胞介素-11、他莫昔芬，输注血小板及中医药治疗，患者血小板在 10×10^{9}/L 左右，10 月 2 日血小板为 3×10^{9}/L，皮肤出血点较多，伴有口腔内血疱，10 月 3 日输注单采血小板 1 U，为寻求中西医结合治疗再次收治入院。

既往史： 慢性支气管炎病史 20 余年，反复咳嗽、咯痰史。脑梗死病史，反复头晕，无头痛、晕厥史。乙肝病史数年，有阑尾切除术史，有输血史。

刻下： 头晕乏力，胸闷心悸，齿衄、肌衄，左侧面部时有刺痛，无发热、恶寒，无咳嗽咳痰，无恶心呕吐，纳寐可，二便调。

体格检查： 神清，气平，全身皮肤散在瘀斑瘀点，颜面潮红，面部轻度浮肿。两肺呼吸音粗，未及啰音。HR：85 次/min，律齐。腹软，肝脾肋下未及，双下肢无浮肿。舌淡红，苔黄腻，左脉弦大，右脉滑数弦大。

辅助检查： 白细胞 17.4×10^{9}/L，中性粒细胞 72.2%，血小板 4×10^{9}/L，血红蛋白 137 g/L。凝血功能(－)，D-二聚体(－)，大便常规隐血：弱阳性。心电图正常。

西医诊断： (1) 难治性特发性血小板减少性紫癜；
(2) 脑梗死后遗症。

中医诊断： 紫癜(阴虚火旺证)。

诊治经过： 入院后完善相关检查，维持他莫昔芬、甲泼尼龙片治疗，予茜蓟生血片、参芪益气合剂、中药汤剂等凉血益气止血。甲钴胺，维生素 B_{12} 补充造血原料，法莫替丁、奥美拉唑保护胃黏膜，止血合剂止血，重组人白细胞介素-11 提升血小板，输血小板、低温沉淀物加强支持。

【病例分析】

补充询问患者发病前有无呼吸道等感染病史，有无理化

有毒物质接触史，行全身查体，并建议查乙肝病毒DNA定量及胸部CT等。同意目前诊断，补充慢性乙型病毒性肝炎，慢性支气管炎。

患者目前主要矛盾为血小板极度减低，皮肤黏膜出血明显，头晕乏力，胸闷心悸，左侧面部时有刺痛。反复皮肤黏膜出血2年，多次查血小板计数减少，查体肝脾不大，血小板相关抗体增高，骨穿提示"特发性血小板减少性紫癜"。故诊断明确。予激素、静注人免疫球蛋白、环孢素等无效。虽然本患者未经脾切除，但从整个治疗过程来看，不能肯定脾切除有效，临床可诊断为难治性特发性血小板减少性紫癜，至少可诊断为"激素抵抗型特发性血小板减少性紫癜"。目前患者血小板重度减少，皮肤黏膜出血明显，且有高血压病史，若不及时控制出血，易产生颅内出血、消化道出血等严重并发症，严重时可导致死亡。故治疗上仍须加强防治出血，可使用短效激素，并予输注单采血小板联合静注人免疫球蛋白，虽然未必能提升血小板，但可部分控制出血。

中医学并无特发性血小板减少性紫癜之病名，据其临床表现，可将其归属于"血证""发斑"范畴。《景岳全书》曰："盖动者多由于火，火盛则逼血妄行，损者多由于气，气伤则血无以存。"《血证论》提出气血水火理论，认为气血水火之间心生火、肾生水，水火失调，其枢在脾，称为"脾肾气火相关理论"。引起出血的主要病机是火伤血络。血热妄行，主于肝木，邪实为标；气不摄血，阴血亏损，根于脾肾，正虚为本。故其属肝火伤络为标、脾肾亏损为本的标本互见之证，辨证当抓住气火盛衰、五脏虚实两大要点。治疗上宜泻火治标以制肝木，兼顾治血；肝肾同治，调水火气血阴阳。

患者年事已高，下焦亏损，肝肾失调，肾精亏虚，真水不足，肝木失治，内火偏盛。体质亏虚，木火偏亢，则易感风热之邪，内外之火相合，灼伤血络，则导致出血不止。其本在于肾之真阴不足，其标在于木火偏旺，邪毒蕴积。本患者止血以西医支持为先，中医以治本为主，兼以治标。

证属：肾精亏虚，阴虚火旺。

治则：滋补肾水，调理肝脾，凉血清热，活血化瘀。

方药：大补阴丸合犀角地黄汤加减。

生地 30 g	龟板 18 g	鳖甲 9 g	炒黄柏 10 g
知母 10 g	水牛角[先]30 g	黄连 6 g	炒赤芍 10 g
炒黄芩 15 g	茜草炭 15 g	景天三七 30 g	血见愁 30 g
墨旱莲 30 g	女贞子 20 g	升麻 10 g	丹参 10 g
桑叶 5 g	杏仁 9 g	槐米 30 g	羊蹄根 15 g
竹茹 5 g	陈皮 5 g	甘草 5 g	车前草 15 g
茯苓 15 g			

煎服法：加水 400 ml 煎煮至 200 ml，分次温服，每日 2 次。

【按】

方义分析：治本当滋补肾水，调理肝脾，治标则予凉血清热，运血化瘀，方予大补阴丸酌加清热泻火，凉血化瘀之品。大补阴丸加龟板、鳖甲滋阴泻火，二至丸助大补阴丸加强滋阴补肾之功；犀角地黄汤凉血清热，更加茜草炭、槐米、丹参、羊蹄根凉血清热以助泻火之力，桑叶、升麻、杏仁透泄气热，开宣肺气。

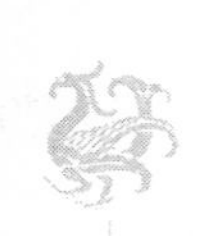

【经典发微】

大补阴丸取自《景岳全书》，由黄柏、知母、熟地、炙龟板四药组成，是治疗血液病之阴虚火旺证的常用方。朱丹溪曰："阴常不足，阳常有余……而劳瘵潮热，盗汗骨蒸，咳嗽咯血、吐血等证易作。所以世人火旺致此病者，十居八九。是方能骤补真阴，承制相火，较之六味，功效尤捷。"

【师生讨论】

学生：如何理解引起出血的主要病机是火伤血络？

教授：火热之邪导致出血的原因有以下几点：① 感受风热之邪，内犯肝脏，损伤血络。② 过食辛温之品，引胃火上冲，湿热内生，肝木之火上逆。③ 木失条达，木郁为火，肝火伤络。④ 感受邪毒，初发寒伏，伏而化火，肝火损精。此均为实火。虚火主水，多见于阴精亏虚不能制阳，火动于上，往往夹有实火，水亏阴虚不足，水火失济，阴虚火旺。由于相火寄于肝胆，故肝胆之火旺，肝木失于条大，血络损伤，出血不止。

学生：如何从中医角度理解难治性特发性血小板减少性紫癜之"难治性"？

教授：难治性特发性血小板减少性紫癜患者因病程较长，长期药物毒副作用，造成阴虚里热，或因失治，或因误治，反复出血，离经之血成为瘀血，耗其阴经，导致阴虚火旺更重，成为阴精亏虚、里有瘀热之证。由于本病气虚血亏易治，阴虚里热难调，故成为难治之证。

（孙伟玲整理）

案六

【病例概要】

吕某,女,39岁。入院时间:2009年8月20日,查房时间:2009年8月31日。

主诉: 反复齿衄、皮肤瘀点瘀斑2个月余。

现病史: 患者2个月前无明显诱因下出现牙龈出血,皮肤瘀点瘀斑,至当地医院诊治,查血常规示:白细胞$1.6\times10^9/L$,血红蛋白118 g/L,血小板$3.7\times10^9/L$。行骨穿诊断为"特发性血小板减少性紫癜"(具体报告不详),先后予地塞米松每日10 mg,泼尼松片每日60 mg及丙种球蛋白等治疗,血小板略有上升,至$30\times10^9/L$后复下降,予甲泼尼龙500 mg冲击效果不明显,后患者出院,因红细胞沉降率30 mm/h,ANA(+),抗ds-DNA(+),C4下降,SSA(+),SSB(+),怀疑免疫性疾病入外院风湿免疫科。予甲泼尼龙500 mg/日连用4日,血小板10 U连输3日,重组人白细胞介素-11每日1.5 mg,连用3日血小板仍无明显上升,徘徊于$10\times10^9/L$左右,后予静注人免疫球蛋白、输血小板、长春新碱、环孢素等治疗,仍无明显改善。皮肤瘀点瘀斑反复出现,月经量多,为求进一步治疗,转至我院由急诊收入。

既往史: 否认高血压、糖尿病等内科疾病史,否认肝炎、结核等传染病病史。

刻下: 皮肤散在新鲜出血点及陈旧性瘀点瘀斑,月经量多,无齿衄鼻衄,口干,无头晕头痛,无发热咳嗽,胃纳可,眠可,二便尚调。

体格检查: 神清,轻度贫血貌,散在新鲜出血点及陈旧性瘀点瘀斑,表浅淋巴结未及肿大。肝脾肋下未及。舌质

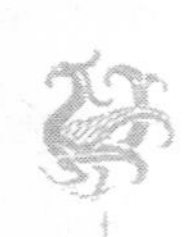

红，苔黄腻，脉弦细数。

西医诊断： 特发性血小板减少性紫癜。

中医诊断： 紫癜(血热妄行证)。

诊治经过： 患者入院后予止血合剂联合激素止血，环孢素抑制免疫减少血小板破坏，氯化钾缓释片对症补钾，奥美拉唑保护胃黏膜。经上述治疗，血小板略有上升，但不明显，入院后第3日在月经停来5日后再次来潮，且经量较大，血象复查示三系减少。经补充铁剂后红系有所上升，但仍未升至正常。

【病例分析】

补充询问患者有毒有害射线等接触史，有无皮疹，有无关节痛及反复口腔溃疡及蛋白尿等症，建议复查风湿免疫相关指标检查，排除系统性红斑狼疮及干燥综合征等继发因素。骨穿仍须复查，目前三系下降，继发性再生障碍性贫血和骨髓增生异常综合征尚不能完全排除。

该患者起病初期即出现粒、巨二系减低，目前三系减少以巨系明显、出血倾向明显，外院检查曾发现红细胞沉降率30 mm/h，ANA(+)，抗ds-DNA(+)，C4下降，SSA(+)，SSB(+)，我院亦有类似检查结果，因此诊断上当鉴别再生障碍性贫血、骨髓增生异常综合征、特发性血小板减少性紫癜与系统性红斑狼疮。这几种疾病相同之处在于临床上都可以表现为贫血、出血，外周血可见一至三系减少。鉴别点在于：① 再生障碍性贫血骨髓象见有核细胞增生减低，产板巨核全片未见，活检亦提示增生低下，本患虽然巨核未见，但骨髓增生明显活跃，活检亦不支持再生障碍性贫血。② 骨髓增生异常综合征骨髓象可见增生活跃，但常见一至三系病态造血，本患虽然有粒系中毒颗粒，但分叶核未见，红系、巨核系病态均未见，活检亦不支持。③ 本患者发病以来无明显发热，无关节疼痛，且大剂量激素冲击疗法治疗后血象亦无明显上升，使用丙种球蛋白、长春新碱、环孢素等，血小板上升不明显，提示西药尤其激素治疗效果不明显，目前激素可小剂量应用以防止出血。结合患者的病史及实验室结果，患者目前诊断应为"继发性血小板减少性紫癜"。发病原因与化工厂工作接触盐酸等有毒物质，骨髓受抑有关，治疗上可加用清热解毒药物去除病因。

目前患者全身皮肤瘀点瘀斑，月经量多，无齿鼻衄血，无发热，舌质红，苔黄腻，脉弦细数。中医认为多年理化毒物接触，邪毒入里伤髓，肾精亏虚，发为本病。冲任失调，脾不统血，肝不藏血，导致月经量多、肌衄；毒邪入侵，伤及肾阴，阴虚内热，气血俱热；另外大量糖皮质激素、免疫抑制剂等的使用，伤及气血，导致阴阳不调，故导致一系列相关症状。

证属：瘀热内蕴，火伤血络，肾精亏虚。

治则：补益肾精以治本，清气凉血以治标。

方药：黄连解毒汤、犀角地黄汤合知柏地黄丸加减。

炒黄芩 15 g　黄连 6 g　炒黄柏 10 g　生地 20 g
白芍 15 g　赤芍炭 10 g　丹皮炭 10 g　熟地 15 g
山茱萸 12 g　茯苓 15 g　仙灵脾 10 g　巴戟天 12 g
仙茅 12 g　知母 10 g　茜草 15 g　茜草炭 10 g
景天三七 30 g　蒲公英 15 g　炙甘草 6 g　龙骨先 30 g
牡蛎先 30 g　水牛角先 30 g

煎服法：加水 400 ml 煎煮至 200 ml，分次温服，每日2次。

【按】

方义分析：黄连解毒汤中黄芩、黄连、黄柏清上、中、下三焦火毒热盛，犀角地黄汤入血分，凉血散瘀，知柏地黄丸滋阴补肾，清热泻火，加仙灵脾、巴戟天、仙茅有二仙汤之意，意在温肾滋肾并举，即可防药太过寒凉，又有阳中求阴之义。茜草、茜草炭、景天三七加强补肾凉血。龙骨、牡蛎重镇安神，收敛固涩止血。

【经典发微】

本病治疗遵《重订广温热论》所论述："火属血分，为实而有物(俗称实火)，其所附丽者，非痰即滞，非滞即瘀，非瘀即虫，但清其火，不去其物，何以奏效，必视其附丽者为何物，而于清火诸方加入取消痰滞瘀积虫等药，效始能捷……清火兼通瘀者，因伏火郁蒸血液，血被煎熬而成瘀，或其人素有瘀伤，不得不兼通瘀法以分消之。黄连解毒汤合犀角地黄汤……对症酌用。"

【师生讨论】

学生：血小板减少性紫癜女性患者出血特点常表现为月经量多，或淋漓不尽，中医药治疗在这方面有何特色？

教授：血小板减少性紫癜女性患者月经出血不止或月经量多，常因血小板较低下所致。在中医看来，仍须根据本病来辨证论治，血小板减少性紫癜病归属于中医"血证"或

“紫癜”范畴，中医辨证分型多分为四型：热盛迫血证、阴虚火旺证、气不摄血证、瘀血内阻证。而经血过多属妇科病证，在中医辨证主要为气虚、血热、血瘀三大病机，如此看来，针对血小板减少性紫癜女性患者出现月经量多或不止的症状，治疗上要分析虚（气虚、阴虚）、瘀、热（实热、虚热）的不同，病位上要注重肝、脾、肾三脏，以给予正确的辨证后选方用药。另外可酌情应用棕榈炭、莲房炭、茜草炭、赤芍炭、丹皮炭等炭类药物加强止血作用。

学生：从辨病论治的角度来说，哪些中草药具有提升特发性血小板减少性紫癜患者血小板的功效？

教授：中医治疗本病必须坚持辨证论治。在辨证论治原则指导下，也可以有针对性地选用一些具有一定提升血小板计数功效的中草药，例如羊蹄根（土大黄）、景天三七、江南卷柏、鳖甲等。也有学者根据免疫抑制原则，采用肿节风治疗本病，具有一定疗效。此外，民间也有使用商陆治疗本病者。煎煮中药时放入一些花生衣，对部分患者也有效果。

学生：请问教授免疫相关性血小板减少性紫癜的临床治疗有哪些特点？

教授：本患者曾查ANA（+），抗ds－DNA（+），C4下降，SSA（+），SSB（+），考虑诊为免疫相关性血小板减少性紫癜，在中医属“血证”范畴，认为在病机方面以脾肾亏损为本，湿热毒瘀互结为标，在临证中还应仔细辨证，辨清虚实，祛邪常选用大剂量的水牛角、蒲公英、蛇舌草及半枝莲，扶正常用黄芪、熟地、女贞子、白术等，组方时注意寒热平调，顾护胃气。

（胡明辉整理）

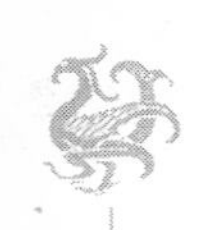

案七

【病例概要】

黄某，女，45 岁。入院时间：2008 年 9 月 19 日，查房时间：2008 年 9 月 26 日。

主诉：反复头晕 10 余年，皮肤瘀斑 5 个月，发热 2 日。

现病史：患者 1998 年 9 月起病，反复头晕查血常规发现血小板 30×10^9/L，曾予泼尼松片 40 mg/日，血小板升至 70×10^9/L 左右。后症状缓解未随访。2008 年 4 月再次出现头晕，查血常规血小板 9×10^9/L，无出血，予泼尼松片、静注人免疫球蛋白及利可君治疗，效果欠佳。给予甲泼尼龙冲击，血小板最高升至 76×10^9/L，后逐渐下降。2008 年 9 月 16 日受凉后出现高热，最高 40.1℃，查血常规：白细胞 9.4×10^9/L，中性粒细胞 75.7%，血红蛋白 138 g/L，血小板 10×10^9/L，外院予抗感染体温控制，为求中西医综合治疗收入病房。

既往史：有长期腹胀腹痛史，1994 年胃镜检查示“轻度胃炎”，1996 年曾患心肌炎。因服用激素后出现餐后血糖增高，空腹血糖正常。

刻下：反复头晕，中脘痞满，大便稀薄，皮肤散在瘀斑，无鼻衄、齿衄，无发热恶寒。

体格检查：神清，无贫血貌，右上肢皮肤散在瘀斑，皮下血肿。肝脾不大。舌紫，苔薄黄，脉弦细，重按有力。

西医诊断：特发性血小板减少性紫癜。

中医诊断：紫癜(肝胃失和，瘀热内结证)。

诊治经过：入院后完善相关检查，予以泼尼松片抑制免疫，头孢尼西钠、左氧氟沙星抗感染，奥美拉唑抑酸护胃等治疗。患者目前体温已恢复正常，无新鲜出血点，大便一日3～4行。入院后辅检提示有乙肝“小三阳”，幽门螺杆菌阳性，且滴度均较高，肝酶明显增高。PAIgG升高，PAIgM正常。

【病例分析】

补充询问患者有无多饮、多渴、多汗及体重减轻，既往有无肝炎病史、有无输血史、有无理化毒物的接触史、有无解热镇痛药物史，并行全身检查，建议查结缔组织病相关检查。更正西医诊断为“肝炎相关性血小板减少性紫癜”。

目前主要问题为血小板减少，结合临床表现及辅检结果，诊断为“特发性血小板减少性紫癜”当属无疑。相关抗体有PAIgG升高，PAIgM正常，尚不能作为特异性诊断依据，不能除外其他因素引起的血小板减少。有一点需要注意，患者ALT、AST均明显增高，乙肝七项检查提示“小三阳”，当与慢性乙肝有关，根据抗体增高的表现，可考虑乙肝病毒感染，抗原性改变产生血小板相关抗原，导致血小板抗体升高。血小板的产生不仅可来源于脾，亦可来源于肝。故可考虑肝脏局部原因，可诊断为“肝炎相关性血小板减少性紫癜”。此外，除与肝炎病毒有关外，亦可由药物诱发有关，虽患者无相关用药史描述，仍须加以考虑。同时，幽门螺杆菌感染与血小板减少亦有联系。关于患者血糖较高的问题，其空腹血糖正常，糖化血红蛋白和餐后血糖升高，临床上“三多一少”不明显，初步考虑为隐匿性糖尿病，可能与其使用糖皮质激素有关。患者目前病毒性肝炎属于活动期，建议加用抗病毒复制药物。

患者目前主要矛盾为反复皮肤瘀斑，中脘痞满，大便稀

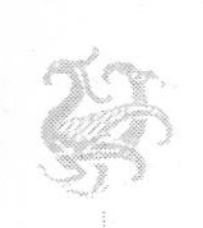

薄，舌紫，苔薄黄，脉弦细，重按有力。中医诊断属于"紫癜"。与肝脾失调有关，表现有湿热症状，病位主要在脾胃。患者有长期中脘痞满，大便稀薄表现，当属久病脾气亏虚；脾虚运化失司，湿热内蕴，阻滞气机，故见头晕；长期头晕，舌紫红，反映木火偏旺，肝气郁滞，肝郁则血瘀，其脉弦细，重按有力亦佐此证。治疗上，治本当以调节脾胃为主，兼以滋肾柔肝；肝者，体阴而用阳，用阳者，木火偏旺而肝气郁结；体阴者，其与血分相关。肝气郁滞，郁而化火，内火映于外则见体温升高。

证属：肝胃失和，瘀热内结。

治则：调节脾胃，滋肾柔肝。

方药：黄芪四君子汤、小柴胡汤合丹栀逍遥散加减。

太子参 15 g	黄芪 15 g	炒白芍 10 g	制半夏 10 g
炒黄芩 15 g	炒赤芍 15 g	炒丹皮 10 g	炮姜 3 g
黄连 3 g	焦山栀 5 g	茯苓 15 g	生地 12 g
北沙参 12 g	蒲公英 30 g	墨旱莲 20 g	当归 10 g
蛇舌草 30 g	小蓟 15 g	柴胡 10 g	炒枳壳 5 g
木香 5 g	炙甘草 5 g	薄荷后 3 g	

煎服法：加水 400 ml 煎煮至 200 ml，分次温服，每日 2 次。

【按】

方义分析：总体而言，病机当属肝胃失和，肾阴亏虚，瘀热内结，木失条达。治疗上当调理肝、脾、肾三脏，理气化瘀，清利湿热。选方以黄芪、太子参、茯苓健脾益气，以固中焦；小柴胡汤、丹栀逍遥散疏肝泻热，理气和胃；丹皮清泻血中肝胆之火，并去瘀热，引火下行，但用量须权衡，经期不宜用，用之易动血。蒲公英、蛇舌草苦甘寒，入三焦及肝肾，具有清热解毒，化瘀制水，清泻三焦湿火之功。墨旱莲、小蓟凉血散瘀，北沙参、生地滋阴，其中加芩、连、炮姜之属，取其苦散温通之意。

【经典发微】

除清热、凉血、滋阴之外，血证治疗须重视调肝。因出血反复，病情缠绵不愈，容易情志不畅，致肝木失调。肝木之火偏旺，热入血分，迫血妄行。肝木之火失于条达，亦可横逆犯脾，脾虚精血化生乏源，又致阴虚火旺，或气不摄血，迫血妄行。正如《丹溪心法·六郁》所说："气血冲和，万病不生，一有怫郁，诸病生焉。"而《血证论·脏腑病机论》中提到"木郁为火，则血不和。火发为怒，则血横决，吐血、错经、血痛诸证作焉"。

【师生讨论】

学生：本患为紫癜，表现为出血，为何没有用止血之药，请教授谈谈经验。

教授：治血之法不能仅仅拘泥于见血止血。要从病机出发，辨证来看待。本患从表现及舌脉来看，主要病机为肝胃失和，肾阴亏虚，瘀热内结。明代医家缪希雍《先醒斋医学广笔记》中就提出治血三法：宜行血，不宜止血；宜降气，不宜降火；宜补肝，不宜伐肝。对于肝气郁结，化火伤阴的出血尤其适宜。若见血止血，血滞成瘀，更加重气郁，形成恶性循环，这里的行血，即是行气。

学生：请教授详细谈谈“体阴而用阳”在紫癜中的辨证施治意义。

教授：肝“体阴而用阳”从字面意思来理解，即肝脏实体属阴而其功能属阳。肝藏血，血为阴，故肝体为阴；肝主疏泄，内寄相火，为风木之脏，易动风化火，故功能属阳。《临证指南医案·肝风》：“肝为风木之脏，因有相火内寄，体阴用阳，其性刚，主动主升，全赖肾水以涵之，血液以濡之。”在紫癜的辨证中，除了脾、肾二脏正虚之外，肝脏功能失调也贯穿其中，尤其出血明显的中晚期。“肝用”辨证当注意疏肝、泻肝，方药如柴胡汤、四逆散、芩、芍、柴、栀等；“肝体”辨证须注意柔肝滋水涵木，药用如生地、鳖甲、当归等。

【随访情况】

经过中西医综合治疗，患者瘀斑改善，仍有胃脘痞满及转氨酶增高，考虑病毒性肝炎活动期，转至专科医院进行治疗。

（李艳整理）

案八

【病例概要】

史某，男，67 岁。入院时间：2008 年 8 月 6 日，查房时间：2008 年 8 月 28 日。

主诉：反复皮肤黏膜瘀斑、瘀点 2 年，加重 2 个月。

现病史：患者于 2006 年 5 月 8 日因类风湿关节炎于外院就诊时，查血常规示血小板 $11\times10^9/L$，血象其他指标未见明显异常，后行骨穿示巨核系成熟障碍，拟“特发性血小板减少性紫癜"诊断，当时皮肤黏膜及口腔、鼻腔未有明显出血，初始服泼尼松片 60 mg/日，间隔数月血小板计数逐渐恢复至正常值，自行减量至 25 mg/日时，血小板计数下降幅度较大，皮肤出血明显，口腔内壁时发血疱，间断行糖皮质激素冲击治疗，亦曾使用长春新碱抑制免疫，疗效不显，血小板计数不稳定，最低时曾降至 3×10^9/L，现服用泼尼松片 15 mg/日，结合我院血液科门诊中药汤药治疗。近 1 个月来血小板计数进行性下降，四肢皮肤密集瘀斑瘀点，为求中西医结合系统治疗，收入我院。

既往史：有胸椎、腰椎压缩性骨折病史，类风湿关节炎病史 20 年，慢性支气管炎病史；曾输注血小板。

刻下：双眼视物模糊，无黑矇、视觉缺失，四肢皮肤密集瘀斑瘀点，口腔、牙龈、鼻腔无明显出血，无明显乏力、头晕、头痛，无恶心呕吐，无黑便，小便调，夜寐安，时有盗汗，五心烦热，胃纳可。

体格检查：神清，精神萎靡，四肢皮肤密集瘀斑瘀点，表浅淋巴结未及肿大。眼球活动自如，右侧球结膜充血，巩膜无黄染，瞳孔双侧等大、等圆，瞳孔对光反射灵敏，牙龈无出血，扁桃体无红肿、增大，咽部黏膜无明显充血及红肿。胸骨无压痛，两肺呼吸音清，未闻及干湿啰音。HR：90 次/min，律齐，心音正常。肝脾肋下未及，双下肢无浮肿，四肢肌张力、肌力正常。生理反射存在，无亢进，病理反射未引出。舌质紫红，苔黄腻，脉弦细。

辅助检查：入院后皮肤瘀点瘀斑明显，视物模糊，反复查血常规示：血小板低于 10×10^9/L，予积极止血处理效果不明显，8 月 14 日 C14 呼气试验阳性。8 月 18 日巨细胞病

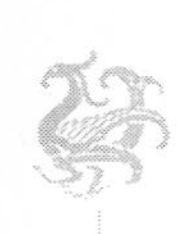

毒双标记低于 80,EB 病毒定量双标记 152000.00。8 月 22 日痰培养：霉菌未生长,铜绿假单胞菌检出。颅脑 CT 检查未见明显出血灶。

西医诊断：(1) 特发性血小板减少性紫癜；

(2) 类风湿关节炎。

中医诊断：紫癜(脾肾阴虚证)。

诊治经过：入院后积极完善相关检查,予二级护理,止血合剂止血,茜蓟生血片凉血止血,入院后泼尼松片 15 mg/日,连用 22 日,8 月 26 日起改予曲安西龙 12 mg/日抑制免疫,同时予奥美拉唑护胃,阿法骨化醇促进钙吸收;莫沙比力促胃动力,克拉霉素、阿莫西林联合奥美拉唑抗幽门螺杆菌治疗(8 月 15 日～8 月 21 日),阿昔洛韦抗病毒治疗(8 月 19 日～8 月 25 日)。目前患者仍皮肤较密集瘀点瘀斑,视物模糊有所好转。

【病例分析】

补充询问患者起病情况,详细询问其类风湿关节炎发病情况、诊治情况、当时出血情况等,并行全身查体,建议复查风湿免疫相关指标,必要时复查 BM 及活检。目前主要矛盾为血小板计数持续偏低,药物反应较差,存在皮肤瘀点瘀斑等明显出血倾向,舌质紫红,苔黄腻,脉弦细。纵观病史,患者患有类风湿关节炎病史 20 余年,曾服用羟氯喹等抗炎药物治疗,故考虑本病除免疫相关性引起血小板减少外,药物因素亦不能排除,故可考虑为血小板减少性紫癜综合征,属多种原因引起,缠绵难愈性血小板减少性紫癜。

西医主要改善出血症状,控制类风湿关节炎症状为主。可应用联合治疗,长春新碱、糖皮质激素、达那唑等联合应用，本例患者已先后应用长春新碱，大量激素等治疗，激素减量后血小板进行性下降，现应用曲安西龙 10 mg 维持中，故应主要以中医药为主。

紫癜可有急、慢两种类型，当表现为出血急症时，应以泻火止血治标为先，可选用犀角地黄汤及泻心汤等方药加减。当本病处于反复发作慢性期时，应以健脾补肾为主，老年紫癜以肾精亏虚为主，肾虚则精血不足，骨髓枯竭，不仅直接影响造血，而且还可内生火热，迫血妄行。而肝主藏血，主疏泄，肝木失于条达，郁而化火，则肝不藏血，火伤血络，导致出血。治疗火证时，不论实火虚火，均不离调达肝木。

《医贯·绛雪丹书》云：凡血症，先分阴阳。有阴虚，有阳虚，阳虚补阳，阴虚补阴，此直治之法。患者已过八八之年，肾气已衰，故以肾虚为根本，参合其舌脉及盗汗、五心烦热等症状，考虑其肾阴亏虚；肾虚阴亏致肝火偏盛，热在血分，血络损伤，故见出血明显，脉弦细；患者舌苔黄腻，结合关节痛、腰痛，邪侵骨骼，瘀血内阻，故见舌紫红。患者出血亦为痰湿较重，火热上炎，痰瘀内结，火毒伤络引起。本病系属本虚标实，肾阴亏虚为本，肝郁脾虚，痰湿瘀阻，火毒内侵为标。

证属：肾精亏虚，肝失条达，瘀湿瘀阻，虚火妄行。

治则：滋肾清肝，健脾化湿，化痰消瘀，清火宁血。

方药：拔萃地黄汤合逍遥散加减。

水牛角[先] 30 g　白芍 15 g　炒丹皮 15 g　黄连 5 g
炒黄芩 15 g　桃仁 10 g　炒赤芍 15 g　川牛膝 15 g
干茅根 30 g　炒防风 10 g　茯苓 15 g　车前子 15 g
柴胡 5 g　山栀炭 15 g　炒枳壳 5 g　炒苍术 10 g

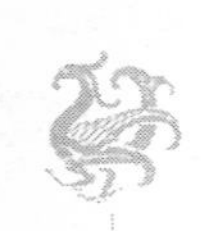

制川军 5 g	黄芪 15 g	当归炭 10 g	羊蹄根 30 g
陈皮 10 g	生甘草 5 g	炙甘草 5 g	生地 15 g

煎服法：加水 400 ml 煎煮至 200 ml，分次温服，每日 2 次。

2008 年 9 月 22 日再次入院。

入院 3 日前患者因劳累、受寒后，出现发热、感冒，皮肤瘀点瘀斑再次增多，血小板由此前的 $15\times10^9/L$ 再次降至 $2\times10^9/L$。

刻下：阵发头晕，双下肢乏力，体位改变后尤甚，四肢皮肤多发瘀斑瘀点，口腔、牙龈、鼻腔无明显出血，腰酸膝软，小便调，夜寐安，时有盗汗，五心烦热，胃纳可。

体格检查：神清，精神可，四肢皮肤见多发瘀斑瘀点。两肺呼吸音粗，未及明显干湿啰音。肝脾不大，双下肢无明显浮肿。舌质红，舌面数枚瘀点，苔白厚腻，脉弦细。

西医诊断：(1) 特发性血小板减少性紫癜；
(2) 类风湿关节炎。

中医诊断：紫癜(脾肾亏虚证)。

诊治经过：入院后完善相关各项检查，监测血糖及血压，先后予止血合剂止血治疗，曲安西龙保护血小板，予茜蓟生血片补肾清热生血，宁血络片凉血止血。后糖皮质激素调整为甲泼尼龙片(每次 12 mg，每日 1 次，口服)。

患者目前主要临床表现仍是皮肤瘀点瘀斑，并出现阵发头晕，双下肢乏力，体位改变后尤甚。舌质红，舌面数枚瘀点，苔白厚腻，脉弦细。治疗上须注意散瘀，不能仅用止血。因病久，须滋肾健脾为基础，加以行气清热治疗，以动静结合，使补益而不滋腻。治则以健脾益肾，清热凉血，佐以行气散瘀。

方药：自拟方。

黄芪 15 g	女贞子 20 g	太子参 20 g	白芍12 g
白术 12 g	炒丹皮 15 g	当归炭 10 g	制半夏 12 g
连翘 15 g	首乌 20 g	仙鹤草 30 g	炒枳壳 15 g
生甘草 6 g	炙甘草 6 g	车前子 30 g	茜草 15 g
炒防风 10 g	生地 30 g	景天三七 15 g	羊蹄根 30 g
黄连 6 g	炒黄柏 10 g	板蓝根 15 g	生谷芽 15 g
生麦芽 15 g	省头草 10 g	白豆蔻 6 g	

患者血小板重度低下，予积极止血，继续小剂量激素用药，嘱其防止摔伤及碰伤。患者长期口服激素，重度骨质疏松，注意防止撞伤。当然，对本患来说，支持治疗也很关键，如输血小板、静注人免疫球蛋白等支持。

治疗 1 个月，患者出血点逐渐减少，头晕乏力症状好转，血小板计数逐渐上升，随访至 2010 年 10 月 9 日血常规示：血红蛋白 140 g/L，血小板 45×10^9/L，白细胞 10.6×10^9/L，无任何出血倾向。2013 年 7 月 4 日患者查血常规示：血红蛋白 105 g/L，血小板 194×10^9/L，白细胞 7.0×10^9/L。

【按】

方义分析：拔萃地黄汤取自《仁斋直指方》，由犀角、生地、大黄、黄连、黄芩等组成，其有犀角地黄汤与三黄泻心汤二方之意，气血双清之剂，泻火解毒力强，即可入血分清热泻火，凉血散瘀，又可燥湿泄热；逍遥散疏肝解郁，养血健脾；桃仁、白茅根、羊蹄根祛瘀，苍术、枳壳、茯苓、陈皮健脾祛湿。

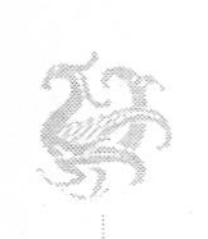

【经典发微】

《内经》云："男子不过尽八八，女子不过尽七七，而天地之精气皆竭矣。"患者年迈体衰，脏腑之气渐衰，且既往曾有类风湿关节炎病史，长期服药，药毒日久损伤脾肾，肾阴为一身阴阳之根本，肾阴亏虚，肾精亏少，不养腰府，故患者有腰酸膝软之主诉；肾阴不足累及他脏，脾阴继亏，久而损及脾阳，脾不统血，血不循经，脾主四肢，故见四肢皮肤密集瘀斑瘀点；再者，脾肾阴虚，虚火内生，血热妄行，亦可迫血泛溢肌肤，此为脾肾亏虚出血之标；乏力是为脾虚，水谷精微不能正常运化，气血生化乏源不养形体之故；气血亏虚不养头面故见头晕明显。患者反复出血，考虑瘀血不去，新血不生。《血证论》：离经之血虽清血，清血亦是瘀血。瘀血久留不去，可致髓海瘀阻，影响骨髓造血，因此瘀血内停是脾肾亏虚，血溢脉外的病理反映，瘀血已成，留于体内，或影响气血化生，或积于脏腑，变生诸证。

【师生讨论】

学生：本病急性期可以应用犀角地黄汤或泻心汤治疗，请问教授有何不同？

教授：若素体阳热内盛，复因外感诱发所致，见发热咽痛，衄血量多，脉浮数洪大等热毒炽盛，迫血妄行证时，应以泻火解毒，凉血止血为治法，方用犀角地黄汤加减。可以加用银花、连翘、藕节、地榆，肌衄加黄连、石膏。若出现身热面赤，便秘溲赤，脉滑实弦数等血热火亢证时，应治以泻火止血之法，选用泻心汤加减施治。

学生：对于本病辨证，是否总以脾肾为主，治疗以脾肾立法？

教授：本病辨证，多从脾、肾论治，但临证用药，尚须具体分析，灵活变通，对于一些反复出血，常规方法难以控制的患者，可以采用柔肝法，其辨证要点为：紫癜缠绵，月经过多，胁胀隐痛，情绪不稳，脉细而弦等临床征象。常选药味为白芍、当归、枸杞子、女贞子等，使肝木条达则自能藏血，出血自止。亦可采用滋肾清肺，其辨证要点为：咳嗽反复，干咳咽痛，腰酸乏力，舌红少津等临床表现。常选药物为生地、麦冬、沙参、桑叶、菊花等。

【随访情况】

经过中西医结合治疗，患者皮肤出血点逐渐减少，视物模糊有所好转，血小板计数略有上升。

（鲍计章整理）

案九

【病例概要】

夏某，女，67岁。入院时间：2011年3月11日，查房时间：2011年3月25日。

主诉：反复皮肤瘀斑11年，加重1周。

现病史：患者11年前无明显诱因出现全身出血点，查血常规：血小板 4×10^9/L。予骨穿，结合骨穿结果（具体不详），外院考虑为“特发性血小板减少性紫癜”。住院期间予泼尼松片60 mg/日后血小板升可至 $(20\sim30)\times10^9$/L。9年内患者血小板升降反复，且因长期口服糖皮质激素出现高血压、血糖异常等副作用，后泼尼松片逐渐减量至7.5 mg/日。

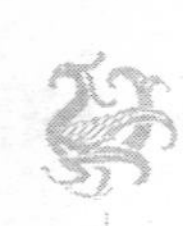

未随访血常规，皮肤可见瘀斑瘀点。2007 年 10 月患者神疲乏力明显，伴头晕，前胸新增较多出血点，左眼球结膜充血，至我院门诊行头颅 CT 示：左侧基底节脑出血。血常规：白细胞 7.8×10^9/L，血红蛋白 129 g/L，血小板 1×10^9/L。予甘露醇脱水降颅压，止血合剂止血，甲泼尼龙 20～40 mg 静滴抑制免疫、减少血小板破坏；并先后输注单采血小板 2 U，颅内出血控制等症稳定后出院。出院后患者长期服用甲泼尼龙片及配合中药治疗，血小板维持在$(40\sim60)\times10^9$/L。2010 年 1 月起患者自觉症情稳后，终止中药口服治疗，随访血常规：血小板$(10\sim20)\times10^9$/L 之间波动。2010 年 8 月曾因泌尿道感染，血小板跌至 4×10^9/L，予静脉 DX 5 mg，连用 3 日治疗后血小板至 13×10^9/L，后血小板维持在 10×10^9/L 水平波动，甲泼尼龙片8 mg/日口服联合中药治疗。2011 年 1 月 6 日糖皮质激素减量为 4 mg/日口服。2011 年 2 月 28 日因皮肤瘀斑增多，再次予静脉 DX 5 mg，连用 3 日，改善不显，至 2011 年 3 月 7 日口腔血疱增多，疼痛，复查血常规：白细胞 9.4×10^9/L，血红蛋白 137 g/L，血小板 2×10^9/L。现为求进一步治疗经门诊收治入院。

既往史：患者服用激素后出现继发性高血压、高血糖，目前服用依那普利及二甲双胍，血压、血糖控制尚可；2007 年 10 月脑出血史未遗留后遗症。否认肝炎史。

刻下：无头晕头痛，纳差，口腔左侧黏膜疼痛，齿龈少量渗血，口干，盗汗，心悸，大便调，夜寐欠安。

体格检查：体温 37℃，神清，精神可，全身皮肤散在瘀点瘀斑，表浅淋巴结未及肿大。口腔血疱，左侧明显，有溃疡，牙龈少量出血。胸骨无压痛，两肺呼吸音粗，未闻及干湿啰音，HR：78次/min，律齐，杂音(－)。腹软，无压痛、反跳痛及肌卫，未触及腹部包块。肝脾肋下未及，肝脾区无叩击痛，双肾区无叩击痛，移动性浊音(－)，肠鸣音正常。脊柱呈生理性弯曲，四肢关节无红肿畸形，双下肢无浮肿，四肢肌张力、肌力正常。生理反射存在，无亢进，病理反射未引出。舌质淡红，苔薄白，脉细弦。

辅助检查：3月11日血常规：血红蛋白123 g/L，血小板4×10^9/L，白细胞9.2×10^9/L。3月15日ANA：胞质颗粒(＋)。3月12日凝血功能、肝肾功能、电解质、尿常规、粪常规正常。

西医诊断：(1) 特发性血小板减少性紫癜；
(2) 继发性高血压病；
(3) 继发性糖尿病。

中医诊断：紫癜(阴虚火旺证)。

诊治经过：入院后完善相关检查，予茜蓟生血片、中药汤剂凉血止血，滋阴泻火，口服降糖、降压药物控制血糖、血压。

【病例分析】

补充询问患者起病有无理化毒物的接触史，患者诉皮革厂工人，厂房内化学制品气味较浓；追问有无特殊用药史，患者诉反复尿路感染史，长期门诊经抗生素治疗仍反复；问有无皮疹、脱发、眼鼻干燥史，有无黄疸病史，患者均否认。追问此次发病前饮食情志、起居调摄，患者诉曾因家中琐事而郁闷不乐，曾食辛辣，有受风史。行全身查体，建议必要时行骨穿明确造血系统症情。

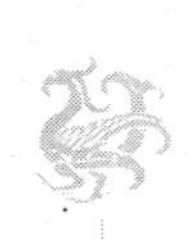

西医属“难治性血小板减少性紫癜”。患者病程日久，属于难治性疾病，长期糖皮质激素已造成继发性高血压病、继发性糖尿病，且血象改善不佳，静注人免疫球蛋白使用亦无效，可采取二线治疗如免疫抑制剂、利妥昔单抗等方法，但因副作用较大，费用较高，故选择时需综合各方面。目前治疗仍应以积极止血为主，控制出血情况。仍须使用以小剂量糖皮质激素调节免疫、改善出血治疗；积极控制血压、控制血糖，减少激素副作用；注意电解质变化；患者因长期糖皮质激素免疫抑制剂使用，一般抵抗力差，反复尿路感染，长期反复抗菌药物使用，无论泌尿道感染本身及长期影响血细胞抗生素使用均可能加重血小板破坏，故须提高免疫力，防止感染发生。

本患者中医辨病为“紫癜”。病程日久，反复无效，出血叠现。病程长者，多以虚为主，虚实夹杂。审其病源，或由因长期皮革厂内理化毒物接触，或由体虚尿感，长期门诊抗生素使用；无论药毒或理化毒物均属外感邪毒，可损伤脏腑，气血亏虚，加之年老体衰，正气渐衰。患者目前以血证为标，当务之急是控制出血，止血为先。患者反复皮肤多处瘀斑瘀点及口腔血疱，黏膜出血较明显。脾不摄血表现突出，齿衄等上部出血情况多见。目前其火热及正气亏耗的问题突出，究其原因，一为感受风热之火，内犯肝脏；二为过食温热，胃火上炎，损伤脾气，湿热内生；三为情志所伤，木失条达；四为感受邪毒，伏而化火，虚火多见于阴精亏虚，不能制阳，火动于上，水火失济，伤于血络，故血溢外漏。其虚火内灼，迫津外泄，故兼见盗汗；肾阴不足，不能上制心火，水火失济，心肾不交，引发心悸。

证属：脾肾亏虚，阴虚火旺。

治则：健脾滋肾，清热解毒，凉血宁络。

方药：十灰散、犀角地黄汤合二至丸加减。

黄芩 15 g	茯苓 15 g	薏苡仁 15 g	半枝莲 30 g
槐米 30 g	山栀子 10 g	侧柏叶 10 g	茜草 10 g
荷叶 10 g	丹参 15 g	棕榈炭 18 g	大黄后 3 g
水牛角先 30 g	墨旱莲 30 g	生地 15 g	陈皮 10 g
当归 12 g	凤尾草 30 g	白术 12 g	

煎服法：加水 400 ml 煎煮至 200 ml，分次温服，每日 2 次。

【按】

方义分析：治疗上治标不离治火，治火不离心肝。当健脾滋肾摄血治本，清热解毒，凉血止血宁络治标。火盛木旺，伏热伤阴，故泻火凉血药用水牛角、茜草、侧柏叶凉血泄热；以黄芩清上焦之火，山栀子清泻三焦之火，苦寒直折，泻火解毒，导热下行，以制上部出血之势，以寒凉药制其实火，不使阴精更伤；久病反复出血，瘀阻脉络，正气受损，必有气虚血瘀之证，宜益气化瘀，以槐米、丹参、大黄、半枝莲清热凉血，活血祛瘀；棕榈炭为棕榈皮炒炭存性，以炭药收涩止血。同时健脾滋肾养肝，予陈皮、白术、薏苡仁、茯苓、荷叶、墨旱莲健脾滋肾养肝，当归、生地养血滋阴清热；久病患者，血证紫癜反复发作，治疗当兼顾标本，以制肝木兼治血，泻火为标，健脾益肾，调水火、气血、阴阳以固其本。

【经典发微】

引起血证的病机多为火邪，成因多为火热，火热损伤血

络。《脾胃论·脾胃盛衰》谓:“肝木旺,则挟火势无所畏惧而妄行也……为邪不一,皆风热不得升长,而木火乘于有形之中也。”肝主风木,主疏泄,若肝木失于条达,热而化火,肝不藏血,火伤血络,导致出血;且其病程日久,邪毒内伏,耗伤肝肾之阴,导致水不涵木,水不克火,而发生火势更剧,故反复出血。

【师生讨论】

学生: 患者出血症情明显,方中仍然可以见到如大黄、丹参等活血药物,对于血小板计数低下,中医辨证兼有出血与瘀血的患者,我们如何用药?

教授: 特发性血小板减少性紫癜慢性型患者反复出血、瘀斑不消,或者难治性特发性血小板减少性紫癜脾脏切除后,往往可见面色紫暗,唇甲青紫,胸胁或腰腹疼痛,痛有定处,齿衄、鼻衄、皮肤紫癜、瘀斑,舌紫暗或有瘀斑瘀点,脉细涩。此因久病不愈,或气虚,或阴血亏虚,或邪毒内侵,以致瘀血内结,热伏血分,阻滞血脉运行;或离经之血留着不去,以血不循常道。对于出血兼有瘀血者,治标止血,应记《血证论》“凡血证,总以祛瘀为要”之说,可引血府逐瘀汤意,调气治血,药用生地、当归、川芎、赤芍、柴胡、枳壳、桃仁、红花等;若患者出血倾向明显,为避免用活血化瘀使出血加重,应配伍蒲黄、三七、丹参、鸡血藤等以生新止血;脾肾亏虚者,应与党参、黄芪、墨旱莲、阿胶之类药物合用,健脾滋肾养血。另外瘀血出血还须按病性结合病位随证施治,若为鼻衄,加山栀子、茅根,咳血加黄芩、侧柏叶,便血加大黄、地榆等。该患者病情日久,出血反复,其紫癜色暗,兼见瘀证,口腔血疱,齿衄等上部出血症候明显，《医方考》曰："治病必求其本，阳毒上窍出血则热为本，血为标，能去其热则血不必治而自归经矣，故用连、芩、栀、柏苦寒解热之物以主之。"故止血药中以黄芩、山栀子苦寒直下，引血归经；同时以如白术、墨旱莲、当归、生地健脾滋肾养血及丹参等化瘀生新诸药合用以防活血太过。

学生： 对于难治性特发性血小板减少性紫癜，往往病程日久，五脏、阴阳、气血俱损，常有诸多主诉，如本例患者心、肝、脾、肾都有表现，我们在辨证中应该如何分清主次，抓住要点，该类患者常见的病机及病情发展过程是怎样的？

教授： 本病属中医学"血证""紫斑""衄血""肌衄"等病证范畴。该疾病多由于外感风热毒邪，损伤脉络，阴分受损，迫血妄行；或内伤脾肾，气不摄血，阳不摄阴，以致血溢脉外而成血证。若外感邪毒较甚，正虚无力抗争，邪毒内侵，郁伏体内而成伏邪，或病后恣食膏粱厚味，或误用温热进补，或失于调养，劳倦过度，情志不遂，以致病程日久，缠绵难愈。难治性特发性血小板减少性紫癜病程后期往往脏腑失调，气血运化失司，而成虚损。脏腑虽可能皆有所累，但主要辨证时应抓住肾、脾、肝三脏。《诸病源候论・虚劳候》曰："肾主骨生髓，虚劳损血耗髓。"肾为先天之本，藏精生髓，化生气血。先天不足，则精血亦亏；邪毒、药毒伤肾，耗损真阴，水不制火，虚火上炎，滋生内热；阴阳互根，阴损及阳，终致阴阳两虚。脾为后天之本，气血生化之源，主统血摄血，饮食、劳倦易伤脾气，脾虚则中气不足，摄血无力，血溢肌肤，如《素问・示从容论》曰："脾气不守……不衄则呕。"情志不遂而致肝郁，郁化火，肝木火旺，易动风、动血、出血、损血，且暗耗阴

精，克伐脾土，导致肝木失调，肾精不足，脾气亏虚，形成三者间的恶性循环。故难治性特发性血小板减少性紫癜的病机特点为本虚标实，脾肾受损，气阴亏虚，肝木失调为本，而火热伏邪为其标。邪毒、伏热属实火，内热、相火为虚火。火证一般以实火居多，夹有虚火。

学生：该患者出血证候明显，为何对其不多用炭类药物加强止血？

教授：炭药止血是我们熟知的理论，但具体用药中仍应须辨证施治，非所有血证中炭剂皆相宜。需要辨明血证的寒热虚实，不可妄投。如大黄、黄芩在此患者的施用中主要取其苦寒泻火，火熄血止之意，若炒炭必减上二药苦寒之性，反弄巧成拙；方中生地、侧柏叶主要取其凉血止血之功，若为炭剂，必减弱其凉血之效；且本患审证求因，阴虚火旺为其主证，治疗应当滋阴清热为主，炭剂多用焦苦，多用则有伤津耗液之虞。血证之虚寒者大多表现为脾不统血，咯血、吐血、月经过多、崩漏、便血多见，脾主统血，劳倦饮食所伤，脾气虚弱，气血不足，致使统摄无权，脾阳虚损重者则以理中汤、黄土汤、胶艾汤之类方剂治之，此时寒凉药不相宜，则可用炭类药物止血，如侧柏炭、地黄炭，可制药物之凉性，该类患者用之较妥。

【随访情况】

经过中西医治疗，患者口腔血疱吸收，皮肤瘀斑瘀点消退，口干疼痛止。舌质淡红，苔薄白，脉细弦。续用健脾滋肾，清热解毒，凉血宁络之法用药；糖皮质激素每 2 周减 1 粒，随访血常规血小板恢复至（15～20）$\times 10^9$/L。嘱患者避免劳累，避免过度紧张和精神刺激，保持心情舒畅，忌食辛辣，多食花生衣、红枣等利于血小板生成食物。

（陈海琳整理）

案十

【病例概要】

吴某，女，25 岁。入院时间：2008 年 9 月 25 日，查房时间：2008 年 10 月 30 日。

主诉：反复牙龈出血 5 年，加重伴皮肤瘀点 4 个月余。

现病史：患者 2003 年无明显诱因下出现牙龈出血，伴口唇血疱、月经量较多，至外院就诊，查血小板 10×10^9/L，PAIgG：149 ng/10^7，行骨穿示：血小板减少症，结合临床予以诊断为“特发性血小板减少性紫癜”，予以糖皮质激素治疗后，血小板计数升至正常，后长期服用倍他米松 0.5～1.0 mg/日治疗，并间断服用中药，患者症状缓解，期间复查血常规示血小板计数有所下降，但无明显出血。今年 4 月底无诱因出现面部红色斑丘疹，突出皮面并伴瘙痒，考虑“过敏”，口服抗过敏药物后缓解，血常规示血小板：65×10^9/L，后渐出现皮肤瘀点瘀斑增多，四肢明显，6 月初患者出现乏力，稍发热，体温为 37.5～38.0℃之间，易疲劳，2008 年 6 月 26 日复查骨穿示：粒系增生活跃(－)，占 37%，比例偏低，形态大致正常，淋巴细胞比例正常。红系增生活跃占 30.5%，比例形态大致正常。全片巨核细胞数正常，分类示成熟障碍，血小板少见。结合临床仍诊断为“免疫性血小板减少症”。8 月下旬患者症状加重，8 月 20 日自觉发热，自服退热药未缓解，并渐出现牙龈出血，咽痛不适，至外院就诊，

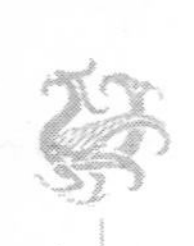

予甲泼尼龙、丙种球蛋白、重组人白细胞介素-11、长春地辛治疗，血小板上升不明显，目前仍有明显出血倾向，为求进一步中西医结合治疗，由门诊收入。

既往史：既往反复咳嗽咳痰，痰色黄5年，平素易于感冒。发现“甲亢”半月余，目前服用甲巯咪唑等。

刻下：略乏力，四肢及躯干散在瘀斑瘀点，牙龈渗血，刷牙时明显，无鼻衄，无口腔出血，纳可，二便尚调，寐安。

体格检查：神志清楚，精神可，全身浅表淋巴结未触及肿大，四肢及躯干可见散在瘀斑瘀点，双下肢密集出血点。头颅大小适中，全头无压痛，鼻腔无出血，牙龈无充血水肿，咽后壁充血。胸骨无压痛，双肺呼吸音清，未闻及明显干湿啰音及哮鸣音。HR：84次/min，律齐。肝脾肋下未及。双下肢无水肿，生理反射存在，病理反射未引出。舌质红，苔黄厚腻，脉细数。

入院后患者血小板计数持续偏低，出血倾向明显，反复出现皮肤瘀点瘀斑，近1周以来患者出现口腔血疱、舌体血疱、结膜出血等上部出血，向患者家属交代病情，患者血小板计数极低，有可能导致颅内出血等严重后果，严重时可危及患者生命，应予及时应用静注人免疫球蛋白封闭血小板抗体，减少血小板破坏。必要时及时输注血小板等防止出血，但患者家属表示既往外院应用静注人免疫球蛋白效果不理想，表示暂缓使用。10月13日下午患者头痛，急查头颅CT示：双侧额叶脑出血，量10～12 ml，急邀神经内科会诊，按会诊建议予降颅内压、改善脑功能等治疗，并要求患者绝对卧床，予以留置导尿，心电监护，记录出入量，Q2H监测患者瞳孔、血压、心率、呼吸等生命体征。10月20日复查头颅

CT：两侧额叶脑出血。根据头颅 CT 回报及神经内科会诊意见，患者颅内出血吸收较差，予以继续积极止血及降颅压治疗。仍偶有头痛，近期发热，最高体温 38℃左右。

西医诊断：（1）特发性血小板减少性紫癜；

（2）颅内出血；

（3）甲状腺功能亢进。

中医诊断：紫癜（阴虚火旺证）。

诊治经过：入院后完善相关检查，予茜蓟生血片凉血止血，丙硫氧嘧啶片抑制甲状腺功能亢进，重组人白细胞介素-11 升血小板，止血合剂中加用甲泼尼龙减少血小板破坏，十一酸睾酮对抗雌激素，刺激骨髓造血，地丹清血合剂及痰热清清热解毒、凉血止血，输血小板防止重要部位出血，后患者脑出血，予甘露醇、人体白蛋白降颅内压，吡拉西坦改善脑功能，丙种球蛋白封闭血小板抗体，加强止血对症支持治疗。

【病例分析】

补充询问患者起病有无上呼吸道感染等前驱表现，详细了解既往治疗情况，并行全身查体，建议检测血常规、肝肾功能，积极监测生命体征。患者目前主要矛盾为原发病属难治性特发性血小板减少性紫癜，既往糖皮质激素、静注人免疫球蛋白等均无明显疗效；血小板计数一直偏低，出血倾向明显，输注血小板效果不理想，目前已出现严重颅内出血，且经积极治疗后颅内出血改善不明显；患者甲状腺功能亢进，用药与原发病治疗存在矛盾，且容易加重原发病病情。

西医须以加强支持，加强止血、抑制免疫，积极抗感染。①予小剂量激素继续应用止血，患者甲泼尼龙 40 mg 已用 2

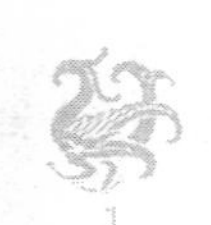

周，予以减量为20 mg继续抑制免疫，减少出血。② 丙硫氧嘧啶抑制甲状腺功能亢进。③ 达那唑抑制免疫，并抑制雌激素，治疗血小板减少。④ 患者咽拭子培养见白念珠菌少量生长，口腔黏膜见散在白色斑点，予以氟康唑继续抗霉菌感染。

特发性血小板减少性紫癜中医诊断属于"紫癜"，以出血为主，归于"血证"，当出血及肌肤紫癜、瘀斑急性发作可出现类似"发斑""葡萄疫"表现。《景岳全书·血证》篇说："凡治血证，须知其要，而血动之由，惟火惟气耳……动者多由于火，火盛则迫血妄行。"出血的主要病机是火伤血络，血热妄行，主于肝木，邪实为标；气不摄血，阴血亏损，根于脾肾，正虚为本；久病入络，瘀热伤正，属于肝火伤络，血瘀毒结为标，脾肾亏虚为本。辨证当抓住气火盛衰、五脏虚实之病机，治疗当注意标本缓解，调试气血、水火、阴阳及肝、脾、肾三脏。该患者查体见面色潮红，汗多，头痛，考虑自身抗体导致脏器功能失调，引起肝气郁滞，郁而化火，肝火偏旺致肾阴亏虚，虚火扰乱，虚火实火兼而有之，致血热妄行而动血。

证属：肝气郁滞，肾阴亏虚，血热妄行。

治则：滋阴降火，调治脾肾，兼清瘀毒。

方药：犀角地黄汤、三甲复脉汤合大补阴丸加减。

生地 15 g	龟甲 18 g	鳖甲 18 g	炒黄柏 15 g
知母 10 g	白芍 15 g	炒赤芍 15 g	炒丹皮 15 g
牡蛎[先] 30 g	黄连 6 g	麦冬 15 g	黄芪 15 g
茜草 15 g	竹茹 5 g	蒲公英 30 g	大青叶 15 g
薏苡仁 15 g	甘草 10 g	羚羊角粉[吞] 1.2 g	水牛角[先] 30 g

煎服法：加水 400 ml 煎煮至 200 ml，分次温服，每日

2次。

【按】

方义分析：治疗时，以清肝凉血，散瘀行血，滋肾为主，补气为辅，不宜大剂量补气药物，方以犀角地黄汤、三甲复脉汤、大补阴丸加清解散瘀药物。犀角地黄汤清热解毒，凉血散瘀，以苦咸寒之水牛角、羚羊角清心肝而解热毒，且寒而不遏，直入血分而凉血；以白芍、生地、麦冬养阴生津，龟甲、鳖甲、牡蛎三甲并用，滋阴潜阳之力增强，补水以制火，即可治热病伤阴，又可防虚风内动；赤芍、丹皮凉血散瘀，与清热滋阴之品同用，使热清血宁而无耗血动血之虑，凉血止血又无冰伏留瘀之弊。

【经典发微】

血证治疗，除从脾肾论治外，亦须重视肝脏。临证用药，尚须具体分析，灵活变通。《血证论·脏腑病机论》中提到"肝主藏血，血生于心，下行胞中，是为血海……至其所以能藏之故，则以肝属木，木气冲和条达，不致遏郁，则血脉得畅。设木郁为火，则血不和。火发为怒，则血横决，吐血、错经、血痛诸证作焉"。对于一些反复出血，常规方法难以控制的患者，除补益脾肾、滋阴凉血外，可以采用疏肝、柔肝法。

【师生讨论】

学生：对于本病辨证，您以前说过以脾肾为主，治疗以脾肾立法，但本例患者似乎有所例外，请问从肝经论治的原

因是什么?

教授: 本病辨证,多从脾肾论治,但临证用药,尚须具体分析,灵活变通。对于一些反复出血,常规方法难以控制的患者,可以采用疏肝、柔肝法,其辨证要点为:紫癜缠绵,月经过多,胁胀隐痛,情绪不稳,脉细而弦等临床征象,常选药味为柴胡、白芍、当归、枸杞子、女贞子等,使肝木条达则自能藏血,出血自止。

学生: 对于本病除了常用方剂外,还有哪些常用药物可供选择?

教授: 黄芪和大青叶两味药在本病治疗中有良好效果,黄芪甘温,益气摄血;大青叶苦寒,入血清热。两者同用,益气而不助火,清火而不伤脾胃,对于控制出血和预防复发均有疗效,而本虚标实者用之尤宜。此外,常用对药还有仙鹤草与丹参,前者收敛止血,后者散瘀止血,一收一散,止血而不滞,有相得益彰之妙。

【随访情况】

经过中西医治疗,患者头痛逐渐好转,无新发出血,至2008年11月18日查房,患者诉汗出较多,无头痛,无咳嗽咳痰,无恶心呕吐,眠可,纳可,二便尚调。体格检查示神志清,精神可,皮肤瘀点瘀斑大部吸收,无新鲜出血点。血压120/80 mmHg,口腔黏膜白色斑点减少,颈软,两肺呼吸音粗,未及啰音。HR:72次/min,律齐。腹软,无压痛,下肢无肿。舌质红,苔黄,脉细数。11月17日血常规:血小板25×10^9/L,已较前上升。

结合患者舌脉,证属脾肾阴虚,血络不宁,治拟健脾滋肾,凉血宁络,处方如下:黄芪24 g、女贞子24 g、白芍12 g、白术12 g、菟丝子20 g、连翘15 g、仙鹤草30 g、甘草6 g、炙甘草6 g、炒枳壳10 g、景天三七15 g、车前子(包煎)30 g、炒防风10 g、仙灵脾10 g、蒲公英15 g、水牛角(包煎)30 g、炒赤芍12 g、制半夏15 g、白豆蔻(后下)6 g、太子参30 g、何首乌30 g、山药24 g、茜草15 g、桔梗6 g、炒丹皮18 g、炒黄柏12 g、一枝黄花30 g、薏苡仁30 g。

治疗4周,患者血小板计数较前上升,颅内出血水肿完全吸收,症状好转,肝损明显好转,予以带药出院。后我科门诊随访,1年后血小板计数升至正常,此后患者考取研究生,至2012年顺利怀孕产子,至今血小板计数均正常范围。

(鲍计章整理)

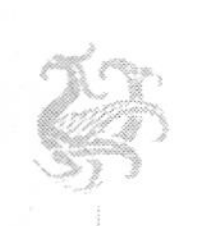

骨 痹

多发性骨髓瘤患者多伴有骨痛，故中医学将其归属于“骨痹”范畴。病因病机多为外感风、寒、湿、毒等六淫之邪，或长期内伤饮食，情志失调，先天禀赋不足，导致日久耗伤肾精，肾元亏虚则生髓不足，易感外邪，血脉瘀阻，津液凝聚，痰瘀互结，形成骨痹。

案一

【病例概要】

杨某，男，63岁。入院时间：2008年3月6日，查房时间：2008年3月21日。

主诉：反复乏力伴骨痛3个月余，加重1周。

现病史：患者2007年12月外出旅游时突感活动后明显乏力、胸闷气急，伴心慌汗出，右侧肋骨无明显诱因下出现疼痛，故至外院就诊，2007年12月19日查血常规：白细胞 $4.0\times10^9/L$，中性粒细胞 $1.2\times10^9/L$，血红蛋白81 g/L，血小板 $120\times10^9/L$；肝功能：总蛋白125.0 g/L，白蛋白16.0 g/L，球蛋白109.0 g/L，白蛋白/球蛋白比值0.15；免疫蛋白固定电泳IgG(＋)，K链(＋)；右侧肋骨X摄片提示右侧肋骨不连续，考虑骨折可能。2008年1月21日我院骨穿：骨髓有核细胞增生活跃，粒、巨二系增生减低，红系增生活跃，浆细胞17%，原幼浆3%，结合临床拟“多发性骨髓瘤”。遂于2008年2月5日行MVD(MTN 4 mg d1～d4，NVB 30 mg d1，DX 10 mg d1～d4)方案化疗，化疗后出现骨髓抑制，粒细胞缺乏,肺部感染,予以升高白细胞及中药治疗,病情稳定后出院。此次为行第2次化疗,收入病房。

既往史: 患者近10年出现过4次无痛性血尿,行CT检查无异常,曾用消炎片、卡巴克络水杨酸钠治疗。患者2006年因口干多饮查血糖发现有2型糖尿病,经二甲双胍、格列喹酮片等药物控制,血糖控制可,目前格列喹酮(每次1粒,每日3次,口服),血糖平稳。

刻下: 无发热,神疲乏力,偶有活动后心慌,胸闷气急,腰部酸痛不适,偶有头晕,口干,胃纳可,二便调,夜寐欠安,夜间盗汗。

体格检查: 神清,精神可,贫血貌,皮肤巩膜无黄染,全身皮肤未见明显出血点,浅表淋巴结未及肿大,口唇无发绀,牙龈无出血,胸骨无压痛。右侧第5肋轻压痛,肺部叩诊音呈清音,呼吸音较低,未闻及明显干湿啰音。HR: 100次/min,律齐。腹软,肝脾肋下未及,神经系统检查(-),双下肢无浮肿。舌质暗红,苔薄,脉细弦。

西医诊断: (1) 多发性骨髓瘤;

(2) 2型糖尿病。

中医诊断: 骨痹(肝肾亏虚,邪毒内蕴证)。

诊治经过: 入院后完善化疗前评估,血常规、肝肾功能、血脂、血尿β微球蛋白、红细胞沉降率、免疫蛋白固定电泳及骨穿检查,3月10日起行MVD (MTN 4 mg d1～d4,NVB 30 mg d1,DX 10 mg d1～d4)方案化疗第5日,但患者持续有呃逆等消化道反应,无呕吐,乏力甚,头晕耳鸣,骨痛,无腹痛,胃纳可,二便调,寐欠安,盗汗明显。

【病例分析】

根据病史特点及相关检查,诊断为“多发性骨髓瘤”。对于多发性骨髓瘤的西医治疗,目前首选化疗,为求长期缓解,但无法根治,且患者往往年老体弱,多合并基础疾病,或伴有重度感染,无法耐受常规化疗,临床上可用沙利度胺联合小剂量化疗,对于多发性骨髓瘤抑制血管新生,改善红系造血有很好疗效。不良反应可能有消化道、肝脏损伤、浮肿等反应,沙利度胺宜从小剂量 100 mg 开始,疗程 7～14 日。

临床上多发性骨髓瘤骨痛部位往往多发于身体扁骨,以髋关节、椎骨多见,受累关节呈持续性疼痛,不同于普通的风寒湿热之痹痛,骨痹多由正虚在先,后邪毒壅阻,营卫不行,湿聚为痰,经络瘀阻,痰瘀互结,病久入深,气血亏耗,肝肾俱损,筋骨失养,发为骨痹。该病为本虚标实,肾虚为主,毒犯骨髓时出现气滞血瘀,痰阻血热等病理表现,治拟补虚治本为主,活血化瘀、清热解毒、化痰散结、疏肝泄热等治疗为标的原则,意在调整阴阳,扶助正气,祛邪外出。

结合该患者中医辨证有劳累史,耗气伤脾,脾虚生化不足,气血乏源,故见乏力胸闷;感受风温之邪,伤及肾脏,命门火衰,精气不足,则舌质暗红,苔薄;湿热不化,痰热内结,伤及血络,则血尿;肾精不足,肝木偏旺,则脉弦。

证属: 脾虚气血不足,肾虚精亏,痰热内结。

治则: 温肾健脾,补益精血,清火化痰,和中除湿。

方药: 济生肾气丸、左归丸、六君子汤合三才封髓汤加减。

熟地 30 g	炒杜仲 20 g	肉桂后 3 g	川牛膝 12 g
炒黄柏 12 g	制半夏 15 g	茯苓 15 g	象贝母 30 g
炒知母 10 g	菟丝子 30 g	骨碎补 12 g	附子 6 g

当归 15 g	炙龟板 18 g	炒丹皮 15 g	泽泻 10 g
沉香[后] 15 g	车前子[包] 15 g	虎杖根 15 g	炙槐花 30 g
独活 5 g	炒黄芩 15 g	炙甘草 6 g	景天三七 30 g

煎服法：加水 400 ml 煎煮至 200 ml,分次温服,每日 2 次。

【按】

方义分析：方用济生肾气丸、左归丸、六君子汤、三才封髓汤等方加减化裁。菟丝子、牛膝、龟板、杜仲、骨碎补温肾健脾,肉桂、附子有济生肾气丸之意,微微生火,即生肾气也。肾以气为主,肾得气而土自生。当归、熟地补益精血,半夏、茯苓、虎杖、车前子和中化湿,浙贝、泽泻、知母、黄柏、景天三七滋肾泻火。其中,牛膝、菟丝子、骨碎补益肝肾,强腰脊,健筋骨,且温而不燥,为多发性骨髓瘤常用的温肾药。

【经典发微】

《内经》对类似本病的临床特点有较为详细的描述和记载,称之为"骨痹""骨蚀""痹证"等;《素问·痹论》中对骨痹的转归及其证候特点描述为"五脏皆有合,病久而不去者,内舍于其合也,故骨痹不已,复感于邪,内合于肾";《灵枢·刺节真邪》中云:"虚邪之中人也,洒淅动形,起毫毛而发腠理,其入深,内搏于骨,则为骨痹。"所以骨痹与多发性骨髓瘤所致的骨痛等临床特点十分相似,认为其病由体虚外感结里,邪气相搏结于骨所致。

【师生讨论】

学生："骨痹"与普通的痹证从病因辨治上有何不同?

教授：多发性骨髓瘤在临床上以骨痛及病理性骨折为常见，所谓“骨痹”和“骨蚀”，普通的痹证最常见的成因为“风、寒、湿三气杂至，合而为痹”，治疗上以祛风、散寒、利湿为主，而本病往往由肝肾亏虚为先，外邪夹痰瘀阻络，一般病程较长，气滞血瘀，筋脉失养，治疗当依补虚治本为主，活血化瘀、清热解毒、化痰散结、疏肝泄热为标的原则，调整阴阳，扶助正气。

学生：如何在治疗多发性骨髓瘤中选择化痰、解毒、化瘀的药物？

教授：若正气尚盛，可选用破积逐瘀之品，如三棱、莪术；黄连、黄芩、连翘、大青叶、蛇舌草等清热解毒；生牡蛎、浙贝母、制半夏等化痰散结。此三法为祛邪之法，应兼顾脏腑辨证，治肝化瘀选用郁金、丹皮、赤芍、川牛膝，化痰化瘀结合祛风药物，如络石藤、鸡血藤、海风藤等。

【随访情况】

患者骨痛明显改善，乏力好转，复查骨穿提示骨髓有核细胞增生活跃，浆细胞占1%。

（王婕整理）

案二

【病例概要】

王某，女，55岁。入院时间：2005年1月25日，查房时间：2005年2月6日。

主诉：反复发热伴腰背痛5年余，左上臂疼痛8个月余。

现病史：患者于2000年起低热，2001年每月发热1次，最高达 39℃，抗生素静点后热退，7 月无明显诱因下出现双下肢出血点，外院查血常规提示：血小板 9×10^9/L(血红蛋白、白细胞不详)，来我院行骨穿，BM 示：浆细胞 27.5%，结合活检诊断为“多发性骨髓瘤”，共化疗 22 次，化疗后长期应用干扰素，症情稳定。2004 年 5 月出现左上臂疼痛，外院 PET/CT 示：骨浸润6 cm。2004 年 11 月最后一次化疗 VMD 方案，化疗后 BM 示：浆细胞(原始浆细胞＋幼浆细胞)27.5%。

既往史：有高血压病及糖尿病史。

刻下：神疲乏力，发热，咳嗽，咯黄黏痰，左臂疼痛，活动受限，纳差，肢软，小便不畅，夜寐欠安。

体格检查：体温 37.9℃，精神稍软，巩膜及全身皮肤黏膜无黄染，无瘀点瘀斑，浅表淋巴结未触及肿大。胸骨无压痛，两肺呼吸音粗，未闻及湿啰音。心浊音界无扩大，HR：98 次/min，律齐。腹软，无压痛，无反跳痛及肌卫，下肢无浮肿。舌质淡红，苔薄白腻，脉弦滑数，尺部重按无力。

辅助检查：血常规提示：白细胞 6.2×10^9/L，血红蛋白 81 g/L，血小板 145×10^9/L，IgG 56 g/L。肝肾功能及血钙均正常。

西医诊断：多发性骨髓瘤(IgG 型)。

中医诊断：骨痹(痰毒阻肺，正虚精亏证)。

诊治经过：完善相关检查，予定清片、化痰灵口服，解热镇痛药止痛对症，静脉予以头孢类抗生素，联合痰热清控制感染，艾迪注射液扶正解毒抗瘤。

【病例分析】

补充询问发病前有无有毒有害物质接触史，查体心肺

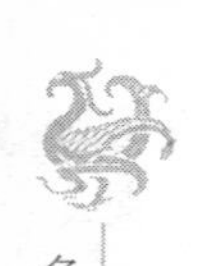

(一),腹部触诊肝脾无肿大,建议复查红细胞沉降率、免疫球蛋白、免疫固定电泳、尿本周蛋白、24 小时尿蛋白定量、血清 β2-MG。

根据患者 IgG,BM 27.5%,骨肿块,诊断"多发性骨髓瘤(IgG 型)"是明确的。该患者骨损害,骨质破坏明显,已行多次化疗,但不能缓解,提示预后较差,目前以抗感染为主,控制肺部感染,其次止痛对症,可予唑来膦酸钠等药物抑制破骨细胞对骨质的破坏。

患者病程较长,以发热伴腰背疼痛为主症,中医诊断为"骨痹",本次发病已扩散到左上臂,疼痛的原因主要为瘀血阻滞。患者本身精气不足,脏腑功能失调,邪毒侵袭,从气分入血分,日久伤及骨髓,肾精受损,脾阳不振,脾胃虚弱,毒结痰阻,先损其精,后损其气,痰瘀互结,阻滞经络,耗伤气血,日久郁热,损伤肺气,痰热蕴肺。本病属本虚标实,以邪实为主,急则治标,故治疗先治痰热,开泄肺气,兼化痰毒。待热除邪退,再求治本以补益精气,调理脾胃为主。

证属: 痰毒内蕴,正虚精亏。

治则: 清肺化痰,扶正祛邪。

方药: 华盖散合温胆汤加减。

炙麻黄 5 g　前胡 15 g　杏仁 10 g　炒黄芩 10 g
鱼腥草 30 g　红藤 30 g　桃仁 10 g　竹茹 5 g
炒枳壳 5 g　象贝母 15 g　葛根 15 g　三棱 12 g
陈皮 5 g　炒知母 10 g　川石斛 12 g　广郁金 10 g
炙甘草 5 g

煎服法: 加水 400 ml 煎煮至 200 ml,分次温服,每日 2 次。

【按】

方义分析：方选用华盖散、温胆汤加减。麻黄为肺经专药，与杏仁合用，开宣肺气，加前胡、黄芩、浙贝等，以清肺化痰平喘；痰由湿生，而湿主要源之于脾，《医宗必读》中云"脾为生痰之源，治痰不理脾胃，非其治也"。陈皮、枳壳理气健脾，调理中焦，竹茹清热化痰，半夏性燥，易助热，故去之。鱼腥草、红藤均有解毒消痈，治疗肺热咳嗽、痰稠时，常重用至30 g，桃仁、三棱、郁金清热解毒，祛瘀通络，葛根、知母、石斛生津润肺。

【经典发微】

《素问·咳论篇》云："五脏六腑皆令人咳，非独肺也。"《景岳全书》中亦提到"五脏之病，虽俱能生痰，然无不由乎脾肾"。因此有"肺为贮痰之器，脾为生痰之源，肾为生痰之本"，而朱丹溪曾提到"善治痰者，不治痰而先治气，气顺则一身之津液亦随气而顺矣"。因此，治疗痰病时，不仅要消除已生之痰，而且还要着眼于生痰之本。张景岳曾说："善治痰者，惟能使之不生，方是补天之手。"

【师生讨论】

学生：对于多发性骨髓瘤骨病的中医治疗有何经验？

教授：多发性骨髓瘤患者多伴有骨痛，故中医诊断为"骨痹"。病因病机多为外感风、寒、湿、毒等六淫之邪，或长期内伤饮食，情志失调，先天禀赋不足，导致日久耗伤肾精。肾主骨生髓，肾元亏虚则生髓不足，易感外邪，正虚邪凑，痰瘀内阻，气滞血瘀，骨痹骨痛。故治疗宜扶正固本，兼顾祛邪。补肾益精，健脾益气，调肝和血，化痰祛瘀，温经通络为治疗大法。方可选用大补元煎、金匮肾气丸合黄芪桂枝五物汤、温胆汤、二陈汤、桃红四物汤等，必要时加用地鳖虫、地龙、全蝎、蜈蚣、水蛭等虫药以增强通络止痛的效果。

学生：多发性骨髓瘤的病因病机特点是什么？

教授：本病的主要病机特点为脾胃虚弱，肾虚中寒，风湿瘀毒阻络入髓，病位在骨，病本在肾。命门火衰，精血不足，脾虚失运，水湿内停，脾肾亏虚，易感邪毒，风寒湿邪外袭，寒伏少阴，郁而化火，风湿入于肝肾筋骨，火化为毒，瘀毒内侵骨髓，阻于血脉，而致本虚标实，本寒标热，标本互见，寒热错杂之证。脾虚肾寒为本，风湿、血瘀、热毒为标。辨证当抓住脾肾与风寒瘀毒之虚实寒热变化。① 肾阳不足，脾虚失运：命门火衰，肾阳不足，失于温煦，内生虚寒，易感风寒之邪，肾阳虚亦可导致脾阳不振，气血津液失其化源，而生内湿，内外水湿相合，湿性重着黏滞，留于经络骨节，阻滞气机，郁久化热入络，瘀血内停，瘀热风湿郁于少阴而成内伏邪毒。故本虚在先，因虚致实。② 风湿痹阻，瘀毒内伏：风寒湿邪，内外相合，痹阻经络，侵入骨髓，形成风湿瘀毒之标实，风湿瘀毒既是病理产物，又是致病因素，加重气血阴精之耗损，导致正气愈加亏虚，更无力祛除这些邪毒。

（许毅整理）

案三

【病例概要】

宋某，女，58 岁。入院时间：2007 年 6 月 10 日，查房时间：2007 年 6 月 18 日。

主诉：乏力3年余，腰痛3个月。

现病史：患者自2004年起自觉乏力，经常感冒，曾查血红蛋白95 g/L，红细胞沉降率126 mm/h，免疫球蛋白异常，γ球蛋白53.8%，未进一步诊治。3个月前弯腰持物后出现腰痛不止，查血常规白细胞、血红蛋白低下，球蛋白109 g/L，骨穿示骨髓中浆细胞58%，免疫电泳提示IgG单株峰，诊断为“多发性骨髓瘤”，化疗2次。

既往史：2003年曾有较长时间油漆接触史。

刻下：乏力头晕，腰膝酸痛，口干盗汗，夜寐不安，动则心悸，胃纳可，二便调。

体格检查：贫血貌，咽部充血。胸骨无压痛，腰椎转侧不利。肝脾肋下未及，双下肢无浮肿。舌质紫红，苔薄黄腻，脉细数。

辅助检查：2007年6月8日血常规：白细胞 2.3×10^9/L，中性粒细胞 1.1×10^9/L，血红蛋白93 g/L，血小板 116×10^9/L。

西医诊断：多发性骨髓瘤(IgG型)。

中医诊断：骨痹(肾精亏虚，痰瘀内蕴证)。

【病例分析】

患者起病缘于油漆接触。油漆乃有毒有害之物，可直接损害肾脏；加之体质本寒，易为寒冷之邪侵袭，寒邪与有毒物质结合而共损肾脏。肾主骨生髓，邪毒内侵，损精耗血，虚寒凝滞，脉络受损，瘀血内结。邪毒非独损肾，亦损脾胃，便秘，舌苔灰黄腻，舌质紫暗可为佐证。脾胃受损，运纳失司，水湿内生，郁而化热，湿毒内蕴，而致痰瘀湿毒内蕴。故本患者病本为脾肾受损，以肾为主；病标为瘀毒内蕴，痰瘀交结。治疗

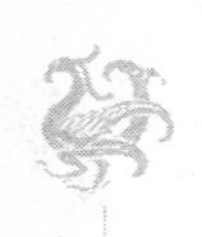

当标本结合，滋肾温通，健脾化湿以治本；行瘀化痰，疏风通络，清泄邪热以治标。目前以治本为主，兼顾治标。

证属： 肾精亏虚，痰瘀内蕴。

治则： 健脾温肾，活血化瘀，化痰清热。

方药： 异功散加减。

黄芪 30 g	党参 15 g	炒白术 15 g	茯苓 15 g
补骨脂 15 g	骨碎补 15 g	菟丝子 15 g	当归 15 g
鸡血藤 15 g	三棱 15 g	生川军后 6 g	炒黄柏 10 g
炒枳实 5 g	炒枳壳 10 g	蛇舌草 30 g	半枝莲 30 g
炙甘草 6 g	陈皮 10 g		

煎服法： 加水 400 ml 煎煮至 200 ml，分次温服，每日 2 次。

【按】

方义分析： 方拟异功散加黄芪为健脾益气，行气化滞，此方重用黄芪，则益气补虚之力更显。肾为“水之下源”，若肾阳不足，温煦气化失司，则水液代谢失常，而成痰病或饮证。《景岳全书》云：“五脏之病，虽俱能生痰，然无不由乎脾肾。盖脾主湿，湿动则为痰；肾主水，水泛亦为痰。故痰之化无不在脾，痰之本无不在肾。”故祛湿化痰，除健运中焦外，也常加补骨脂、骨碎补、菟丝子等温补肾阳。当归、鸡血藤养血活血，三棱行血化瘀，大黄、枳实通腑泄热，蛇舌草、半枝莲、黄柏清热利湿，陈皮、枳壳行气。

【经典发微】

中医将本病命名为“骨痹”，关于其预后，《素问 · 痹论》有云：“痹，其入脏者死，其流连筋骨间者痛久，其留皮肤间者易已。”关于其症状,《素问·痹论》描述为:“肾痹者,善胀,尻以代踵,脊以代头。”《圣济总录·肾痹》解释为:“骨痹不已,复感于邪,内舍于肾,是为肾痹。其证善胀,尻以代踵,脊以代头。盖肾者胃之关,关门不利,则胃气不行,所以善胀,筋骨拘迫,故其下挛急,其上踡屈,所以言代踵代头也。”《症因脉治·肾痹》则认为:“肾痹之症,即骨痹也。善胀,腰痛,遗精,小便时时变色,足挛不能伸,骨痿不能起。”

【师生讨论】

学生:如何从中医角度理解本病的骨痛和骨质破坏?

教授:从症状而言,本病在临床上以骨痛及骨质破坏最为常见,即所谓的“痹痛”和“骨蚀”,治疗也最为棘手,据此,从疾病而言,本病中医多称之为“骨痹”。中医认为“痹证”的最常见成因为“风、寒、湿三气杂至,合而为痹”,又“痹者,闭也”,气血阻滞,不通则痛,治疗以祛风、散寒、利湿为主,但临床用治于本病往往效果不显。本病乃外邪夹痰瘀阻络,一般病程较长,久病入络,气滞血瘀,郁而化热,偏热者居多,表现为骨痛剧烈,舌紫暗,苔黄腻,脉涩。又因“不荣则痛”,“筋骨失养,腰痛不举,而肾痹之证作矣”,故本病疼痛与肝肾阴血不足,筋脉失养亦关系密切,表现为腰痛、肢体屈伸不利或肢体麻木、行走不便,舌红,少苔,脉弦细等。

学生:本病的中医传变规律如何?

教授:中医将本病命名为“骨痹”,属于“五体痹”之一。关于其传变,《素问·痹论》有云:“五脏皆有合,病久而不去者,内舍于其合也。故骨痹不已,复感于邪,内舍于肾。”因此,骨痹进一步发展,首先内传肾脏而成脏腑痹中的“肾痹”。

《素问·痹论》描述为:"肾痹者,善胀,尻以代踵,脊以代头。"《圣济总录·肾痹》解释为:"骨痹不已,复感于邪,内舍于肾,是为肾痹。其证善胀,尻以代踵,脊以代头。盖肾者胃之关,关门不利,则胃气不行,所以善胀,筋骨拘迫,故其下挛急,其上踡屈,所以言代踵代头也。"《症因脉治·肾痹》则认为:"肾痹之症,即骨痹也。善胀,腰痛,遗精,小便时时变色,足挛不能伸,骨痿不能起。"简言之,本病日久,容易出现以下三种病理变化:一是痹久不愈,气血运行不畅日甚,瘀血痰浊阻痹经络,骨髓失养而成骨蚀;二是病久使气血耗伤,呈现不同程度的气血亏虚症候;三是痹证日久不愈,复感于邪,病邪由浅入深,出现脏腑痹的证候,尤以肾痹最为常见。

【随访情况】

经服上方1个月余,患者口干盗汗、失眠明显好转,大便转为正常。加减治疗1年半后,头晕乏力、腰痛膝软消失,血红蛋白浓度升至正常,白细胞计数维持在3.4×10^9/L以上。曾两次复查骨髓涂片,浆细胞均在8%以下。

(朱文伟整理)

案四

【病例概要】

张某,女,56岁。入院时间:2006年2月28日,查房时间:2006年3月10日。

主诉:反复乏力2年余,加重2个月,伴腰痛2周。

现病史:患者自2003年初开始自觉乏力,平素经常外感,肺部感染,2003年8月门诊检查发现患者红细胞沉降率较高，达 105 mm/s，免疫球蛋白异常，γ 球蛋白 55.2%，血红蛋白 93 g/L，白细胞及血小板正常，外院给予检查免疫蛋白电泳等检查，患者未予重视未行检查，考虑高球蛋白血症，间断给予雷公藤治疗。2005 年 12 月底患者搬动花盆腰部扭伤于当地医院诊治，血象提示白细胞及血红蛋白较低，肝功能总蛋白 140 g/L，白蛋白 25 g/L，血、尿 β2 -微球蛋白均明显升高，血免疫蛋白电泳提示 IgG 单珠峰 γ 型轻链，头颅及骨盆正位片未见异常，胸片示左侧第 5 骨皮质扭曲，腰椎正侧位片提示腰椎退行性变，T12 轻度变扁。B 超示脾脏稍大，肝、胆、脾、肾未见明显异常。1 月 9 日骨穿：骨髓有核细胞增生活跃，浆细胞比例异常增高，占 53%，其中原幼浆细胞比例占 15%，成熟红细胞大小不一，部分呈缗钱样排列。1 月 25 日患者在我科行化疗（方案为 CTX 600 mg d1，静脉注射；NVB 30 mg d1，静脉滴注；MTN 4 mg d1～d3；泼尼松片 25 mg，每日 2 次，口服）。化疗后，患者粒细胞缺乏伴重度感染，经积极治疗后，患者症情好转出院。近 1 周，患者无明显原因出现乏力腰痛加重，为求中西医结合治疗入院。

既往史：否认高血压、糖尿病等内科疾病史，否认肝炎、结核等传染病病史。

刻下：头晕乏力，头晕乏力，腰痛，口干，动则心慌，胃纳可，二便调，夜寐一般。

体格检查：神清，中度贫血貌，全身皮肤黏膜无出血点及黄染。全身浅表淋巴结未及肿大。胸骨无压痛，两肺呼吸音清，未闻及干湿啰音。HR：87 次/min，律齐，各瓣膜听诊区未及明显病理性杂音。腹平软，无压痛及反跳痛，肝脾肋下未触及。腰部压痛（+），双下肢无浮肿。舌质紫红，舌苔

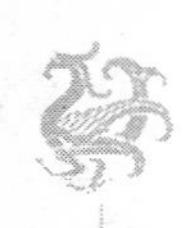

薄黄腻,脉细数。

辅助检查:入院后查血常规:白细胞 $1.9\times10^9/L$,红细胞 $2.76\times10^{12}/L$,血红蛋白 80 g/L;尿常规:白细胞(++),白细胞镜检(++)。肝肾功能:谷丙转氨酶70 u/L,总蛋白 95.7 g/L,白蛋白 31.6 g/L,钙 2.07 mmol/L。β2-微球蛋白(尿)属正常范围,β2-微球蛋白(血)6.423 mg/L。胸部正侧位 X 片:两下肺纹理增多。Coomb's(-)。B 超显示肝区回声改变,脾稍大。心电图正常范围。

西医诊断:多发性骨髓瘤(IgG γ 型轻链)。

中医诊断:骨痹(脾肾亏虚,痰瘀互结证)。

诊治经过:入院后完善相关检查,肌苷以营养心肌,甲泼尼龙片调节免疫,甘草酸二胺、还原型谷胱甘肽保肝降酶。头孢克洛抗感染,贞芪扶正胶囊提升白细胞。中药治以益气养阴,化痰逐瘀。

【病例分析】

目前主要矛盾为多发性骨髓瘤,患者骨髓瘤侵犯骨质发生骨痛而需要化疗,化疗后可能发生粒细胞缺乏继发感染,立即化疗,并预防感染及支持治疗是下一步的治疗重点。① 小剂量化疗方案,可以使用 VMD 方案(NVB 30 mg d1,MTN 2 mg d1～d5,甲泼尼龙 40 mg d1～d5)。化疗中联合使用 G-CSF 提升白细胞。② 监测血象变化。③ 必要时使用抗生素,青霉素及头孢类抗生素使用前应做药敏试验。治疗过程中要注意以下几点:① 避免受寒,防止感染加重。② 饮食清淡,富含营养,忌食油腻。③ 注意化疗后不良反应。④ 注意监测血象,必要时调整粒细胞刺激因子。⑤ 忌用解热镇痛药以免加重粒细胞缺乏症，防止败血症等并发症的发生。

本病的主要病机特点为脾胃虚弱，肾虚中寒，风、湿、瘀、毒阻络入髓，病位在骨，病本在肾。脾肾虚寒为本，风湿、血瘀、热毒为标。辨证当抓住脾、肾与风、寒、瘀、毒之虚实寒热变化。治疗当调治脾肾，祛风除湿，化瘀解毒。

该患者2003年出现头晕乏力等一般症状，病程中出现腰痛，不能转侧，转则加剧，病程较长。表现为骨病，损肾，涉及脾胃，舌质淡，苔灰黄腻。辨其原因，原于接触外来煤气等有毒有害因素，可直接损肾。又寒冷之邪使本寒肾虚与外来有毒物质共同损伤肾脏。肾主骨生髓，精血受损，本肾中虚寒，邪毒内侵入肾，脉络受损，瘀血内结。本虚精亏，外邪侵袭，肾中虚冷，不独损肾，还损脾胃。脾运失司，水湿内生，郁而化热，湿毒内停，痰瘀湿毒，本为脾胃受损，以肾为主。标为瘀毒内停，痰瘀交结。治疗应标本兼顾，治以滋肾健脾化湿以治本，行瘀化痰，清利湿热以治标。目前以治本为主，兼顾治标。健脾温肾，以温肾为主，治标以活血通络，化痰清热改善目前症状。

证属：脾肾亏虚，痰瘀互结。

治则：健脾温肾，活血通络，化痰清热。

方药：自拟骨髓痹方加减。

黄芪 30 g	党参 15 g	炒白术 15 g	陈皮 10 g
茯苓 15 g	补骨脂 15 g	骨碎补 15 g	菟丝子 15 g
杜仲 15 g	藤梨根 30 g	蜈蚣 3 条	川牛膝 15 g
当归 15 g	鸡血藤 15 g	三棱 15 g	生川军 6 g
炒黄柏 10 g	炒枳实 5 g	炒枳壳 10 g	蛇舌草 30 g

半枝莲 30 g　炙甘草 6 g

煎服法：加水 400 ml 煎煮至 200 ml，分次温服，每日 2 次。

【按】

方义分析：方中黄芪六君子汤益气健脾，燥湿化痰，补骨脂、骨碎补、菟丝子、杜仲温补肾阳，性平而不燥；藤梨根、蜈蚣、三棱祛瘀通络；当归、鸡血藤养血和血；牛膝、川军活血化瘀，通腑泄热；黄柏、蛇舌草、半枝莲清热解毒祛湿，以除痰毒之邪；枳实、枳壳行气化滞。

【经典发微】

中医学并无多发性骨髓瘤病名，根据本病的临床证候及发病特点，以骨病为主要表现者，属于中医学"骨痹"范畴。《内经》谓："夫骨者肾之余，髓者精之所充也。肾水流行，则髓满而骨强。迨夫天癸亏而凝涩，则肾脂不长；肾脂不长，则髓涸而气不行，骨乃痹。"《中脏经·五痹》："大凡风寒暑湿之邪入于骨……则名骨痹。"《中脏经·五痹》："骨痹者，乃嗜欲不节，伤于肾也，肾气内消。"《素问·病能论》："肾之为病，故肾为腰痛之病也。"

【师生讨论】

学生：如何调治脾肾，祛风除湿，化瘀解毒？

教授：脾之健运在脏腑功能上与命门之火相关，命门火衰则脾阳不运。调治脾肾，可通过补脾气、温肾阳以扶正固本，补火温肾兼以健脾益气化湿。针对风湿留滞，治以养血祛风，健脾化湿，苦温燥湿，或淡渗利湿。瘀毒留滞，或从寒化，或从热化，可分别予辛温化瘀解毒，凉血化瘀解毒。

学生：请教授介绍治疗骨痹的经验方。

教授：我平时临床常用经验方为“骨髓痹方”，由黄芪15 g、党参15 g、炒白术15 g、制半夏15 g、茯苓15 g、陈皮12 g、藤梨根30 g、丹参15 g、骨碎补12 g、炒杜仲15 g、淮牛膝15 g、野葡萄藤30 g、猫爪草30 g、生甘草5 g、炙甘草5 g、炒黄柏10 g16味药物组成。具有健脾化湿，祛风通络，补肾化瘀，驱除邪毒之功效。主治风湿侵袭，内犯脾土，肾虚血瘀，毒蕴骨髓之多发性骨髓瘤，症见诸节疼痛麻木，肢肿，大便溏，舌红胖，苔黄腻，脉弦滑数。

【随访情况】

患者诉腰部疼痛较前减轻，纳可，寐尚可，二便调，无其他特殊不适主诉。

（孙伟玲整理）

案五

【病例概要】

陆某，男，58岁。入院时间：2008年4月30日，查房时间：2008年5月15日。

主诉：发现锁骨无痛性肿块7年余，骨痛2年。

现病史：患者2000年12月发现右锁骨肿块，呈进行性增大，2001年4月经病理确诊为“浆细胞瘤”，2001年5月开始化疗（具体诊疗不详），2001年12月行自体骨髓移植。后回国定期门诊复查，2002年底左侧锁骨下部再次出现肿块，

生长迅速至馒头大小(直径约10 cm),至外院行手术切除,经活检确认为浆细胞瘤复发。同时免疫球蛋白检查正常。骨髓检查示浆细胞5.5%。手术后延切口处又长出4枚肿块,遂行放疗,同时予以沙利度胺加M2方案化疗,肿块逐渐减小。2006年5月患者出现右胸并腰骶部疼痛,进行性加剧,活动困难。2006年7月检查示:IgA单株峰,3 700 μg/dl轻链型。骨扫描示:右锁骨近端及右第6、11、12肋骨病变。结合骨穿等,明确诊断“多发性骨髓瘤(IgG λ型轻链)”。2006年12月行骨穿示:多发性骨髓瘤(幼浆细胞+成浆细胞占27.0%)。于2006年12月21日、2007年1月26日两次行化疗(DX 40 mg d1～d4,VP-16 100 mg d1～d4,CTX 300 mg d1～d4,DDP 20 mg d1～d4)。2007年4月10日予(异环磷酰胺2.0 g qd d1～d3,DDP 30 mg qd d1～d3,VP-16 100mg qd d1～d4)化疗。出院后门诊口服沙利度胺等治疗,但后来出现手足关节麻木,停服化疗药物。建议转我院门诊血液科、神经内科口服中药治疗。2008年1月9日予MVD方案(MTN 4 mg d1～d4,NVB 30 mg d1,DX 10 mg d1～d4),化疗期间无反应,同时予中药治疗,经治骨痛等症状好转,病情平稳。近日,患者自觉腰骶部、背部、左下肢等部位疼痛,渐进性加重,伴乏力,活动困难,为求进一步中西医结合治疗,收入我院。

既往史: 否认高血压、糖尿病病史,否认其他慢性病史。否认肝炎、结核等传染病病史,否认输血史。2002年底于外院行“左胸部肿块切除术”。幼年有阑尾切除术史。右眼视物不清史1年余,否认外伤史。

刻下: 腰骶部、右背部、左下肢等部位骨痛明显,肢体时有抽动，活动困难，乏力，偶发咳嗽，咳痰少，色偏黄，无发热，无明显头晕头痛，无胸闷心慌；胃纳差，眠差，便秘，大便数日一行，小便可，口干，盗汗。

体格检查：神志清楚，全身皮肤未见明显出血点，表浅淋巴结未及肿大。头胸廓双侧对称，胸骨无压痛，心肺(－)。腹软，无压痛、反跳痛及肌卫，未触及腹部包块，肝脾肋下未及。舌质暗红，苔黄腻质干，脉细濡。

辅助检查：入院后患者反复骨痛，其病程较长，自体骨髓移植、多次化疗后，目前原发病未缓解，骨痛症状仍明显，5月2日血常规：白细胞 $5.5\times10^9/L$，血红蛋白 115 g/L，血小板 $153\times10^9/L$，中性粒细胞 $3.1\times10^9/L$。肾功能：尿素 2.2 mmol/L，尿酸495 μmol/L。肝功能：γ-谷氨酰酶 84 u/L。血脂：总胆固醇5.8 mmol/L，高密度脂蛋白0.98 mmol/L，脂蛋白(a) 413.66 mg/L，甘油三酯2.46 mmol/L，乳酸脱氢酶 242 u/L。尿常规：尿隐血(＋)，尿蛋白滴定(＋)，红细胞镜检 1～3。5 月 9 日蛋白电泳：白蛋白57.9%，α_1 球蛋白 4.8%，β球蛋白 13.1%，γ球蛋白 16.9%，血、尿微球蛋白正常。5 月 14 日尿微量蛋白：α_1-mG 10.72 μg/ml，ALb 95.4 μg/ml，IgG 0.40 μg/ml，RBP 274.80μg/ml，Tf 4.71 μg/ml。5 月 14 日血清免疫固定电泳：IgG、IgA、IgM、K、L 均为阴性。

西医诊断：多发性骨髓瘤(IgG λ 型轻链)。

中医诊断：骨痹(肝肾亏虚，邪毒内蕴证)。

诊治经过：入院后完善相关检查，予硫酸吗啡缓释片、芬太尼透皮贴、布桂嗪注射液、蟾乌巴布膏止痛，唑来膦酸、降钙素抑制骨质破坏、减轻骨痛，阿法骨化醇促进钙质吸收，肾炎康复片改善肾功能，血塞通注射液活血化瘀、改善微循

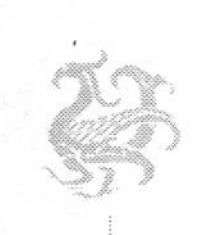

环，护肝片、多烯磷脂酰胆碱保肝，肌苷注射液、甲钴胺、瑞汀、维生素 B 营养神经，小苏打碱化尿液，荷丹片降血脂，定清片化瘀解毒抗瘤，中药疏肝活血，通络止痛。

【病例分析】

补充询问患者起病有无理化毒物的接触史，并行全身查体，有无病理性骨折，建议必要时复查颈部、胸部、头颅、骨盆等部位平片了解骨质破坏情况，复查 BM 及活检。

患者目前症情复杂，属复发难治性疾病，根据目前情况，建议患者先行复查骨穿了解髓内病变，若骨髓增生活跃，可以行小剂量化疗控制原发病。对症抑制骨质破坏、止痛、营养神经、输血等治疗。同时定清片加量，以加强化瘀解毒抗瘤之功。

该患者病证累及气血筋骨，病变脏腑在于肝木，肝气郁滞，气滞血瘀，肝木失调，究其根本，在于肾亏，肾阴亏虚，肠中燥结，故见口干、大便干结；肝木失调，克犯脾土，故见纳差；脾虚痰浊内生，气机阻滞，瘀血内结，痰瘀互结，不痛则痛，故见骨痛剧烈。

综合上述情况，本病病机为肝木失调，肾阴亏虚，脾气阻滞，气郁化火，火郁化毒，内生痰火，毒结瘀阻，痰瘀互结，肠中燥结。治疗上，应抓住气血失调病机，治以滋肾化瘀为重点，调肝木，通降腑气，清泄瘀毒。

证属：肝木失调，肾阴亏虚，脾气阻滞。

治则：滋肾化瘀，调肝通腑，清泄瘀毒。

方药：膈下逐瘀汤合黄龙汤加减。

柴胡 10 g	枳实 10 g	生地 15 g	炒赤芍 15 g
延胡索 15 g	桃仁 12 g	大黄 10 g	玄参 15 g

乳香 10 g　没药 10 g　片姜黄 15 g　莪术 15 g
三棱 15 g　蜈蚣 3 g　全蝎 5 g　青黛 18 g
制半夏 15 g　天南星 15 g　地鳖虫 15 g　半枝莲 60 g
炙甘草 5 g

煎服法：加水 400 ml 煎煮至 200 ml，分次温服，每日 2 次。

【按】

方义分析：肝失疏泄，气滞血瘀，不通则痛，故加香附、延胡索行气活血，柴胡疏肝解郁，桃仁、赤芍活血化瘀，乳香、没药活血止痛，莪术、三棱破血行气，破积消癥，更加蜈蚣、全蝎、地鳖虫等虫类药搜风通络，祛瘀止痛之力强；大黄、枳实通腑泄热，玄参、生地滋阴润燥，且生地能通血痹，填骨髓，既补又通；半夏、南星祛湿化痰，半枝莲、片姜黄清热解毒。

【经典发微】

本病多见于中老年人，病性多属本虚标实，本虚与肾、脾等相关，如《中藏经·论骨痹》中云："骨痹者，乃嗜欲不节，伤于肾也。肾气内消，则不能关禁，不能关禁，则中上俱乱，中上俱乱，则三焦之气痞而不通，三焦痞而饮食不糟粕，饮食不糟粕则精气日衰，精气日衰则邪气妄入，邪气妄入则上冲心舌，上冲心舌则为不语，中犯脾胃则为不充，下流腰膝则为不遂，傍攻四肢则为不仁。寒在中则脉迟，热在中则脉数，风在中则脉浮，湿在中则脉濡，虚在中则脉滑。"

【师生讨论】

学生：请教授分析多发性骨髓瘤的中医病机特点。

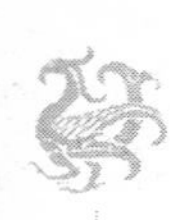

教授：本病的主要病机特点为脾胃虚弱，肾虚中寒，风湿瘀毒阻络入髓；病位在骨，病本在肾。命门火衰，精血不足，脾虚失运，水湿内停，脾肾亏虚，易感邪毒；风寒湿邪外袭，寒伏少阴，郁而化火，风湿入于肝肾筋骨，火化为毒，瘀毒内侵骨髓，阻于血脉，而致本虚标实、本寒标热、标本互见、寒热错杂之证；脾虚肾寒为本，风湿、血瘀、热毒为标。辨证当抓住脾、肾与风、寒、瘀、毒之虚实寒热变化。

学生：请问骨痹疼痛明显者如何辨证选药？

教授：本病疼痛的主要原因不离“不通则痛”及“不荣则痛”，故辨证根据“不通”“不荣”的致病原因选择祛邪、补虚药物；除此以外，针对肢体痛如针锥刀刺不可忍者，可加小金丹，方中当归、红花、没药活血祛瘀，地龙、地鳖虫化痰通络，川乌、草乌祛风寒止痛，麝香辛温走窜，通络定痛。对于抽掣疼痛，肢体拘挛者，常配伍全蝎、蜈蚣、白花蛇、乌梢蛇、露蜂房等具有祛风除湿，通络止痛作用的虫类药。但须注意，这些药物作用较猛，有一定的毒性，用量不宜过大；不宜久服，中病即止；研磨冲服，可节约药物用量，并减少患者的疑惑心理。

【随访情况】

经治疗后，患者骨痛有所减轻，无明显发热等，病情一度稳定，但 2 个月后因贫血性心脏病、全心功能衰竭、肺部感染等致病情恶化，经抢救无效死亡。

（鲍计章整理）

痰 毒

恶性淋巴瘤、慢性淋巴细胞白血病患者以淋巴结肿大为主要表现,因由禀赋薄弱,形气不足,易为病邪所损,终致痰结血瘀而发病;因由六淫邪毒、饮食不节、劳倦过度所致者,均可导致人体正常脏腑、阴阳失调,痰、气、瘀等病理产物相互搏结,发为“痰毒”。由于以痰核为主要表现,故认为痰与本病关系最为密切。而脾主运化,为生痰之源;肺主治节,为贮痰之器;肾主水,司开阖。肾阳不足,水湿上泛聚而为痰;肾阴亏耗,虚火内炽灼津为痰;又因肝气郁结,气郁化火炼液为痰;故本病涉及脏腑主要为脾、肺、肝、肾。又因痰之为病,随气升降,无处不到,或停于胃,或蒙心窍,或流窜经络、驻于筋肉关节,从而导致多部位病变,中医将其归属于“痰毒”。

案一

【病例概要】

骆某,女,76 岁。入院时间:2005 年 9 月 4 日,查房时间:2005 年 9 月 20 日。

主诉:右上腹疼痛 3 年余,加重 1 个月。

现病史:2002 年底无明显诱因下出现右上腹疼痛,能自行缓解。至 2003 年 1 月因咳嗽气喘,外院胸部 CT 见胸腔积液,并行胸腔穿刺,胸水脱落细胞提示:右肺恶性淋巴瘤(B 细胞型),先后予 CHOP 方案化疗 3 次,因化疗后副作用明显,不想进一步化疗,转来欲行中药治疗。

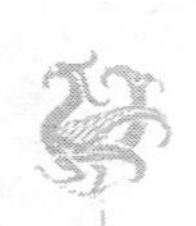

既往史：有慢性支气管炎、肺气肿、肺源性心脏病病史。

刻下：稍感乏力，口干，便秘，腹胀，动则气喘气急。

体格检查：体温 36.5 ℃，精神稍软，浅表淋巴结未触及肿大。胸骨无压痛，右下肺呼吸音低，未闻及湿啰音。心浊音界无扩大，HR：90 次/min，律齐。腹软，无压痛，无反跳痛及肌卫，下肢无浮肿。舌质干红，苔薄白，脉弦大数。

辅助检查：血常规提示：血小板 60×10^{9}/L，红细胞、血红蛋白均正常。胸腔 CT 示：右下肺占位病变，右侧少量胸水。腹腔 CT 示：右侧胸腔积液，右肺下叶、肝占位灶。

西医诊断：非霍奇金淋巴瘤。

中医诊断：痰毒(气阴亏虚，痰瘀毒积证)。

诊治经过：入院完善各项检查，予口服定清片、平消胶囊，静脉予以艾迪注射液扶正解毒消瘤，麻仁软胶囊缓解便秘。

【病例分析】

补充询问发病过程中有无消瘦、盗汗、发热等症状，查体浅表淋巴结未及肿大，腹部触诊肝脾无肿大。因血小板低下，建议行骨穿以明确有无骨髓浸润。并查 LDH、CA125、SF 等肿瘤负荷指标。

该患者因自身原因不愿意继续西医治疗，由于其恶性淋巴瘤属 B 细胞类型，目前可予利妥昔单抗(CD_{20}单抗)巩固治疗，疗效确定，既可单用，也可联合 CHOP 方案合用。结合实际情况，单纯中药治疗对提高患者生存质量，延长生存期具有优势。

患者年逾七旬，病程近 4 年，起病以腹痛为主要表现，伴气急，咳嗽，咳痰，口干欲饮，大便干结，腹胀，结合舌苔干红，脉弦大数，尺部重按无力，中医诊断为“痰毒”。患者正气虚弱，但虚而未竭，主要涉及肺、脾、肾三脏。肺气不足，症见气急，脾虚不运，则腹胀便秘；气虚失于运化，水湿不化，不能化生阴津而阴津亏损，症见口干便秘，舌质干红。金水相生，肺气虚日久必及于肾，肾气亦亏，阴血受损，水湿内停，气机阻滞，聚而为痰。中医病因病机为正虚邪实，痰瘀蕴结，脏虚失调。目前正虚尚未衰竭，邪实以广泛浸润及积液为主。当前化疗反而加快患者的虚衰，以中药利用尚存正气之有利条件，加强扶正固本，调治肺、脾、肾三脏，益气养阴，兼顾化痰利湿，化瘀解毒。

证属：气阴亏虚，痰瘀毒积。

治则：益气养阴，理气化痰，祛瘀解毒。

方药：黄芪四君子汤、秦艽鳖甲散合二陈汤加减。

黄芪 15 g	太子参 15 g	茯苓 15 g	麦冬 15 g
地骨皮 15 g	秦艽 15 g	苏梗 10 g	佛手 12 g
香附 10 g	陈皮 5 g	炒枳壳 10 g	炙鳖甲 15 g
丹参 15 g	生牡蛎先 30 g	泽泻 15 g	蛇舌草 30 g
半枝莲 30 g	生地 15 g	炙甘草 5 g	野葡萄藤 30 g

煎服法：加水 400 ml 煎煮至 200 ml，分次温服，每日 2 次。

【按】

方义分析：《内经》曰：“形不足者温之以气，精不足者补之以味。”故用黄芪、太子参、茯苓、麦冬益气养阴，鳖甲、牡蛎、生地养阴清热，地骨皮苦寒，能除阴分之热而平之于内，秦艽辛寒，能除肝胆之热而散之于表，陈皮、枳壳、苏梗、佛手理气化痰，加蛇舌草、泽泻清热解毒，丹参、香附活血化瘀。

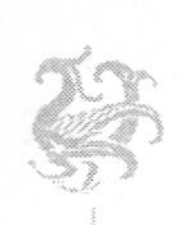

其中野葡萄藤配半枝莲可清热解毒，化痰散结，专攻淋巴瘤痰毒热结之邪。

【经典发微】

秦艽鳖甲散出自《卫生宝鉴》，由鳖甲、知母、当归、秦艽、柴胡、地骨皮、青蒿、乌梅组成。治骨蒸壮热，肌肉消瘦，唇红，颊赤，气粗，四肢困倦，夜有盗汗。《温病条辨》中有云："邪气深伏阴分，混处于气血之中，不能纯用养阴，又非壮火，更不得任用苦燥。故以鳖甲蠕动之物，入肝经至阴之分，既能养阴，又能入络搜邪；以青蒿芳香透络，如少阳领邪外出。"

【师生讨论】

学生：该患者诊断为右肺恶性淋巴瘤，为何疾病初期以右腹部疼痛为主要表现？

教授：首先，从西医角度讲，患者多年慢性支气管炎、肺气肿、肺源性心脏病病史，右肺淋巴瘤早期出现右侧胸腔积液，右侧肺郁血，右心功能不全，引起右侧腹腔循环不良，静脉郁血，受寒或过饱等原因，易诱发右腹部疼痛。从中医来讲，腹部疼痛，伴口干，便秘，提示脾胃运化功能失司，具体讲就是脾胃失运，胃失和降，中焦枢纽失司，津液代谢失常，津不上承，水亦不下传，肠道失于滋润，故上见口干，下见便秘。因此，从中医治未病角度看，患者出现中焦症状，其实已是全身问题的一个局部表现，应当引起足够重视，以便早期发现隐匿病灶。

学生：在淋巴瘤治疗过程中，遇到无症状可辨时该如何遣方用药？

教授：淋巴瘤具有“本虚标实”的病理特性，“扶正祛邪”应贯穿于治疗的始终。当患者无症状可辨时，可在健脾补肾、扶助正气的基础上，根据现代药理研究成果，适当选用具有抗淋巴瘤细胞增殖作用的化痰解毒药物，如象贝母、夏枯草、生牡蛎、山慈姑、猫爪草、蛇舌草、鬼针草、猫爪草、野葡萄藤、半枝莲等。需要特别注意的是，扶正是治疗淋巴瘤的根本方法，即使患者无明显正虚表现时亦应时时顾护正气；祛邪宜当“衰其大半而止”，防止因过度治疗损伤机体正气而变生他症。

（许毅整理）

案二

【病例概要】

沈某，女，53岁。入院时间：2004年8月15日，查房时间：2004年8月26日。

主诉：乏力、盗汗2年余，颈部板滞1个月。

现病史：患者于2002年6月因乏力、盗汗起病，查血常规：白细胞$1.3\times10^9/L$，血红蛋白88 g/L，血小板$98\times10^9/L$。腹腔CT示：后腹膜淋巴结肿大，穿刺行病理检查，明确诊断为“非霍奇金淋巴瘤(B细胞型)”，骨髓涂片示：增生活跃，幼淋样细胞3%，外院以CHOP方案为主共化疗7次，后腹膜淋巴结肿大未消失。

既往史：慢性阑尾炎、痔疮出血、慢性阴道炎、肺结核病史。

刻下：神疲乏力，低热，盗汗，颈部板滞，肢节酸痛，胃纳尚可，二便调，夜寐欠安。

体格检查：轻度贫血貌，全身皮肤黏膜无黄染及出血点，浅表淋巴结未及肿大。肝脾肋下未触及。舌淡胖，苔薄，脉细数。

辅助检查：血常规：白细胞 2.6×10^9/L，血红蛋白 98 g/L，血小板 111×10^9/L。

西医诊断：非霍奇金淋巴瘤(B 细胞型)。

中医诊断：痰毒(脾肾两亏，痰毒蕴结证)。

诊治经过：入院后予头孢他啶抗感染，生脉注射液益气养阴，平消胶囊化痰散结。经治 10 余日，患者临床诸症未见好转。

【病例分析】

根据该患者目前症状、体征及舌脉，辨证属中医"痰毒"范畴。结合既往有慢性阑尾炎、痔疮出血、慢性阴道炎、肺结核病史，机体消瘦，考虑素体正气亏虚，阴血不足，邪热内伏，痰毒蕴结。且多次化疗后更伤其阴，耗其气，损及脾肾中、下二焦。中医辨证属本虚标实，正虚以脾、肾二脏为主，涉及肝木，同时气阴皆亏；邪实以热、毒、瘀互结为主。病机可总括为脾肾两亏，气阴不足，邪热内伏，痰毒蕴结。

证属：脾肾两亏，痰毒蕴结。

治则：健脾补肾，益气养阴，清热解毒，化痰散结。

方药：黄芪异功散合二至丸加减。

黄芪 15 g	太子参 15 g	炒白术 10 g	麦冬 15 g
墨旱莲 15 g	女贞子 15 g	山茱萸 15 g	陈皮 10 g
北沙参 15 g	蒲公英 30 g	鬼针草 30 g	猫爪草 30 g
浙贝母 20 g	半枝莲 30 g	蛇舌草 30 g	丹参 15 g

莪术 15 g　虎杖 12 g　鸡血藤 15 g　忍冬藤 15 g
丝瓜络 15 g　桑枝 12 g　生甘草 5 g　炙甘草 5 g

煎服法： 加水 400 ml 煎煮至 200 ml，分次温服，每日 2 次。

【按】

方义分析： 方选黄芪异功散合二至丸加减。黄芪、太子参、炒白术、陈皮、生炙甘草健脾益气，墨旱莲、女贞子、山茱萸、麦冬滋阴补益肝肾，蒲公英、鬼针草、猫爪草、象贝、野葡萄藤清热解毒，化痰散结，专攻淋巴瘤痰毒热结之邪，丹参、莪术、虎杖活血化瘀，鸡血藤、忍冬藤、丝瓜络、桑枝祛风通络。

【经典发微】

明代陈实功所撰《外科正宗》集历代外科之大成，诸如瘰疬、痈疽及皮肤外证等疾病的病因病机及诊断，治法方面颇有创见，在瘰疬篇中论述"瘰疬者，有风毒、热毒、气毒之异，又有瘰疬、筋疬、痰疬之殊"，并描述了各种瘰疬的成因、症状及治疗，特别提出了各种瘰疬证候的鉴别与预后。对各种瘰疬还详述其内服及外治兼顾的治疗方法，湿痰凝结，化痰降火清中；郁怒伤肝，养血开郁疏肝；劳伤阴虚，滋肾健脾；精血俱伤，先养正气，次治标病。此记载有助于当今血液肿瘤所致的淋巴结肿大及皮肤浸润性肿块的辨治。

【师生讨论】

学生： 临床治疗淋巴瘤过程中应注意哪些问题？

教授： 第一，在治疗过程中应时刻勿忘本病本虚标实的

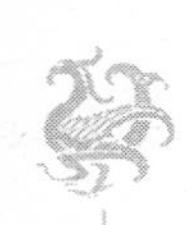

病性特征。确定治疗方案时，应清醒地认识到疾病的过程是正邪相争的过程，邪盛正衰则病进，邪祛正复则病退。要根据正邪力量对比，把握好攻邪与扶正的尺度。对大多数患者来说，经过长期大量抗肿瘤治疗，一方面表现为正气不足，免疫功能低下，另一方面邪毒残留，仍有复发转移之虞。此时正虚是矛盾的主要方面，其治疗应以扶正为主，促进康复，增强机体免疫功能；同时兼顾祛邪抗瘤，肃清余毒，防止复发。第二，在辨证论治的基础上，当无症状可辨或辨证治疗疗效欠佳时，可辨病与辨证相结合，根据现代药理研究成果，适当选用专攻淋巴瘤痰毒热结之邪的药物，如蒲公英、鬼针草、猫爪草、象贝、野葡萄藤、蛇舌草、半枝莲等，同时注意此类药物剂量宜大，否则病重药轻亦无法奏效。

学生：本患者使用了淋巴 3 号方，本方剂的适应证是什么？

教授：淋巴瘤患者全部化疗结束以后，西医已无治疗措施，患者主要求治于中医药。此时，许多患者证属脾虚阴亏，痰热毒蕴，瘀阻血络，津液耗伤，症见大便成形或干结，舌干红，舌形不胖或瘦，苔薄腻淡黄，脉细数或细弦数。治疗当以健脾养阴，清化痰瘀为法，即可使用淋巴 3 号方加减治疗。淋巴 3 号方的药物组成：黄芪 15 g、太子参 15 g、炒白术 10 g、墨旱莲 15 g、麦冬 15 g、象贝 15 g、鬼针草 30 g、猫爪草 30 g、丹参 15 g、莪术 15 g、蒲公英 30 g、野葡萄藤 30 g、陈皮 10 g、炙甘草 5 g。

学生：淋巴 3 号方的常见加减有哪些？

教授：使用淋巴 3 号方的患者，病程中若夹有外风咳嗽，加薄荷 3 g、柴胡 5 g、炒黄芩 10 g；里热邪毒偏甚，加半枝莲 30 g、板蓝根 15 g、草河车 30 g;肝胃失和,或通或胀者,加苏梗 10 g、制香附 10 g、佛手 12 g。

【随访情况】

患者服用上方 1 个月后,乏力改善,低热消退,盗汗明显好转。门诊加减治疗 3 年,血红蛋白浓度、血小板计数始终正常,白细胞计数亦在 3.0×10^{9}/L 以上。其间多次复查 CT,后腹膜淋巴结未继续肿大。

(朱文伟整理)

案三

【病例概要】

杨某,女,74 岁。入院时间:2009 年 12 月 20 日,查房时间:2009 年 12 月 29 日。

主诉:周身皮肤反复瘙痒伴颈部肿块 7 年余。

现病史:患者于 2002 年 8 月无诱因下发现颈部淋巴结肿大,无发热咽痛、咳嗽咯痰,并伴有周身皮肤瘙痒,右侧颈部淋巴结病理示非霍奇金淋巴瘤(套细胞性 LS),于外院门诊行多次化疗,方案分别为 ECODP、COP、COTP 等。化疗后患者颈部淋巴结减小,症情好转,病情缓解,2004 年 6 月化疗停止,后长期服用中药治疗,2005 年 6 月症状再发,行 5 次 CHOPB 化疗方案,化疗后症状缓解,2005 年 12 月 9 日患者右侧鼻翼部出现溃烂,于 2005 年 12 月 15 日行 FMD 化疗(氟达拉滨 50 mg d1～d3,米托蒽醌 6 mg d1,地塞米松 30 mg d1～d5),出院长期中药治疗,2007 年 8 月症状再发,且出现右侧胸背部水疱糜烂伴疼痛,诊断为“带状疱疹”,经

治疗后好转。2007年10月17日行COP方案，2007年12月18日行R-CHOP方案，2009年6月11日至2009年9月7日分别行6次CHOP方案，末次化疗方案为CTX 800 mg d1，EPI 80 mg d1，VDS 4 mg d1，DX 15 mg d1～d5，症状缓解好转，门诊服中药治疗，此次入院患者自觉颈部淋巴结肿大，周身瘙痒明显。

既往史：患者既往有十二指肠溃疡、反流性食管炎、肠梗阻病史。

刻下：周身皮肤瘙痒明显，时觉咽喉不适，口干，偶有咳嗽，无痰，双下肢麻木无力，纳寐可，二便调。

体格检查：神清，精神尚可。两肺呼吸音粗，可及散在湿啰音。鼻前庭、上唇红肿疼痛，颈部可触及肿大淋巴结，最大蚕豆大小，右腋下触及肿大淋巴结。肝脾肋下未及，双侧腹股沟触及淋巴结，双下肢浮肿(－)。舌红，苔少，脉细数。

西医诊断：非霍奇金淋巴瘤(套细胞性LS)。

中医诊断：痰毒(气阴两虚，痰毒内蕴证)。

诊治经过：该患者入院完善相关检查，B超示浅表淋巴结多处肿大，全身CT提示两侧锁骨下、腋下、纵隔内多发肿大淋巴结，腹膜后、主动脉旁见肿大淋巴结，且目前患者有肺部感染、鼻前庭炎、副窦咽、原发病复发，不适宜进行化疗，故目前治疗主要以抗感染为主。

【病例分析】

患者老年女性，病程较长，现全身多处浅表淋巴结肿大，全身瘙痒及疱疹样皮炎表现，口干，食欲不振，舌红，苔少，脉细数。目前治疗主要以抗感染和原发病治疗为主，患者病程较长，病情迁延，多次化疗，故治疗宜个体化，待有化疗条件时，予以积极化疗，防止内脏浸润，导致胸膜腔腹腔积液，影响脏器功能，导致衰竭。

本病中医辨证为本虚标实，正虚以脾、肾二脏为主，涉及肝木，标实以热、痰、瘀为主要表现。脾主运化，为生痰之源；肾主水，司开阖，肾阳不足，水湿上泛聚而为痰，肾阴亏耗，虚火内炽，灼津为痰；肝气郁结，气郁化火，炼液为痰。因痰之为病，随气升降，无处不到，或停于胃，或蒙心窍，或流窜经络，驻于筋肉关节，而导致多部位病变，表现为全身多处淋巴结肿大；痰留日久，阻滞气机，导致痰瘀互结，停于肢体，肌肉失养，故见双下肢麻木无力；疱疹样皮炎类似于中医的湿疮，多为风湿热邪，侵淫肌肤，湿热蕴阻，使肌失濡养所致。由于脾肾亏虚日久，热毒内蕴，与痰、湿夹杂，湿疮难消，本病治疗应以扶正祛邪为基本原则，并随不同症状而施治。

证属：气阴两虚，痰毒内蕴。

治则：滋补肝肾，软坚散结，化痰祛瘀。

方药：杞菊地黄汤合鳖甲煎丸加减。

熟地 15 g	山茱萸 12 g	山药 12 g	炒丹皮 10 g
茯苓 10 g	枸杞子 12 g	菊花 10 g	蛇舌草 15 g
蛇莓 15 g	浙贝母 9 g	鳖甲 30 g	太子参 30 g
丹参 12 g	川芎 12 g	三棱 10 g	莪术 10 g

煎服法：加水 400 ml 煎煮至 200 ml，分次温服，每日 2 次。

【按】

方义分析：杞菊地黄丸中用熟地、山茱萸、山药三药相

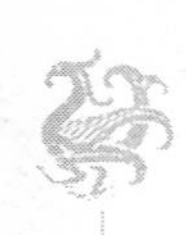

配，滋养肝、脾、肾，加枸杞子、菊花，更加鳖甲，意在滋阴柔肝。《成方便读》中云："用补必兼泻邪，邪去则补乃得力。"故用丹皮清泻相火，茯苓利湿化痰。鳖甲软坚散结，《千金方衍义》中云："积既留着客邪，内从火化，当无外散之理，故专取鳖甲伐肝消积。"蛇舌草、蛇莓、浙贝母清解邪毒，化痰散结；丹参、川芎、三棱、莪术活血祛瘀。口服定清片扶正解毒。

【经典发微】

《外证医案汇编》谓："其起之始，不在脏腑，不变形躯，正气尚旺，气郁则理之，血郁则行之，肿则散之，坚者消之。久则身体日减，气虚无精，顾退消坚散结，其病日深，外耗于卫，内夺于营，滋水淋漓，坚硬不化，温通气血，补托软坚，此三者皆郁则达之义也，不但失荣一证，凡郁证治法具化其中矣。若治不顾本，犯禁病，气血愈损，必为败证。"此为本病治疗原则的说明，提出扶正培本非常重要，老年人更应注意固本，侧重于滋肾养肝，利湿消痰，软坚散结，使得水升火降，有利于痰湿消除，肝气通利，驱逐瘀血。由于恶性淋巴瘤病情顽固，难以速愈，治疗过程中应注意保护胃气。

【师生讨论】

学生：请问教授，对于淋巴瘤病例，反复淋巴结肿大或发热，辨证要点有哪些？

教授：采用分步骤治疗。首先，滋肾泻火之品，主要针对先有精气亏虚，再有少阴伏热；其次，邪毒、病毒、药毒之风火热毒，入侵骨髓，损精伤髓，瘀毒互结，则治肝调血，清其瘀毒,扶正补益肝肾。

学生:“痰毒”常常用祛痰化瘀,解毒利湿之法,请教授解释用药规律。

教授:“痰毒”由风邪侵入,从风痰、风寒、瘀毒来辨病用药,所涉脏腑肺、脾、肾,采用清肺降气,健脾化湿,滋补肾阴,温补肾阳,治肝化瘀解毒等法则。辨证时关注三焦,分别采用不同法则,如上焦选用疏风清热,清肺化痰;中焦选用和胃降逆,燥湿化痰,解毒清理,健脾化湿;下焦选用清利湿热,滋肾养肝,化瘀解毒等。

学生:如何提高淋巴瘤患者的生存质量?

教授:由于患者都经过反复放化疗,疾病中后期,此类患者中医均归属“痰毒”“虚劳”,患者以虚为主,正虚邪恋,反复药毒伤及骨髓,致使阴精及气血受损,拟扶正为主,或佐以祛邪,化疗后,以扶正为主,促进脏腑、气血、阴阳恢复,祛邪为辅,防止疾病复发。

【随访情况】

出院时周身皮肤瘙痒明显减轻,口干,偶有咳嗽,无痰,双下肢无力,纳寐可,二便调。处方:熟地 15 g、山茱萸 12 g、山药 12 g、炒丹皮 15 g、桔梗 5 g、茯苓 15 g、枸杞子 12 g、菊花 10 g、蛇舌草 15 g、蛇六谷(先煎)30 g、蛇莓 15 g、浙贝母 9 g、鳖甲 30 g、太子参 30 g、苦参 12 g、丹参 12 g、川芎 12 g、三棱 10 g、莪术 15 g、藤梨根 30 g。

门诊随访患者服用中药和定清片,随访至 2014 年 6 月。

(周韶虹整理)

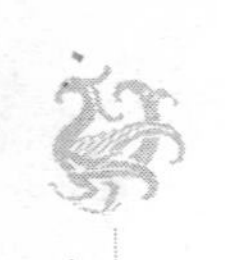

案四

【病例概要】

周某，男，62岁。入院时间：2013年3月21日，查房时间：2013年3月26日。

主诉：进行性消瘦、乏力半年，伴淋巴结肿大。

现病史：患者2012年初体检时血常规检查示白细胞 $15\times10^9/L$，淋巴细胞60%，其他无特殊不适，未予重视。近半年来时觉头晕乏力伴消瘦，体重减轻2.5 kg，2013年1月因反复咳嗽不愈、乏力、盗汗，实验室检查：白细胞 $30.8\times10^9/L$，淋巴细胞76%，幼淋巴细胞4%，血红蛋白、血小板计数正常，外院骨髓检查提示淋巴细胞系统异常增生占81%，异型、幼淋巴细胞均可见，成熟淋巴细胞占76%，符合慢性淋巴细胞白血病骨髓象；CT示纵隔、双侧腋窝、双侧颈部、锁骨上淋巴结肿大，脾肿大。因不耐受化疗、激素治疗，为寻求中医治疗，收入我院。

既往史：否认消化系统疾病史，否认高血压、糖尿病病史，否认肝炎等传染病病史。

刻下：乏力消瘦，失眠盗汗，腹胀便溏，纳差。

体格检查：体温37.2℃，神清，精神萎靡，颈部、锁骨上、腋下触及肿大淋巴结。两肺呼吸音清，未闻及干湿啰音。腹软，无压痛，无反跳痛及肌卫，肝肋下未及，脾肋下三指。双下肢浮肿(一)。舌紫暗红，苔薄黄腻而干，脉细沉取无力。

辅助检查：白细胞 $39.9\times10^9/L$，淋巴细胞镜检85%。

西医诊断：慢性淋巴细胞白血病。

中医诊断：痰毒(肝肾阴亏，痰瘀内蕴证)。

诊治经过：完善相关检查，予定清片、平消胶囊口服，双歧三联活菌、多酶片改善便溏、纳差，静脉予艾迪注射液扶正解毒抗瘤。

【病例分析】

补充询问患者起病有无发热，有无感染，有无出血、贫血病史，查体除腹股沟可及肿大浅表淋巴结体征外，未见其他阳性体征。完善行胸部、腹部、骨盆CT，特别是外周存在淋巴结肿大和症状并且提示可能存在巨块型淋巴结；血清生化、免疫检测，包括肝肾功能、电解质、乳酸脱氢酶、β2-微球蛋白等；骨髓检查。

患者为老年男性，因患病日久多失于调摄，正气虚于内，脏气和经络之气失常，痰火、痰瘀乘虚客于经络，“积之成毒，正气不足，而后邪气踞之”，滋生“痰毒”而致本病。脏腑失调是其内因，外邪是致病条件。肺通调水道，为水之上源；脾运化水液，为生痰之源；肾主水。此病为三脏皆受累，以致体内水湿运化失司，内生痰湿，又外受风毒侵袭，肝木失调，痰湿、风毒互结，而致本病。故治疗先以“治痰”为主，“治痰”以“治风”为先，患者病久脏腑亏虚，内生痰毒或风邪侵袭，风痰交阻而致“痰毒”，故见咳嗽肺失宣肃之症状，兼有痰湿蕴于脾肾而出现的腹泻、大便溏薄等症，治拟清风泄热，清肝化痰，健脾化湿。

证属：风湿痰热，瘀毒内结，肾阴亏虚，肝火夹痰上扰。

治则：清风泄热，清肝化痰，健脾化湿。

方药：龙胆泻肝汤、参苓白术散合温胆汤加减。

龙胆草 12 g	黄芩 30 g	山栀子 10 g	柴胡 10 g
生甘草 5 g	制香附 10 g	茯神 15 g	炒白术 15 g
薏苡仁 15 g	制半夏 10 g	陈皮 10 g	杏仁 15 g

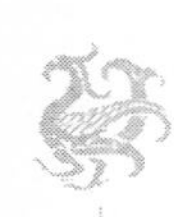

黄连 9 g	生牡蛎先 30 g	珍珠母先 30 g	青黛包 15 g
龙骨先 30 g	炒枣仁 20 g	木香 5 g	竹茹 5 g
天南星 15 g	土茯苓 15 g	连翘 15 g	丹参 15 g
五灵脂 12 g	三棱 15 g	半枝莲 30 g	

煎服法：加水 400 ml 煎煮至 200 ml，分次温服，每日 2 次。

口服本院制剂定清片，主要含雄黄等（每次 12 粒，每日 3 次）扶正清热解毒。

【按】

方义分析：方用龙胆泻肝汤合参苓白术散、温胆汤加减，加入香附、木香以增强疏肝理气之效，土茯苓、半枝莲以清热解毒，天南星、竹茹以化痰，珍珠母、龙骨、枣仁以重镇安神。本证病程长久，精气已亏，风痰湿毒留恋，必有瘀血阻络成积，故见多处淋巴结肿大，故加入丹参、五灵脂、三棱、牡蛎以活血通络，软坚散结。

【经典发微】

《杂病源流犀烛·痰饮源流》中对痰邪的论述"人自初生，以至临死，皆有痰……而其为物，则流动不测，故其为害，上至巅顶，下至涌泉，随气升降，周身内外皆到，五脏六腑俱有……火动则生，气滞则盛，风鼓则涌，变怪百端，故痰为诸病之源，怪病皆由痰成也"，对本病的治疗具有一定参考意义。

【师生讨论】

学生：若合并感染、发热，舌红而干，脉细滑，如何治疗？

教授：病机同前，再从前法加重清热解毒化痰之品。处方：龙胆草 12 g、黄芩 30 g、山栀子 10 g、柴胡 10 g、甘草 5 g、制香附 10 g、茯神 15 g、炒白术 15 g、薏苡仁 15 g、制半夏 15 g、陈皮 10 g、杏仁 15 g、黄连 9 g、生牡蛎（先煎）30 g、珍珠母（先煎）30 g、青黛（先煎）15 g、龙骨（先煎）30 g、炒枣仁 20 g、木香 5 g、生竹茹 5 g、天南星 15 g、土茯苓 15 g、连翘 15 g、丹参 15 g、五灵脂 12 g、三棱 15 g、半枝莲 30 g、蛇舌草 30 g、胆南星 15 g。

学生：伴发自身免疫性溶血性贫血或血小板减少性紫癜者，对于治疗有何影响？

教授：合并自身免疫性溶血性贫血及血小板减少性紫癜时，辨证仍以肝脾肾亏虚、正气不足为本虚，内伏之湿、热、瘀、毒为标，治疗大法仍以扶正固本兼祛邪实，虚实夹杂贯穿整个病程，根据疾病的不同阶段及个体差异，或以本虚为主，或以邪实为重，在遣方用药时宜灵活变通，以达扶正不恋邪、祛邪不伤正之目的。

学生：淋巴细胞性白血病经过化疗后，症情缓解的患者在中医治疗方面，如何辨证施治？

教授：对于经过多次化疗，症情缓解的患者，为延长生存期，防止复发，治疗宜标本兼施，扶正兼顾除痰毒伏邪，复发的病机皆因正虚邪实，脏腑受损，生湿生痰，痰热阻于经脉，引起血瘀，故治疗以益气养精治本，清化痰热、化瘀通络治标，扶正祛邪，清邪毒残余，使邪去正安。缓解期运用中医辨证施治，扶正祛邪兼顾，可适当减少化疗的毒副作用，提高生活质量。

（周婷、许毅整理）

案五

【病例概要】

诸某,男,57岁。入院时间:2009年3月5日,查房时间:2009年3月12日。

主诉: 反复乏力5年,加重1个月。

现病史: 患者于2004年9月因头晕乏力起病,体检时发现血小板异常增高,血小板1 240×10^9/L。于2004年10月28日外院行骨穿,BM示血小板增多症之骨髓象。染色体示46,*XY*。服用羟基脲抑制骨髓增殖,同时我院门诊长期中药口服治疗,期间血小板维持在600×10^9/L左右。2008年11月监测血象提示白细胞、淋巴细胞进行性上升,外周血分类见幼稚淋巴细胞9%;因考虑原发病进展,1月21日门诊行骨穿BM:骨髓有核细胞增生活跃。淋巴细胞占93%,其中原始淋巴细胞占3.5%,幼淋巴细胞占25.5%。结合活检染色体等,考虑为“慢性淋巴细胞白血病”,于1月2日起予苯丁酸氮芥抑制淋巴细胞增殖,及中药汤剂口服治疗;监测血象仍提示白细胞、淋巴细胞进行性上升,血红蛋白、血小板进行性下降。自觉乏力,偶有盗汗,无明显恶寒发热,无明显体重下降,现为求进一步诊治,收治入院。

既往史: 既往从事驾驶工作,有长期汽油接触史,2001年曾有房屋装修史。既往曾有空腹血糖异常升高病史,未复查及积极降糖治疗;脂肪肝10年余;胃食管反流病史数年。

刻下: 乏力,头晕,略有咳嗽咳痰,自觉皮肤瘙痒,骨节酸痛,颈项板滞感,纳可,大便一日3行,质软色黄,小便调。

体格检查: 神清,精神可,颈旁可及数枚肿大淋巴结,质地一般，移动度一般。心肺(一)。腹软，肝脏肋下未及，脾脏肋下两指可及，双下肢无明显浮肿。舌质暗红，舌体偏胖，苔薄，脉弦细。

辅助检查：3月9日血常规：白细胞 $21.5\times10^9/L$，红细胞 $2.03\times10^{12}/L$，血红蛋白 73 g/L，血小板 $131\times10^9/L$，淋巴细胞72%，幼稚淋巴细胞镜检10%。3月10日B超：脾肿大(肋下长44 mm)；淋巴结B超：腹股沟、双侧颈旁、双侧颌下淋巴结显示。

西医诊断：慢性淋巴细胞白血病。

中医诊断：痰毒(气阴亏虚，瘀毒内结证)。

诊治经过：入院后完善相关检查，予定清片清解邪毒及中药汤剂对症治疗；考虑门诊长期服用苯丁酸氮芥已有一定剂量，效果欠佳，故暂停用；上述治疗后，患者血象监测仍未明显缓解，白细胞 $20\times10^9/L$，血红蛋白60～70 g/L，血小板 $120\times10^9/L$；于3月10日行骨穿及活检，进一步明确目前病情。

【病例分析】

补充询问周身淋巴结(包括浅表、深部淋巴结)肿大情况；有无自汗、盗汗；有无胁肋胀满疼痛等；并行全身检查，询问既往骨髓活检结果，建议复查骨髓。西医诊断更正为“小淋巴细胞淋巴瘤，慢性淋巴细胞性白血病”。

骨髓增生性疾病分为髓系及淋巴系，对疾病的发展须统一联系，可能为多能干细胞受损，故起始表现仅为血小板增高，而淋巴细胞变化不明显。淋巴细胞增生发展后期，考虑疾病可能转化。诊断上考虑多能干细胞恶性增殖性疾病，血

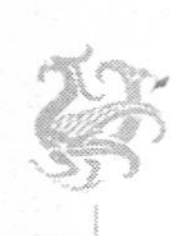

小板为继发性表现。目前其病程进展较快，脾肿大，考虑急性变可能不能除外，故目前待骨穿进一步回报后明确诊断。若苯丁酸氮芥效果欠佳，可配合激素治疗，若苯丁酸氮芥及激素联合方案无效，苯丁酸氮芥治疗量累积至 300～500 mg 阶段仍无效，可根据骨髓结果参考急性变，给予静脉化疗治疗。

患者目前主要矛盾为血小板进行性上升，皮肤瘙痒，咳嗽咳痰，舌质淡，暗胖，舌体前干后润，苔薄黄腻，脉弦滑数。本病中医诊断归属于“痰毒”，该病表现为瘀毒气结(血小板进行性上升)，脏腑之气不调，气滞血瘀，结合其体胖，伴咳嗽咳痰，脉弦滑数，提示脏腑功能失调，气郁痰生，兼有肝木失调(与瘀血内停有关)，同时有五脏受损，表现为肺生痰热，脾生内湿，肾气亏损，肝气郁滞，郁而化火，热极生风；脾虚水湿内生，聚湿为痰，其为痰盛气虚之体，肾气不足，不能化津；瘀毒内停，肝风内动，痰瘀互结，脾肾亏损，故病理因素为痰、瘀、热、毒。

证属： 痰瘀互结，脾肾亏损。

治则： 化痰宁血，平肝熄风，清热解毒，健运脾肾。

方药： 半夏白术天麻汤、逍遥散、六君子汤、三才封髓丹加减。

制半夏 15 g	天麻 15 g	炒白术 15 g	柴胡 5 g
炒赤芍 5 g	白芍 15 g	三棱 15 g	野葡萄藤 30 g
川芎 5 g	当归 10 g	麦冬 15 g	钩藤后 15 g
半枝莲 30 g	蒲公英 30 g	车前子包 15 g	浙贝母 27 g
陈皮 12 g	太子参 20 g	茯苓 15 g	天冬 15 g
黄芩 10 g	炮姜 10 g	炙甘草 5 g	制南星 15 g

煎服法：加水 400 ml 煎煮至 200 ml，分次温服，每日 2 次。

【按】

方义分析：半夏白术天麻汤治风痰上扰，六君子汤健脾化湿，治气虚痰湿，如《医学心悟》中说："晕者，头旋也……其中有肝火内动者，《经》云：诸风掉眩，皆属肝木是也，逍遥散主之。有痰湿壅遏者，非天麻、半夏不除是也，半夏白术天麻汤主之。有气虚挟痰者，书曰：清阳不升，浊音不降，则上重下轻也，六君子汤主之。"加用三棱、野葡萄藤、川芎活血祛瘀，加蒲公英、半枝莲清热解毒，车前子、黄芩、制南星、浙贝母祛湿化痰。

【经典发微】

三才封髓丹由天冬、熟地、砂仁、黄柏、人参、炙甘草组成。《医方集解》：此手足太阴少阴药也。天冬以补肺生水，人参以补脾益气，熟地以补肾滋阴。以药有天、地、人之名，而补亦在上、中、下之分，使天地位育，参赞居中，故曰三才也。方中天冬滋阴补肺，人参补脾益气，熟地滋阴补肾，黄柏泄火坚阴，砂仁行气醒脾，甘草助人参补中益气，又可甘润以减黄柏苦燥之弊。临床上常用于治疗血液病见气阴两虚，虚火上冲所致诸病证。当代名医蒲辅周赞其有益阴增液，补土伏火之功。

【师生讨论】

学生：请教授谈谈痰毒瘕病的辨证施治经验。

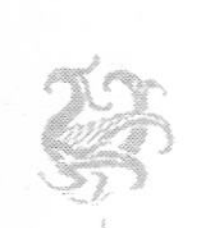

教授：治疗上分两阶段，初起痰瘀热毒，肝风内动；后期痰毒为主，脾肾受损。血小板增多阶段，中药治拟宁血化瘀，平肝熄风，选方用血府逐瘀汤、天麻钩藤饮为主；目前阶段为痰瘀互结，脾肾亏损，治疗应拟化痰宁血，平肝熄风，清热解毒，健运脾肾，方用半夏白术天麻汤合血府逐瘀汤、三才封髓丹（气阴亏虚）；若白细胞、淋巴细胞上升，结合舌脉，可适当加用益气温肾药，意在寒热并用，调理气血，治痰化瘀，调理脾肾。

学生：治疗淋巴增殖性疾病中医辨证属风痰流注者，如何用药？

教授：常用药有天南星、半夏、防风、白芥子、牛蒡子、太子参、白术、茯苓、车前子。其中，天南星辛苦温燥，入肝、脾、肺经，治风胜湿，除风痰，用于风湿寒痰、淋巴系统肿块；半夏消痰除湿；白芥子辛温，治寒痰血凝；防风祛风平肝木，疏泄肝气，调和脾胃，用于风动克犯脾土，有制肝作用；牛蒡子辛苦寒，祛风化痰，利咽喉，开达肺气，用于风痰咽喉不利、癌肿结节不除，常用于邪在上焦，颈部淋巴结肿大；车前子利湿祛风，用于风湿肿痛。

【随访情况】

患者乏力进行性加重，口腔溃疡明显，低热，盗汗，舌暗，舌体偏胖，苔薄，脉弦细。4 月 8 日血常规：白细胞 38.3×10^9/L，血红蛋白 58 g/L，血小板 106×10^9/L。外周血分类：幼淋巴细胞 12%。4 月 14 日于外院复查骨穿：骨髓增生活跃高水平，粒、红二系增生受抑，巨系全片未见，血小板散在少见。涂片中原始细胞占 90.5%，外周血原始细胞占 83%，此类原始细胞分化差。提示急性白血病之骨髓象,结合形态学考虑急性白血病可能性大。FCM:异常细胞占白细胞总数92%,异常细胞表达髓系细胞抗原[DR(+)、CD34(+)、CD117(+)、CD33(弱+)、CD13(弱+)、cMPO(-)]。活检:骨髓造血组织中造血细胞难找到,细胞:脂肪约1:3,粒、红比例在正常范围(2~3):1,成熟中性分叶核细胞少量,巨核系细胞难找到,间质中有灶性出血,纤维增生不明显,网状纤维(-)。综合考虑,原发病进展为急性白血病。辨证"急劳,气阴两虚,邪毒内蕴证",给予益气养阴,清解邪毒为主,方以三才封髓丹、升降散,加清热解毒之品,如青蒿、蛇舌草、半枝莲、浙贝母、蛇莓之品,并配合DA、HA、MA联合环孢素等方案化疗。期间因饮食不节、寒温不调,合并急性胃肠炎、肺部感染等,给予抗感染治疗。于2010年3月24因合并重症肺部感染、上消化道出血、心功能不全死亡。

(李艳整理)

案六

【病例概要】

李某,女,76岁。入院时间:2009年5月29日,查房时间:2009年6月4日。

主诉:周身散在疱疹5年余,伴浅表淋巴结肿大1年余。

现病史:患者2004年4月起双下肢疮疹,伴瘙痒,血常规示:淋巴比例75%。2008年4月发现颈部及腹股沟多处淋巴结肿大,最大可达鸡蛋大小,周身皮肤疱疹,伴瘙痒。7月行BM示:粒、红系增生减低,淋巴比例增高占76%,以成熟小细胞为主,浆少,诊断为"慢性淋巴细胞白血病",予FC方案化

疗共4次,末次化疗在2009年4月22日至2009年4月26日,化疗后淋巴结缩小,近来皮肤疱疹又发作,来我院诊治。

既往史:有高血压病史5年,服药控制,否认肝炎、结核等传染病病史。

刻下:浅表淋巴结肿大,皮肤疱疹伴瘙痒,周身皮肤瘙痒,神疲乏力,胃纳不佳,时有腹泻。

体格检查:神清,形体偏瘦。右颈部及左侧腹股沟可触及肿大淋巴结,大小2 cm×2 cm。腹软,脾肋下二指,全身皮肤可见疱疹及陈旧瘢痕,余(一)。舌干红,脉弦滑数。

辅助检查:白细胞6.7×10^9/L,淋巴细胞78%,中性粒细胞0.8×10^9/L,血红蛋白120 g/L,血小板83×10^9/L。总蛋白59.6 g/L,乙肝表面抗原(+)。

西医诊断:(1) 小淋巴细胞淋巴瘤;

(2) 慢性淋巴细胞白血病。

中医诊断:痰毒(脾肾阴虚,邪毒内蕴证)。

诊治经过:入院后完善相关检查,予西替利嗪抗过敏,中药汤剂益气利湿解毒治疗。

【病例分析】

补充询问患者起病有无特殊物质接触史,有无海腥之物摄入,有无恶寒发热,有无浮肿,有无黄疸病史,查体可见淋巴结肿大、皮肤疱疹及陈旧抓痕征外,未见其他阳性体征,建议行皮损处皮肤活检,必要时淋巴结活检,以及免疫组化分型,以明确淋巴瘤分型。同意目前诊断,考虑可能存在T细胞淋巴瘤。

患者淋巴瘤疾病分期属于4期,皮损属于大疱性类天疱疮,由于免疫功能低下,反复发作皮损,本病可采用中西医结合治疗，合用 CHOP 方案提高疗效，待明确分型后，进一步确定化疗方案。亦可采用中医治疗，据患者及家属意愿。中医药治疗可以提高患者免疫，减轻化疗毒副反应，巩固疗效。

本病例为感受风热湿毒，患者周身疱疹考虑为外感风热邪毒侵袭血分，袭于肌肤发为皮肤红色丘疹及结痂，甚则糜烂渗液；脾虚生湿，热毒炼液为痰，痰湿热毒侵袭，客于经络，与血气相搏，血涩结而成疽，发为肿大淋巴结，其淋巴结肿大见于颈部和腹股沟均为肝经循行部位，可见气机阻滞以肝经最为明显，肝郁而化火，故临床症见舌干红，脉弦滑数。外受风热湿毒，内有肝木失调，气郁化火，再加上患者平素体质为阴虚肝旺，肾阴亏虚，阴精不足，精血同源，故见血液生化乏源，骨髓生血失常；脾为后天之本，气血生化之源，脾虚进一步加重了血液生成的不足。

证属：湿毒侵袭，痰瘀互结，脾肾阴虚。

治则：疏风化痰，健脾利湿，养阴清热。

方药：自拟方。

黄芪 30 g　黄芩 15 g　蝉衣 10 g　桑叶 5 g
太子参 15 g　茯苓 15 g　薏苡仁 30 g　生甘草 5 g
炙甘草 5 g　炒白术 10 g　柴胡 10 g　炒枳壳 10 g
象贝 20 g　女贞子 30 g　墨旱莲 15 g　炙龟板 18 g
僵蚕 15 g　半枝莲 30 g　丹皮 12 g　炒赤芍 15 g
紫草 15 g　炒黄柏 10 g　白蔹 15 g　苦参 10 g

煎服法：加水 400 ml 煎煮至 200 ml，分次温服，每日 2 次。

【按】

方义分析：治疗上应扶正祛邪兼顾，治标采用上焦祛风

热，化痰散结，选用蝉衣、桑叶、僵蚕；中焦利湿清热，健运脾胃，疏肝理气，选用黄芪四君子健脾益气，四逆散疏肝解郁，薏苡仁、黄芩、浙贝利湿清热；下焦滋阴补肾，清热凉血，选用二至丸、龟板滋阴补肾，黄柏、苦参清利湿热，赤芍、丹皮、紫草、半枝莲、白蔹清热凉血散瘀。

【经典发微】

《灵枢·痈疽》篇载“其痈坚而不溃者，为马刀挟缨”，马刀挟缨则为颈腋部淋巴结肿大，而“热气淳盛，下陷肌肤，筋髓枯，内连五脏，血气竭，当其痈下，筋骨良肉皆无余，故命曰疽，疽者上之皮夭以坚，上如牛领之皮”的描述，更似原发于皮肤的恶性淋巴瘤。对石疽的认识，《诸病源候论·痈疽病诸候·石疽候》载：“此由寒气客于经络，与血气相搏，血涩结而成疽也，其寒毒偏多则气结聚而皮厚，犹如痤疖，如石，故谓之石疽也。”“皮厚”谓凸出于皮肤的有形之物，类似淋巴瘤浅表淋巴结肿大或皮肤病变。明代陈实功所撰《外科正宗》集历代外科之大成，诸如瘰疬、痈疽及皮肤外证等疾病的病因病机及诊断，治法方面颇有创见，在瘰疬篇中论述“瘰疬者，有风毒、热毒、气毒之异，又有瘰疬、筋疬、痰疬之殊”，并描述了各种瘰疬的成因、症状及治疗，特别提出了各种瘰疬证候的鉴别与预后，其中“未成形体消瘦，寒热往来，结核顽硬，痰咳相兼者，险”，描述的证候似为淋巴瘤纵隔淋巴结肿大及肺浸润所致的临床表现。《外科正宗》谓：“其患多生肩之已上，初起微肿，皮色不变，日久渐大，坚硬如石，推之不移，按之不动，半载一年方生阴疽，气血渐衰，形容瘦削，破烂紫斑，渗流血水。”对各种瘰疬还详述其内服及外治兼顾的治疗方法，湿痰凝结，化痰降火清中；郁怒伤肝，养血开郁疏肝；劳伤阴虚，滋肾健脾；精血俱伤，先养正气，次治标病。有助于当今血液肿瘤所致的淋巴结肿大及皮肤浸润性肿块的辨治。

【师生讨论】

学生：该患者如何确定三焦辨证，选择相应治疗？

教授：治疗上拟进行三焦辨证，但又不能把三焦完全割裂开来看待。上焦主要属于风痰毒结证，采用疏风清热化痰解毒，药用柴胡、生地、炒白芍、半支莲、蛇舌草、黄芩、山慈姑、陈皮、香附、土茯苓、广木香、象贝、炙甘草、夏枯草、山豆根、生牡蛎。风毒温之邪克于肺，痰湿内蕴表现为上部淋巴结肿大，痰毒流窜经络，耗伤阴精，病位以上焦为主，用疏解透泄方法以治风，行气通络方法以灭风邪。

中焦主要属于脾虚痰湿证，采用健脾化湿，疏解痰毒，药用黄芪、太子参、炒白术、墨旱莲、麦冬、丹参、生炙甘草、蒲公英、鬼针草、陈皮、半枝莲、猫爪草、象贝、莪术、野葡萄藤、生葛根、制僵蚕。脾为生痰之源，脾虚痰邪内生，风热火毒侵入肺脏，咳嗽无痰，治拟健脾化痰，疏风清肺，利湿解毒，选加茯苓、前胡、杏仁、桔梗、胆南星、薏苡仁。若所及脏腑为脾肾受累，且由肾及脾，脾虚生痰，痰瘀交阻，则治本调治脾肾以治气，补脾气温通肾阳，治标祛风泄毒，化痰散瘀。

下焦主要属于肝肾阴虚证，采用滋阴补肾，软坚散结，药用生地、熟地、当归、丹皮、墨旱莲、炒黄柏、鳖甲、柴胡、枳壳、赤芍、蜈蚣、丹参、生炙甘草、蒲公英。若咳嗽咽痛，口干，为肺肾阴虚，治拟益气养阴疏风解毒，药用北沙参、麦冬、玄参、

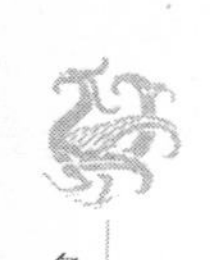

桑叶、杏仁、蒲公英、半支莲、炒黄芩、象贝、生竹茹、草河车、炒枳壳、桔梗、紫菀、百部、生炙草。

学生：化疗后出现中性粒细胞低下，中医如何辨治？

教授：淋巴瘤化疗后血细胞低下，当治以补益精气，祛风通络，多选用黄芪、人参、沙参、玉竹、牛膝、何首乌、仙茅、菟丝子、石斛等。其中黄芪用于治风虚自汗，逐五脏恶血，泻阴火祛虚热。人参、沙参能祛皮肌浮风，宣五脏风气，养肝气，养阴生津，平泄肝木，用沙参平肝固肾，治肝能顾阴精，以协调水火失调。玉竹治中风暴热，不能动摇，虚风湿热，风温自汗，灼热，又养肺胃，祛风热湿毒，用在热性病伤及阴液，有助化生肾精。牛膝治寒湿痿痹，痉挛膝痛，能强筋，补肝脏风虚。何首乌治风虚、风湿、痹痛软弱，补肝肾，利关节，补养精血。仙茅治一切风气，腰脚风冷，挛痹不能行。淫羊藿、补骨脂温补肾阳，治骨髓伤败。菟丝子补肝虚，利腰脊。石斛治脚膝软弱，久冷风痹。以上治疗有助于血细胞恢复。

学生：中医药治疗淋巴增殖性疾病及淋巴瘤，常用方法有哪些？

教授：疾病初期从肺脾论治，以治肺为先，兼顾治脾，拟疏风化痰，健脾化湿。治风使痰邪祛除，疏泄气机使邪有出路；脾为生痰之源，脾虚痰邪内生，风热火毒侵入肺脏，治拟健脾化痰，疏风清肺中热毒。疾病中期扶正祛邪兼顾，本病之形成往往先有肺脾肾亏损，正所谓“正气存内，邪不可干，邪之所凑，其气必虚”，故治疗当扶正祛邪兼顾，主要注重调理脾胃，补益肾精，调治气血，平衡阴阳。标实主要表现在风、痰、瘀、毒，拟祛风化痰，解毒化瘀，通络除湿。本病多因痰作祟，故在治疗本病时多围绕治痰，并且谨收“治痰必先治风，化痰适当通络”的原则。疾病后期从肾论治，因疾病后期症状多样，往往可见肝肾阴虚，肺肾阴虚，脾肾阴虚，甚至阴损及阳，阴阳两虚。治疗不忘从肾论治，久病伤肾或肾精亏虚，肝木失涵，拟肝肾同治，滋肾养肝；肝经火旺，脾肾亏虚，用调治脾肾，清泄风木，使水升火降，达到阴阳平衡。治本调理脏腑，平衡阴阳，主要注重调理脾胃，脾胃内伤，肝气横逆，治拟疏肝和胃，脾虚肝旺，扶脾抑肝，以调气血。

【随访情况】

出院时皮肤瘙痒已止，食欲增加，淋巴结缩小，腹泻已止，舌淡红，苔薄黄，脉弦细。处方：半夏 20 g、当归 15 g、枸杞子 15 g、山药 15 g、苦参 15 g、苍耳草 12 g、蒲公英 30 g、蛇舌草 30 g、龙葵 30 g、车前子（包）15 g、半枝莲 15 g、柴胡 10 g、炒枳壳 10 g、象贝 20 g、女贞子 30 g、墨旱莲 15 g、炙龟板 18 g、僵蚕 15 g、丹皮 12 g、炒赤芍 15 g、紫草 15 g、炒黄柏 10 g、白蔹 15 g、黄芪 20 g、清炙草 10 g。

门诊随访患者回到福建，服用中药及定清片，在当地医院定期输注胸腺肽，生活自理，病情稳定，2012 年 10 月，患者出现发热，肺部感染，经抢救无效死亡。

（陈英坤、周韶虹整理）

癥　积

癥积是以腹部可扪及大小不等、质地较硬的积块，并伴有疼痛为特征的一类病证。癥积是由于情志抑郁、感受外邪、饮食不节等，正气虚损，损伤患者骨髓，伤及气血，脏腑功能异常，邪毒与营血搏结，形成本病。正气不足，邪毒侵袭，致脏腑受邪，骨髓受损，正虚邪实，耗气伤阴，气血亏损。毒邪入里，内热熏蒸，热伤脉络，迫血妄行；邪毒侵袭营血，血热炽盛，血瘀毒结，导致正虚血瘀毒结之虚劳癥积病证。本章讨论慢性粒细胞白血病、原发性血小板增多症、慢性粒单核细胞白血病/骨髓增殖性疾病，均归属中医学“癥积”范畴。

案一

【病例概要】

陈某，男，46岁。入院时间：2006年11月27日，查房时间：2006年12月23日。

主诉：反复头晕乏力6年，加重伴低热2周。

现病史：患者2000年5月自觉乏力头晕至外院就诊，查血常规白细胞升高，具体数值不详，未予重视。2000年7月乏力加重，行骨穿，骨穿确诊“慢性粒细胞白血病，基因染色体检查异常”，具体不详。确诊后，转院进行化疗，先后化疗6次，具体方案不详，2001年12月复查骨穿，提示CR。患者为求中西医结合治疗，一直在我院门诊服用汤药治疗，同时配合羟基脲及干扰素，血象稳定。2周前，自诉有上呼吸道感染史，低热，自服对乙酰氨基酚后，热退，仍觉乏力头晕明显，11 月 20 日血常规：白细胞 15.3×10^9/L，血红蛋白 101 g/L，血小板 93×10^9/L。淋巴细胞镜检 20%，单核细胞 6%，嗜酸性粒细胞 2%，嗜碱性粒细胞 6%，中性粒细胞 58%，早幼粒细胞 2%，中幼粒细胞 6%。患者为求进一步中西医结合诊治，收治入院。

既往史：否认高血压、糖尿病等内科疾病，否认肝炎、结核等传染病病史。

刻下：头晕乏力明显，动则气喘，偶汗出，腰酸，时有鼻衄，无咳嗽咳痰，无发热恶寒，无出血，脾区胀痛，纳呆，寐差，二便调。

体格检查：神清，精神可，轻度贫血貌，皮肤巩膜无黄染，全身皮肤未见明显出血点。浅表淋巴结未及肿大，口唇无发绀，牙龈无出血，胸骨无压痛。右侧第 5 肋轻压痛，肺部叩诊音呈清音，呼吸音较低，未闻及明显干湿啰音。HR：100 次/min，律齐。腹软，肝肋下未及，脾肋下四指，神经系统检查(－)，双下肢无浮肿。舌质暗红，苔黄腻带灰，脉弦。

西医诊断：慢性粒细胞白血病急髓变。

中医诊断：癥积(气阴两虚，邪毒内蕴证)。

诊治经过：患者自入院后第 2 日，出现低热 37.5℃，咳嗽，咳痰少。11 月 30 日行骨穿及活检，骨髓细胞学示：骨髓增生活跃，异常早幼粒细胞 41%，明确诊断“慢性粒细胞白血病急髓变-M3”。11 月 30 日起口服维 A 酸(每次 10 mg，每日 1 次)至今。12 月 5 日起予 MA(MTN 4 mg d1～d3，Ara－c 100 mg d1～d5)方案化疗，12 月 9 日结束。期间并予抗感染、扩张冠状动脉、慢心率、止呕、止痛等对症治疗。

共输去白红细胞 5 U,单采血小板 1 U。化疗后血红蛋白、血小板进行性下降,最低血红蛋白 50 g/L,血小板 13×10^9/L。胸闷气急,活动后加重;左侧肋骨疼痛;咳嗽咳痰,恶心呕吐;反复发热,体温最高 39.3℃;汗出较多,口干欲饮;纳呆,寐欠佳,二便调。

【病例分析】

患者反复发热已 2 周,为当前主要矛盾。发热原因:一是考虑感染。患者入院后第 2 日出现发热,咳嗽咳痰症状,痰培养、咽拭子培养、中段尿、舌苔均未找到病原菌,予广谱抗生素抗感染,效果不明显,现哌拉西林钠-唑巴坦钠、左氧氟沙星合并氟康唑已用 1 周,考虑改用其他抗生素,同时积极复查痰培养等明确病原菌,以根据药敏调整用药。另外,鉴于患者对抗生素不敏感,发热较有规律,考虑原发病的因素。患者入院后即行骨穿明确诊断慢性粒细胞白血病急髓变- M3 可能性大,口服维 A 酸至今,并已积极化疗。

患者病程日久,正气亏虚,邪毒乘虚入侵骨髓,复感外邪,郁而化热,热毒耗气伤阴,气阴两虚,故乏力、口干,动辄汗出。气虚主要为肺、脾、肾三脏气虚,阴虚主要为肾阴亏虚。热毒伏邪留滞少阴,肾阴耗伤,阴液受损,肝肾失调,肝木失养,瘀血内停,故见发热,脾脏肿大,苔黄腻带灰,脉弦,尺脉重按无力。四诊合参,本患者目前正虚邪实,邪毒留连气分,入于骨髓,气血阴津耗伤为本,邪毒内伏,新邪引动伏邪为标,病位在肝、肾、肺、胃。

证属: 气阴两虚,邪毒内蕴。

治则: 益气养阴,透邪达外,清解瘀毒。

方药：人参白虎汤合清骨散加减。

太子参 15 g	黄芪 15 g	石膏[先] 30 g	知母 12 g
龟板 18 g	生地 15 g	黄芩 15 g	青蒿 10 g
炒黄柏 12 g	地骨皮 12 g	白蔹 15 g	金银花 30 g
半枝莲 30 g	蒲公英 30 g	银柴胡 10 g	柴胡 10 g
三棱 12 g	枸骨叶 12 g	炙甘草 5 g	

煎服法：加水 400 ml 煎煮至 200 ml，分次温服，每日 2 次。

【按】

方义分析：拟人参白虎汤合清骨散加减，方中选用白虎汤加人参、黄芪清热、益气、生津，治疗气分热盛属气津两伤者；清骨散中集清虚热，退骨蒸之银柴胡、胡黄连、青蒿、地骨皮，与滋阴之生地、龟板合用，使热退而阴复；金银花、黄芩、黄柏清解上、中、下三焦之热毒，白蔹、半枝莲、三棱散瘀解毒。全方补益气阴，扶正以治本；透邪化瘀，清热解毒，祛邪以治标。

【经典发微】

慢性粒细胞白血病临床上主要表现为疲乏无力、消瘦、低热、贫血、出血、肝脾肿大等。在中医学归属于“虚劳”“癥积”范畴。如《诸病源候论·癥瘕病诸侯》指出的“癥瘕……其病不动者，直名为癥”，与慢性粒细胞白血病的脾肿大存在相似性。就“虚劳”而言，《诸病源候论·虚劳骨蒸》的有关记载与慢性粒细胞白血病最为贴切。“夫蒸病有五。一曰骨蒸，其根在肾。旦起体凉，日晚即热，烦躁，寐不能安，食无味，小便赤黄，忽忽烦乱，细喘无力，腰痛，两足逆冷，手足心

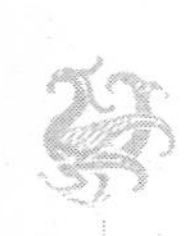

热。”这和慢性粒细胞白血病早期临床表现颇为相似。对于慢性粒细胞白血病的治疗，按“虚劳”论治，首推《丹溪心法》的当归龙荟丸。按“积聚”“癥瘕”治疗，据《素问·至真要大论》提出的“坚者削之”“结者散之”“留者攻之”的原则。

【师生讨论】

学生：如何理解慢性粒细胞白血病的发病发展是一个渐进的过程？

教授：慢性粒细胞白血病发病存在渐进过程，一般起病病势较轻，患者无明显临床症状，随着疾病进展，毒邪、瘀血相互纠结，正气日耗，邪聚日重，病势亦重。中医病机可以理解为虚→损→劳极的连续动态发展过程。本病的关键在于虚、毒、瘀三病理环节相互衍生和转化。稳定期多为邪毒内伏，郁而待发；加速期多为血瘀正衰，气阴两虚；急变期多为毒血搏结，阴阳失调，或阴竭阳微为基本病机。

学生：如何根据现代药理研究结果，选择应用具有抗肿瘤作用的中草药及中成药？

教授：现代药理研究表明，许多中草药及中成药对慢性粒细胞白血病具有治疗作用。比如青黛，其提取成分靛玉红及靛玉红衍生物异靛甲，对慢性粒细胞白血病具有较好的治疗作用，对疾病的临床缓解率与白消安、羟基脲相似。另外，雄黄中的硫化砷，以及当归龙荟丸、牛黄解毒丸、六神丸、青黄散等均可选用于慢性粒细胞白血病的治疗。我们在选择应用上述药物时，首先考虑是否对证，药证相符才可使用，否则不应使用。比如本患者证属气阴两虚，正虚为主，清肝泻火时目前不宜选用青黛。因为青黛咸、寒，易伤脾胃，服后可致恶心、腹痛,不利于目前扶正固本,健脾益气的治疗。

(王婕整理)

案二

【病例概要】

章某,女,69岁。入院时间:2005年2月16日,查房时间:2005年2月23日。

主诉: 头晕胸闷,伴乏力1年余。

现病史: 患者于2004年12月无明显诱因下出现头晕乏力,胸闷心悸,外院查血常规示:血小板 $400\times10^9/L$,白细胞、血红蛋白均正常,以后多次复查血小板,最高达 $900\times10^9/L$。2005年1月至外院查BM示:骨髓有核细胞增生活跃,全片巨核细胞25个/2.0 cm×2.5 cm,以颗粒巨核细胞、产板巨核细胞为主,大片状血小板多见,散在易见,提示:血小板增多症。予双嘧达莫、丹参片等治疗,血小板控制在 $700\times10^9/L$ 左右。

既往史: 患者既往有高血压、冠心病、颈椎病及乙肝病史。

刻下: 头晕乏力,偶有胸闷心悸,咳嗽,咯白痰,面色晦滞,胃纳欠佳,大便涸,夜寐欠安。

体格检查: 体温36.9℃,精神稍软,面色晦暗,巩膜及全身皮肤黏膜无黄染,无瘀点瘀斑,浅表淋巴结未触及肿大。胸骨无压痛,两肺呼吸音粗,未闻及湿啰音。心浊音界略向左扩大,HR:84次/min,律齐。腹软,无压痛,无反跳痛及肌卫,脾肋下二指,下肢无浮肿。舌质暗红,苔薄白腻,脉弦大滑数。

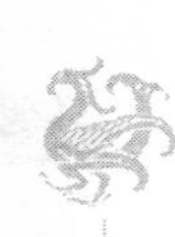

辅助检查：血小板 $780\times10^9/L$，白细胞 $6.5\times10^9/L$，血红蛋白 130 g/L。心电图、胸片未见异常。B超示：脾轻度肿大，脂肪肝。

西医诊断：原发性血小板增多症。

中医诊断：癥积(肝肾亏虚，痰瘀内蕴证)。

诊治经过：完善相关检查，予双嘧达莫、阿司匹林口服，静脉予以丹参注射液、疏血通注射液，配合中药活血化瘀，清热化痰。

【病例分析】

补充询问发病前有无有毒有害物质接触史，有无家族史。查体心肺(一)，腹部触诊肝脾肋下未及。要求进一步查凝血功能，D-二聚体。

血小板增多症属于骨髓增殖性肿瘤的范畴，易引起血黏度增高或出血症状，部分可向急性白血病转化。必要时可加用羟基脲口服，但因其副作用较大，可间断性服用，定期监测肝肾功能及凝血功能。

患者发病前有苯酚接触史，热毒侵袭，留滞血脉，气血瘀阻，加之本身先天体质较弱，易患邪毒。中医认为此先天不足，多为肾阴下元亏虚，肝肾同源，肾阴不足致肝木失养，气机不畅，反克脾土，脾虚生痰湿，瘀血挟痰，上扰清窍。故本病肾阴亏虚，肝木失润为本，瘀血阻络为标，脾土受损，痰湿内停为变。

证属：肾阴亏虚，肝木失调，瘀血痰毒内蕴。

治则：滋肾养阴，调肝理气，祛瘀化痰。

方药：血府逐瘀汤、羚角钩藤汤、丹栀逍遥散合六味地黄丸加减。

生地 12 g	山茱萸 12 g	炒丹皮 10 g	炒赤芍 15 g
玄参 15 g	炒川芎 5 g	桃仁 10 g	红花 5 g
柴胡 5 g	山栀子 10 g	水牛角先 30 g	钩藤 12 g
象贝母 15 g	炒枳壳 10 g	川牛膝 10 g	

煎服法：加水 400 ml 煎煮至 200 ml，分次温服，每日 2 次。

【按】

方义分析：治疗以血府逐瘀汤、羚角钩藤汤、丹栀逍遥散、六味地黄丸四方加减。治本从肝肾入手，指标以清肝解毒，化痰祛瘀为主。同时可合用青黛片、定清片。本患方选六味地黄丸中生地、山茱萸滋阴养阴；丹栀逍遥散用其丹皮、栀子、柴胡、枳壳清热解毒，疏肝理气；羚角钩藤汤之水牛角、钩藤凉肝熄风，贝母清热化痰；血府逐瘀汤之桃仁、红花、赤芍、川芎、牛膝活血化瘀。

【经典发微】

本病辨证属于中医“癥瘕”或“积聚”之范畴。一般以牢固不移有定处者，为癥为积；推移转动，忽聚忽散者为瘕为聚。慢性的脾肿大符合“癥积”的特点。《景岳全书·妇人规血癥》云“瘀血留滞做癥”；叶香岩在《临证指南医案》积聚一篇的病案中提到“初为气结在经，久则血伤入络”，“但气钝血滞，日渐瘀痹，而延癥瘕”。其提到“久病入络”“血瘀成癥”的病机特点和确切证候记载，与原发性血小板增多症之血络瘀痹、脾大等临床表现十分相似。在治疗上采用通络方法，取

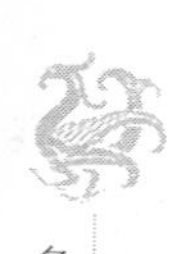

辛咸之虫蚁类搜剔络邪，以冀“血无凝著，气可宣通”，药选水蛭、山甲、地龙、全蝎等，为今人治疗骨髓增生性疾病提供了重要思路。

【师生讨论】

学生：如何进行该类疾病的辨证？

教授：本病起始正气未虚，以邪实为主，突出表现为瘀血内停，并贯穿本病始终。尤其重视与气的关系。《景岳全书》谓：“气行则血行，故凡治血则或攻或补，皆当以调气为先。”结合感邪深浅，气血阴阳失调以及脏腑损伤进行辨证，分清气血失调，病邪性质以及阴阳盛衰所致血瘀证之不同，审证求因，察清气滞、肝郁、寒凝、阴虚、热毒之证，以求辨证准确。

学生：该病的中药治疗能否加用水蛭虫药以加强活血通络之功效？

教授：根据患者的症情可以适当选用虫药，如全蝎、蜈蚣、水蛭、地鳖虫，虫类药物有搜经剔络的作用，祛瘀通络的功效强于普通活血化瘀药物，对血小板增多引起的肢体麻木效果显著。但同时虫药也有一些自身的问题。一是虫药本身有一定的毒副作用，二是虫药不宜煎服，易丧失疗效，三是易引起胃肠道的不适。因此运用虫类药物时，宜研粉装胶囊吞服，且饭后服用，本中药汤剂的配伍中注意顾护脾胃。

（许毅整理）

案三

【病例概要】

贾某，男，71 岁。入院时间：2007 年 3 月 28 日，查房时间：2007 年 4 月 20 日。

主诉：乏力 1 年余，发热 3 日。

现病史：患者 2005 年 3 月发热，乏力，当时无出血，查血常规白细胞 20×10^9/L，抗感染治疗无效，后骨穿确诊为“慢性粒单核细胞白血病/骨髓增殖异常综合征（CMML/MPD）”，予羟基脲及中药结合治疗，患者白细胞曾控制在 10×10^9/L 左右，症情较为稳定，羟基脲剂量随白细胞计数变化调节，未曾停用。至 2006 年 3 月起患者白细胞上升至 40×10^9/L，血红蛋白及血小板有所下降，2006 年 8 月复查骨穿：增生明显活跃，粒、红比 16.3∶1，红、巨二系增生减低，活检：细胞量明显增生，粒系增生为主，网状纤维（++）。2006 年 9 月因腹水、肢体浮肿于我院行利水消肿治疗，症情好转后出院。门诊随访治疗，白细胞总数在 20×10^9/L 波动，羟基脲服用量为 1.5～2.0 g/日，血红蛋白 60～80 g/L 波动，血小板水平正常，外周血有原幼细胞 5%以下。2007 年 2 月 27 日复查血常规，白细胞总数上升至 50×10^9/L，羟基脲加量后，白细胞仍有波动于 18×10^9 左右。近 3 日自觉两胁积块，质地较硬，伴疼痛腹胀，有低热，最高 38℃，有咽痛，舌有溃疡，为寻求中西医结合治疗，收入我院。

既往史：既往胃十二指肠溃疡病史多年。血糖曾升高，不需服用药物控制血糖。帕金森病病史多年。

刻下：两胁积块，质地较硬，伴疼痛腹胀，近 3 日有低热，肌肤灼热，时有汗出，乏力，双手震颤，胃纳尚可，夜尿多，大便秘结，数日一行，夜寐欠安。

体格检查：体温 37℃，精神萎靡，面色萎黄，轻度贫血貌，右侧舌面有一溃疡，巩膜及全身皮肤黏膜无黄染，无瘀点

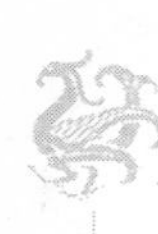

瘀斑，浅表淋巴结未触及肿大。胸骨无压痛，两肺呼吸音粗，下肺可闻及湿啰音。心浊音界略向左扩大，HR：85次/min，律齐，二尖瓣区可及收缩期杂音Ⅱ级。腹软，无压痛，无反跳痛及肌卫，肝剑突下五指，脾肋下四指，下肢浮肿。舌质暗红，苔薄黄腻，脉沉细。

辅助检查：3月24日腹水B超：平卧位，腹部见游离暗区，最大深度52 mm；3月29日血常规：白细胞17.5×10^9/L，中性粒细胞78.4%，血红蛋白76 g/L，血小板97×10^9/L。4月6日B超：肝脾肿大(肝脏右叶斜径158 mm，形态饱满，门脉内径16 mm；脾脏大小约173 mm×68 mm，肋下长40 mm)；心超：左房、左室增大，左室顺应性下降，心包积液(少量)。4月11日肝功能：r-GT 104 u/L，AKP 184 u/L，TP 45.4 g/L，Alb 27.9 g/L，PA 146 mg/L；肾功能：BUN 13.7 mmol/L，UA 437 μmol/L；4月11日咽拭子培养示光滑念珠菌少量生长。4月16日外周血分类：原幼细胞8%，早幼粒细胞3%，中幼粒细胞4%，单核细胞10%，嗜碱性粒细胞8%，淋巴细胞10%，中性粒细胞55%。4月20日血常规：白细胞26.8×10^9/L，血红蛋白71 g/L，血小板58×10^9/L，单核细胞百分比18.4%，中性粒细胞74.3%，单核细胞计数4.94×10^9/L。

西医诊断：(1) 慢性粒单核细胞白血病/骨髓增殖异常综合征；

(2) 帕金森病。

中医诊断：癥积(肝肾阴亏，瘀毒内结证)。

诊治经过：入院后完善相关检查，根据外周血象，予羟基脲(每次2片，每日2次，口服)、青黛治血片、定清片、新广片抗肿瘤治疗，口腔溃疡明显，且4月6日起出现发热，加予头孢他啶、洛美沙星、头孢哌酮钠-舒巴坦钠、依替米星、头孢噻肟钠、头孢吡肟、左氧氟沙星、氟康唑联合交替抗感染治疗，予呋塞米、螺内酯利尿消肿，异山梨酯片扩血管，并补充人体白蛋白以营养支持，升高血浆胶渗压。患者目前仍两胁积块明显，质地较硬，伴疼痛腹胀，反复发热，乏力，肌肤灼热，时有汗出，口腔溃疡明显，口干明显，胸闷心悸，活动后加重，双手震颤，双下肢浮肿，纳可，夜尿多，大便秘结，数日一行，夜寐欠安。舌质偏红质干有裂纹，苔灰黄腻，脉弦滑数。

【病例分析】

补充询问患者起病有无理化毒物的接触史。追问既往史，曾有帕金森病史10年。行全身查体后，建议可尽快行骨穿明确目前CMML/MPD变化。同意诊断，补充心功能不全(心功能Ⅳ级)、腹腔积液、低蛋白血症。患者目前主要矛盾为两胁肋积块胀痛，发热，腹腔积液，下肢浮肿，心功能不全，舌偏红质干有裂纹，苔灰黄腻，脉弦滑数。

患者外周血分类可见：原幼细胞8%，早幼粒细胞3%，中幼粒细胞4%，单核细胞10%，嗜碱性粒细胞8%，淋巴细胞10%，中性粒细胞55%。考虑原发病可能进展，急变不能除外。若患者能够耐受及配合，建议尽快行骨穿明确目前症情。目前暂给予羟基脲治疗；若羟基脲无法控制，可考虑改用α干扰素300万U每日1次或隔日1次皮下注射。患者目前病原学提示检出真菌，故考虑抗菌药物应结合药敏学结果抗细菌、抗真菌联合使用。但仍要关注原发疾病，患者原发病本身可以引起发热。另外其大量腹水，仍须积极加强胶

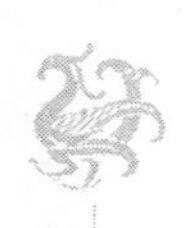

体输注，提高渗透压，利尿剂使用时注意电解质，注意加强支持。

该患者病程2年余，乏力起病，迁延不愈，久虚不复，因虚致病，标实本虚，标实为主。发病初期，正气亏虚，但邪毒亦轻，以乏力等虚证为主要症状；后疾病发展，肝木失条，气火偏旺，以致营血痹塞，瘀血内结，形成癥积，见两胁积块；营血暗耗，气阴亏虚，虚火内生，而瘀毒邪实日重，深伏骨髓，郁而化为伏火；火热邪实进一步耗气伤阴；损伤肾精，精血不化，则精气内夺之虚证益加突显，表现为乏力；肾气亏虚，膀胱开合不利，气化失常，水湿内聚，发为水肿、腹水。气血亏虚，邪毒、水湿、瘀血互结，阻于心脉，故时有心悸；而瘀热邪毒侵淫骨节、肌肤，热燔营血之虚实夹杂变证亦出，症见肌肤灼热，时有汗出，发热等。营阴耗伤，肾阴亏虚，加之因水肿，前期治疗中使用利尿剂此类峻下逐水之药损耗阴液，故可见口干、便秘，舌偏红质干有裂纹等阴虚之证。

证属：肝肾阴亏，气血不足，湿热内结，气滞血瘀。

治则：滋补肝肾，清解热毒，通利化湿，活血化瘀。

方药：大补阴丸、黄连解毒汤合龙胆泻肝汤加减。

生地 30 g	知母 12 g	炒黄柏 15 g	龟板 18 g
黄芩 15 g	黄连 6 g	山栀子 10 g	柴胡 10 g
炒赤芍 30 g	白芍 15 g	鳖甲 18 g	丹参 30 g
川牛膝 10 g	龙胆草 10 g	车前子包 30 g	玄参 15 g
蒲公英 30 g	桔梗 5 g	炙甘草 5 g	桃仁 12 g
炒枳壳 5 g	枳实 5 g		

煎服法：加水 400 ml 煎煮至 200 ml，分次温服，每日2次。

同时定清片加量至8粒，每日3次口服，加用青黛治血片，联合牛黄解毒片清热解毒，活血通腑泻肝，加强抗肿瘤治疗，定清片含砷剂，有心脏、肝、肾毒性，导致皮肤增厚，同时密切监测血象变化、肝肾损害、心脏毒性、消化道反应，应定期复查心电图、尿常规、肝肾功能，青黛治血片消化道反应较大，可致血小板减少，便血、腹痛、腹泻，应密切监护，积极对症支持。

【按】

方义分析：治疗上宜治标为主，祛邪安正，清解热毒，清化湿热，活血化瘀，调节气机，集中于"泻"下，清泻肝火，活血化瘀，通腑气以泻肝火，以泻为用，但不离滋养肾水，可用当归龙荟丸、定清片、牛黄解毒片、牛黄清心丸、青黛治血片清热解毒，通腑泻肝，活血化瘀，加强抗肿瘤，如中药汤药以大补阴丸、黄连解毒汤、龙胆泻肝汤、膈下逐瘀汤为主加减化裁，祛邪扶正，标本兼顾。

拟方大补阴丸、黄连解毒汤、龙胆泻肝汤加活血化瘀等药。大补阴丸滋阴与降火之效均著，正如《医宗金鉴·删补名医方论》所云"是方能骤补真阴，以制相火，较之六味功效尤捷"，鳖甲、白芍滋阴柔肝，黄连解毒汤清热解毒，龙胆泻肝汤通利化湿，赤芍、桃仁、丹参活血化瘀，桔梗、枳壳一升一降，调畅气机。

【经典发微】

本患者胁下积块中医辨病为癥积。《景岳全书·积聚》："积聚之病，凡饮食、血气、风寒之属，皆能致之……盖积者，

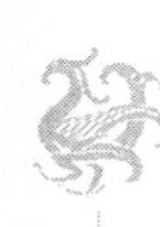

积垒之谓，由渐而成者。”患者目前同时比较突出的症状还有以贫血、乏力为主的虚证。盖《素问·通评虚实论》云：“邪气盛则实，精气夺则虚。”本病或因情志不调，肝气不舒，脉络受阻，血行不畅，气滞血瘀；或因饮食不节，饥饱失宜，脾胃受损，运化失健，水谷精微不布，湿浊凝聚成痰，痰浊气血相搏停滞，日久成积；或感邪入里，阻滞气机，气血瘀滞，积聚乃成；总而言之先天禀赋不足或后天失养导致的脏腑虚损，精气内虚是其发病基础。随病程渐进，邪毒、伏火、瘀血、痰湿互搏最终引发本病。本病枢机在于虚、痰、毒、瘀相互交织，互为因果，促使疾病向严重阶段发展。温热伏火毒邪侵淫，耗气伤阴，损伤脾土，下及肾阴，火毒瘀结是病理过程。同时本病辨证皆有瘀血，从阴阳、水火、气血及五脏生克乘侮辨证，总属肝木失条，气火偏旺，以致营血痹塞，络脉瘀阻。“精气内虚为本，瘀热邪毒为标”是基本病机，而病机的关键不外乎“因邪致虚，因虚致瘀，邪毒伏髓，气血阴虚”，或本虚甚，或邪毒甚，或两者兼有，属本虚标实，虚实夹杂之证；病位在骨髓，主要涉及脾、肾、肝三脏。

【师生讨论】

学生：请教授谈谈中医对慢性粒单核细胞白血病的认识。

教授：慢性粒单核细胞白血病2008年WHO分类属于骨髓增生异常综合征/骨髓增殖异常综合征。主要临床表现为乏力，低热，感染，淋巴结肿大，肝脾肿大，中医可归属为“血瘀”“积证”“虚劳”等范畴，随病情变化及进展，或可诊断为“急劳”“急髓毒”。在其发病过程中毒、热、瘀、虚乃病机之关键。

学生：请问定清片、青黛治血片在该患者治疗中的作用是什么？

教授：定清片中主要药物有太子参、雄黄、陈皮、甘草等，有泻火散结，扶正固本，解毒消肿的作用。该患者目前虽胃纳尚可，但其久病，日久脾气必虚，定清片配合中药汤剂治疗，主要取其兼有健脾益气，补肾养阴，化痰消瘀，解毒抗瘤的扶正祛邪之功能。且其中主要成分雄黄，辛、温，独入厥阴气分，可散肝风，现代药理证明其含有二硫化二砷(As_2S_2)，并夹少量三氧化二砷(As_2O_3)，可解百毒，消积聚，对髓系血液病有治疗效果。青黛治血片中主要成分是青黛，不易入煎剂，对于慢性髓系白血病抗肿瘤的主要有效成分为靛玉红，故制成片剂，随证加减。

学生：该患者胁下积块，同时兼有腹水、下肢浮肿等水肿证候，为何不用三棱、莪术、水蛭、甘遂、大戟、商陆药物以破血消癥，利水消肿？

教授：《张氏医通·积聚》云："盖积之为义，日积月累，匪朝伊夕，所以去之亦当有渐，太急则伤正气，正伤不能运化，而邪反固矣。"《沈氏尊生书·寒积聚癥瘕痃癖》亦云："若积之既成，又当调营养卫，扶胃健脾，使元气旺而间进以去病之剂，从容调理，俾其自化，夫然后病去人亦不伤。"该患者症情属于后期，虽然邪实证候突出，然正气亏虚更盛。治疗时应时时注意顾护正气，辨证时应抓住中心证候，若忽视虚损，单纯以祛邪治疗，往往导致虚损证候加重。三棱、莪术、水蛭等破血消癥药物及商陆、大戟等峻下逐水药物，药性太过峻猛，且大多有毒，易耗血、动血、耗气、伤阴，不适宜用于虚证为主的

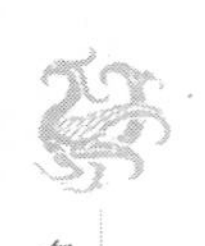

患者。该患者宜以疏肝理气，化瘀利水，清泻诸邪。

【随访情况】

治疗1周，患者已无发热恶寒，双下肢浮肿有所减轻，乏力，头晕，肢体软，胃纳尚可，日解大便3次，质稀薄，胁肋积块仍有，大小未见明显变化，疼痛改善。患者及家属因要求减轻痛苦，拒绝骨穿检查。血常规：白细胞 22.3×10^9/L，血红蛋白 68 g/L，血小板 76×10^9/L，单核细胞 26.3%，中性粒细胞 63.8%。处方：山药 30 g、前胡 10 g、生地 30 g、炒黄柏 15 g、黄芩 15 g、黄连 6 g、山栀子 10 g、柴胡 10 g、炒赤芍 30 g、白芍 15 g、鳖甲 18 g、丹参 30 g、川牛膝 10 g、龙胆草 6 g、车前子(包煎)30 g、玄参 15 g、蒲公英 15 g、桔梗 5 g、炙甘草 5 g、桃仁 12 g、炒枳壳 5 g、枳实 5 g、制半夏 12 g、豆蔻(后下)6 g、薏苡仁 30 g、浙贝母 18 g、杏仁 9 g、蛇舌草 30 g、半枝莲 30 g。

中医治疗仍围绕滋补肝肾兼以健脾，清解热毒，通利化湿，活血化瘀，治标为主，祛邪安正。随访半年，患者死于肺部感染，心功能不全。

（陈海琳整理）